DANIEL HOWELL

Du wirst diesen Tag überstehen. Und morgen auch.

AF217129

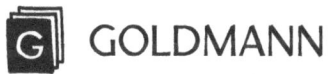
GOLDMANN

Daniel Howell

DU WIRST DIESEN TAG ÜBERSTEHEN. UND MORGEN AUCH.

Was man bei akuten psychischen Krisen tun kann

Aus dem Englischen von Gabriele Lichtner

Mit Illustrationen von Louise Evans und Charlotte Phillips

GOLDMANN

Die englische Originalausgabe erschien 2021 unter dem Titel
»You will get through this night« bei HQ, London.

Alle Ratschläge in diesem Buch wurden vom Autor und vom Verlag
sorgfältig erwogen und geprüft. Eine Garantie kann dennoch nicht
übernommen werden. Eine Haftung des Autors beziehungsweise
des Verlags und seiner Beauftragten für Personen-, Sach- und
Vermögensschäden ist daher ausgeschlossen.

Sollte diese Publikation Links auf Webseiten Dritter enthalten,
so übernehmen wir für deren Inhalte keine Haftung, da wir uns diese
nicht zu eigen machen, sondern lediglich auf deren Stand zum
Zeitpunkt der Erstveröffentlichung verweisen.

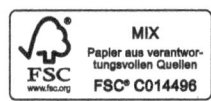

Penguin Random House Verlagsgruppe FSC® N001967

1. Auflage
Deutsche Erstausgabe Oktober 2022
Copyright © 2021 der Originalausgabe: Daniel Howell
The author asserts the moral right to be acknowledged as the author of this
work
Copyright © 2022 der deutschsprachigen Ausgabe: Wilhelm Goldmann Verlag,
München, in der Penguin Random House Verlagsgruppe GmbH,
Neumarkter Str. 28, 81673 München
Illustrationen: Louise Evans und Charlotte Phillips
Umschlag: Uno Werbeagentur, München
Umschlagmotiv: FinePic®, München
Redaktion: Carla Felgentreff
Satz: Satzwerk Huber, Germering
Druck und Bindung: GGP Media GMBH, Pößneck
Printed in Germany
ES · IH
ISBN 978-3-442-17961-9

Dieses Buch habe ich für mich selbst geschrieben, den jüngeren Dan, von dem ich wünschte, er hätte damals diese Seiten lesen können. Ich hoffe, es kann nun allen eine Hilfe sein, die es brauchen.

Ich danke den Freunden und Followern in meinem Leben, die mir Geduld und Freundlichkeit entgegengebracht haben. Wegen euch bin ich hier.

INHALT

TEIL 1
HEU/TE

TEIL 2
MOR/GEN

TEIL 3
DIE TAGE / DANACH

Am Ende jedes Tages gibt es einen Moment, in dem die Welt verblasst und wir mit unseren Gedanken alleine bleiben. Eine Abrechnung. Was man in den Hintergrund geschoben hat, kommt nach vorn und fordert unsere Aufmerksamkeit.

Mentale Gesundheit geht uns alle an. Ob man weiß, dass man eine schwere Zeit durchmacht, oder fühlt, dass es einem gut geht – sie ist immer da, unsichtbar, aber sie beeinflusst, was man fühlt, wie man reagiert. Manchmal kann sie sich anfühlen wie ein Nebel, so dicht, dass man aus eigener Kraft nie herausfinden würde. Aber das ist nicht wahr. Du kannst dein eigenes Licht sein.

Für dauerhafte mentale Gesundheit gibt es nicht die eine Lösung; aber wenn wir verstehen, wie unser Gehirn funktioniert, können wir mit unserem Bewusstsein kommunizieren und die Kontrolle über uns selbst zurückgewinnen, um wirklich leben zu können. Dann weiß man am nächsten Tag, welche Schritte man tun muss, um etwas zu verändern, und man kann an den Tagen danach für sich selbst sorgen. Wir befinden uns eine lange Zeit auf dieser Erde, und wir schulden es uns selbst, nicht nur zu überleben, sondern uns zu entfalten. Ich kann das, und du kannst es auch.

Du wirst diesen Tag überstehen.

PASS AUF DICH AUF

Wenn du jemals in einer ernsthaften Krise steckst und das Gefühl hast, nicht mehr für deine eigene Sicherheit garantieren zu können, dann such dir unbedingt Hilfe.

- Melde dich bei einer Person, der du vertraust. Das kann jemand aus deiner Familie sein, eine Freundin oder ein Freund. Auch wenn du nicht reden willst, schon das Zusammensein kann helfen.
- Ruf eine Krisen-Hotline an. Wo du auch bist oder was auch gerade passiert, dort kannst du anonym mit jemandem reden, der oder die dafür ausgebildet wurde, dir zuzuhören – vertraulich und ohne zu urteilen.
- Begib dich an einen Ort, der Sicherheit gewährleistet. Das kann eine Klinik sein, eine Polizeistation, ein spiritueller Ort – irgendein Platz, an dem du dich sicher fühlst.

Dieses Buch behandelt viele Themen im Zusammenhang mit mentaler Gesundheit, und vielleicht finden einige Leser und Leserinnen es manchmal schwierig oder unangenehm, sich damit zu beschäftigen. Wenn du über ein bestimmtes Thema nichts lesen möchtest, kannst du diesen Teil jederzeit überspringen oder das Buch weglegen und wieder aufnehmen, wann immer du dazu bereit bist. Es ist nicht immer leicht, aber wir sprechen über diese Dinge, um sie besser zu verstehen und um zu lernen, wie wir mit uns selbst umgehen können, um gesünder und glücklicher zu sein.

Einführung

Hallo, ich bin Dan. Ich würde gern von mir selbst denken, dass ich groß, düster und mysteriös wirke – groß bin ich tatsächlich, aber ansonsten definitiv ein Nerd, introvertiert und einer der Typen, die zu viel Zeit im Internet verbringen. Allerdings trage ich nur Schwarz. Ich versuche immer noch, die psychologische Bedeutung der Wahl meiner lichtabsorbierenden Kleidung zu ergründen, doch es gibt andere Dinge, an denen ich zuerst arbeiten muss.

Als nerviges Kind, das »Guckt mal!« schrie, bevor es einen mittelmäßigen Rückwärtssalto in ein Schwimmbecken machte, wollte ich natürlich »Entertainer« werden. Ein professioneller Geschichtenerzähler, was auch immer das sein soll. Jemand, der andere Menschen zum Lachen bringen und vielleicht etwas verändern kann – oder wenigstens eine Ausrede hat, um sich von berechtigter Wut inspiriert über etwas aufzuregen. Ich bin einer dieser ziemlich sarkastischen, zynischen Menschen mit einer harten Schale, was ich darauf zurückführe, dass ich Brite und daher emotional etwas gebremst bin. Als ich achtzehn war, begann ich, einfach aus Spaß Comedy-Videos online zu stellen, dann fingen die Leute an, sie sich anzuschauen. Als dieser eher zufällig losgefahrene Zug Fahrt aufnahm und bei jeder Station mehr Menschen einstiegen und mir folgten, moderierte ich (oft zusammmen mit meinem Freund und Komplizen Phil Lester) eine Show im BBC-Radio, schrieb Bücher, trat in Theatern auf und stand auf Festivals vor Scharen von Menschen. Ich war immer selbstironisch und sprach hemmungslos über meine schlimmsten Momente, um andere zu unterhalten (definitiv in einem so übertriebenen Maß, dass dem Lachen manchmal ein besorgter Blick folgte). Aus meinem Sinn für Humor kann man offenbar eine Menge über meine geistige Gesundheit schließen, aber eigentlich will ich einfach nur Menschen glücklich machen. Andere Menschen.

Auf der Bühne oder dem Bildschirm war ich immer mit einem Lächeln im Gesicht zu sehen. Wahrscheinlich erschien es allen Menschen in meinem Leben, als ginge es mir gut, aber unter der Oberfläche hatte ich zu kämpfen. Auch ich vergaß das leicht, ich stolperte irgendwie durch mein Leben, ohne darauf zu achten, wie ich mich eigentlich fühlte. Ich versuche, mich möglichst nicht an die Zeit zu erinnern, in der ich in den düstersten Impulsen meines Gehirns eingesponnen war und meine negativsten Gedanken, ohne zu fragen, hinnahm. Ziellos watete ich durch einen dichten Nebel aus Stress, Panik und Antriebslosigkeit, was mich schließlich in ein schwarzes Loch schlittern ließ, aus dem ich nicht mehr herauskam.

Letztlich erkannte ich, dass ich mich nicht um meine mentale Gesundheit kümmerte und in Wirklichkeit gestresst, ängstlich und ernsthaft depressiv war. Ich zog los, um Unterstützung zu finden, etwas über mich selbst und meine Psyche zu lernen – und ich entdeckte, dass das Leben nicht so sein muss.

Manche Zeiten in meinem Leben schienen so düster und ausweglos, dass ich dachte, ich hätte keine andere Wahl, als ganz aufzugeben, um ihnen zu entkommen. In Wahrheit gab es so viel, was ich hätte tun können, um aus dem schwarzen Loch wieder herauszukommen. Ich verstand einfach nichts von mentaler Gesundheit und wusste nicht, wie ich mir selbst helfen konnte. Jetzt habe ich das Gefühl, dass ich es weiß.

DIE / ENTSTEHUNGSGESCHICHTE

Schon als Kind erlebte ich Konflikte sowohl in meinem Zuhause als auch außerhalb. Die Gefühle, die ich beobachtete, waren sehr wechselhaft. Ich verstand sie nicht und auch nicht den Grund dafür, und ich nahm an, dass ich schuld daran war. Wenn man zwei große Menschen sieht, die einander wild gestikulierend anschreien, denkt man schnell: »Völlig klar, dass ich, der kleine Mensch, der nur einfache Formen erkennt und Legosteine auf dem Fußboden verstreut, auf die andere treten, das verursacht haben muss.«

Das ließ mich schon sehr früh zu dem Schluss kommen, dass das Leben anscheinend einfach so ist. Und als sich dann in der Schule andere hyperaktive und leicht beeinflussbare Kinder der Klasse mir gegenüber feindlich verhielten, akzeptierte ich es einfach und wehrte mich nicht. Ich sah keinen Grund, dieses Verhalten oder meine Gefühle zu hinterfragen. Ich hatte nie gelernt, um Hilfe zu bitten oder über Gefühle zu sprechen, also litt ich schweigend und ahnungslos. Und so vergingen Jahre meines Lebens, in denen ich einfach hinnahm, dass ich in ständiger Angst und übertriebener Wachsamkeit lebte, mit dem tiefen Gefühl, im Grunde nicht gemocht zu werden und anderen eine Last zu sein. Dieses Gefühl wurde mir so vertraut, dass es für mich zur Normalität wurde.

Als mein Leben komplizierter – und hormoneller – wurde, eskalierte der Wirbelsturm an Konflikten sowohl in mir als auch außerhalb. Denn einfach gesagt: Ich bin schwul. Teenage-Dan hatte dank dieser Tatsache nicht die großartigste Zeit. Ich bin in der grauen und engen Welt von Winnersh aufgewachsen – einer glamourösen Reihenhaussiedlung nahe einer Autobahn im Süden Englands. Das Wort »schwul« existierte in der ganzen Welt – im Fernsehen, in der Musik, auf dem Schulhof –, und es bedeutete alles von »langweilig« bis »schrecklich«. Ich internalisierte diese Definitionen dessen, was ich unter der Oberfläche war. Während ich versuchte, den postapokalyptischen Schreckensort einer reinen Jungenschule in einer hauptsächlich homophoben Welt zu überleben, wurde mir eingehämmert, dass ich von Grund auf mit einem Fehler behaftet war. Ich war schwul, also war ich schlecht. In der Folge fühlte ich mich schlecht. Und ich fühlte mich schuldig, deshalb konnte ich mit niemandem darüber reden, wie es mir mit diesem beschämenden Teil meiner selbst ging. Ohne auf allzu viele traumatische Einzelheiten einzugehen – es war ziemlich furchtbar. Ich war immer ein Außenseiter, die physischen und verbalen Misshandlungen, denen ich überall und jeden Tag ausgesetzt war, machten mich fertig. Mit dem mir grundsätzlich anhaftenden Fehler war kein Ausweg in Sicht – ich versuchte, mir das Leben zu nehmen. Glücklicherweise scheiterte der Versuch.

Klar, das Leben kann sich gleichbleibend anstrengend dahinschleppen, aber es ist lang und wird sich zwangsläufig verändern. Ich blieb nicht in dieser Umgebung gefangen, ich traf neue Leute, und dankenswerterweise änderte sich die Welt, wenn auch nur ein klein wenig. Wenn ich daran denke, dass meine Geschichte zu Ende hätte sein können, weil ich dachte, dass ich alles gesehen hatte, das es für mich im Leben gab! Ich lag falsch, und ich bin dankbar, am Leben zu sein.

Zu der Zeit wusste außer mir niemand, was fast passiert wäre. Ich trug die Last allein als ein weiteres beschämendes Geheimnis – aber jetzt hatte ich eine Mission. Ich erzählte mir selbst eine Geschichte: dass alles in Ordnung kommen würde, wenn ich einfach entfliehen, »einen ordentlichen Job« bekommen und mir selbst ein Leben zu meinen eigenen Bedingungen aufbauen könnte. Dieses Ziel sollte die nächste Dekade meines Lebens bestimmen. Ich wusste, dass ich eine Leiche im Keller hatte, aber es gab einfach zu viel in all meinen Lebensbereichen, womit ich klarkommen musste; also ließ ich sie einfach dort und konzentrierte mich stattdessen hartnäckig auf meinen Fluchtplan.

In dieser Phase meines Lebens begann ich aus reiner Langeweile selbst gemachte Comedy-Videos im Internet zu posten (absolut entsetzlich, bitte such nicht danach), in denen ich mich über Sachen wie Prokrastination lustig machte und über die nervigen Leute, die zu langsam vor einem hergehen. Das machte mir Spaß, aber es führte nirgendwohin. Oder? Obwohl ich mich für vieles interessierte, war ich so überzeugt, dass ich nicht infrage stellen sollte, wie ich mich fühlte oder wie die Welt funktionierte, dass ich mir nur traditionelle Berufe vorstellen konnte, auf die meine Großeltern stolz wären. Ich ging an die Universität, um Jura zu studieren. Das klang wie eine »richtige Arbeit« für einen »normal funktionierenden Menschen«! Ich will wirklich keine erfolgreichen Anwälte beleidigen, die mit ihrer Karriere glücklich sind, aber es war einfach niemals meine persönliche Leidenschaft. Es war eine weitere Lüge, die ich mir selbst erzählte.

Klar, das Leben kann sich gleichbleibend anstrengend dahin-schleppen, aber es ist lang und wird sich zwangsläufig verändern.

Abgesehen davon, dass ich mich ganz grundsätzlich unsichtbar und ängstlich fühlte, und abgesehen von der metaphorischen Leiche im Keller, entwickelte sich schleichend ein neues Gefühl. Es sagte mir, dass ich anstatt der üblichen superenergetischen Panik einfach langsamer werden und aufgeben sollte. Nicht das Bett verlassen. Nicht essen. Mich auf nichts freuen. Wozu? Mein unauthentisches, unechtes Leben begann, mich von innen zu zerfressen wie die Säure, die aus einer Batterie schäumt.

Ich beschloss, mir ein Jahr Pause von der Universität zu nehmen, um zu überlegen, was ich mit meinem Leben anfangen sollte. In diesem Jahr, während ich auf leere Wände starrte und meine Möglichkeiten hinterfragte, rief völlig überraschend die BBC an, und Phil und ich bekamen unsere eigene Radioshow. Genau das, was ich wollte! Ich war in so vielen Bereichen des Lebens eine Niete, aber immerhin verstand ich, wie wichtig es war, etwas zu tun, das einen glücklich macht. Würde ich jetzt also endlich die Erfahrung mit diesem Glücklichkeits-Ding machen? Es stellte sich heraus, dass nichts einen so schnell auf den Boden der Tatsachen bringt wie das Bezahlen von Miete in London – und infolgedessen mehrere Jahre lang von Ramen-Nudeln aus dem Supermarkt zu leben. Es war eine aufregende und unglaublich stressige Zeit. Mein selbst produzierter Inhalt öffnete mir plötzlich Türen, und ich bekam mehr Aufmerksamkeit, als ich mir hätte vorstellen können. Aber in meinem verzweifelten Versuch, das Konzept einer »Karriere« zu verfolgen, lebte ich einen Lebensstil, der einer guten mentalen Verfassung entgegenstand. Ich aß nicht, ich schlief nicht, ich hatte keine Freunde, ich ging nie nach draußen, meine Arbeit war mein Leben, mein Zuhause war meine Arbeit, und meine Prioritäten machten mich krank. Die Zeiten, in denen ich nicht arbeitete, verbrachte ich mit dem Gesicht auf dem Teppich in einer existenziellen Krise.

Um diese Zeit wurde mein Leben in die Schlangengrube des damals neuen psychologischen Phänomens der sozialen Medien geworfen. Sicher, Technologie bringt Freude und Verbundenheit in unser Leben, aber gleichzeitig kann sie auch die dunkle Seite der Menschheit enthüllen, und ich erlebte viel von beiden Seiten. Ich genoss die Mitte – plötzlich schrieben mir Follower, sie erkannten mich auf der Straße und schickten mir etwas gruselige, aber gut gemeinte Post. Dadurch fühlte ich mich tatsächlich akzeptiert und wertgeschätzt und war zum ersten Mal dankbar, dass es da anscheinend ein paar nette Menschen auf der Welt gab. Es machte Spaß! Auch wenn jemand mir sagte »Ich war bei deiner Show und habe respektvoll beschlossen, dass ich dich und dein Gesicht nicht mag«, war das doch wenigstens freundlich, und ich liebte und schätzte die Interaktion. Allerdings – und ich bin sicher, das wissen wir von unseren täglichen Abenteuern im Netz alle – ist es schwer, die Extreme zu ignorieren. Wenn man eine ermutigende Nachricht eines Fans bekommt, der schreibt »Du bist perfekt, und ich würde jederzeit für dich töten«, kann einem das so zu Kopf steigen, dass der Verstand aussetzt. Glücklicherweise hat mein krankhaft geringes Selbstbewusstsein mich so etwas nie wirklich glauben lassen. Andererseits gab es Leute, die beschlossen, mich zum Ziel ihres wütenden

Hasses zu machen, und all die Frustration ihres miesen Arbeitstages in Direct Messages an mich weitergaben. Nun, glücklicherweise hat mein krankhaft geringes Selbstbewusstsein auch das nie wirklich an mich herankommen lassen – ich hatte mir selbst schon viel Schlimmeres gesagt.

Mit dem Anwachsen meiner Anhängerschaft wuchsen auch der Druck und die auf mich gerichteten neugierigen Blicke. Wogegen ich mich nicht gewappnet hatte, war das Eindringen in meine Privatsphäre. Ich hatte nicht damit gerechnet, dass ich mich eines Tages mit diesem regenbogenfarbenen Elefanten im Raum befassen müsste, dass beim Stolpern in die Öffentlichkeit andere plötzlich sagen würden: »Hey, was ist mit diesem riesigen Elefanten, den du da ignorierst?« Auf einmal hatte ich es mit Spekulationen über meinen Beziehungsstatus zu tun, die Leute suchten nach Beweisen, dass ich nur etwas vorspielte. Ständig hatte ich Angst, dass meine Identität und mir liebe Personen Gegenstand von Entertainment oder Schlagzeilen werden könnten.

Langsam verspürte ich den gleichen Drang zur Flucht, den ich als Teenager gefühlt hatte. Es war zu viel. Die von mir gewählte Clown-Karriere, bei der ich im Internet Witze erzählte, bezahlte diese Rechnung nicht. Auf meinem persönlichen Leben lastete zu viel Druck. Ich hatte mich für Jobs entschieden, die ich nicht wollte, ich produzierte auf meinen eigenen Plattformen Sachen, von denen ich dachte, dass die Leute sie sehen wollten, statt dem, was mir am Herzen lag. War ich nicht genauso ein unauthentischer Betrüger wie während meines Jurastudiums, wenn ich jetzt nicht das tat, was ich wirklich wollte?

Ich war komplett in diesem Strudel gefangen. Jede Sorge, die mir in den Kopf kam, überwältigte mich. Ich hörte auf, in der physischen Welt zu existieren, weil ich von den chaotischen Gedanken in meinem Kopf beherrscht wurde, die meine schlimmsten Erinnerungen heraufbeschworen, meinen Untergang prophezeiten, mir die Feinde vor Augen führten, von denen ich dachte, dass sie mich draußen in der Welt mit den bösesten Absichten erwarteten. Meine körperliche Gesundheit begann sich zu verschlechtern: Ich war angespannt, kurzatmig, müde, aber gleichzeitig voller ungesunder Energie. Sogar als sich in meiner Karriere positive Möglichkeiten aufzutun begannen, wurden der mit ihnen einhergehende Druck und die auf mich gerichtete Aufmerksamkeit einfach zu viel.

Ich wurde zur Maschine. Alles wegdrücken, untergraben. Kopf runter, den Beweis verstecken, vorwärtsmarschieren, sich später damit befassen. »Eines Tages« würde meine Mission erfolgreich sein: Ich würde die Oberfläche finanzieller Freiheit erreichen, um meine Unabhängigkeit zu sichern, und dann könnte ich wieder Luft holen. In diesem Zustand unablässigen Gejagtwerdens und Entkommens verbrachte ich den Großteil meiner Zwanziger. Dann wurde mein erstes Buch veröffentlicht, und ich trat bei einer Comedy-Welttournee von Stockholm bis Los Angeles auf. Jetzt hatte ich es doch ganz bestimmt endlich geschafft? Ich machte eine Inventur von dem, was ich hatte – und die Regale waren leer. Mein Leben war so grau wie meine Sockenschublade. Nachdem ich von außen betrachtet so viel erreicht hatte, fehlte mir die emotionale

Fähigkeit, mich daran zu erfreuen. Doch gerade dieser Moment, in dem ich mir eingestand, dass es mir nicht gut ging, gab mir einen Hoffnungsfunken – zum ersten Mal hatte ich das Gefühl, dass es mir erlaubt war, über mein Leben nachzudenken und zu versuchen, es besser zu machen.

DANIEL / UND DEPRESSION

Ich ging zu einer Ärztin, die mir sagte, dass ich depressiv sein könnte. Ich verstand nicht wirklich, was das bedeutete. Eine Therapeutin erklärte mir dann, dass ich offensichtlich mehrere Probleme hatte, mit denen ich mich würde beschäftigen müssen. Sie verschrieb mir Antidepressiva, damit ich durch den Tag kommen konnte, ohne in eine emotionale Falle zu tappen, und zum ersten Mal sah ich mir mein eigenes Leben an und bemerkte, wie unausgeglichen es war. Ich begann, meine Arbeit und mein anderes Leben zu trennen, mir ein wirkliches Hobby zuzulegen, Freunde zu finden – und all das half. Es verlieh mir ein stärkeres Fundament. Mithilfe der Therapie konnte ich meine emotionalen Reaktionen verstehen und meine Gedanken von außen betrachten. Schließlich dachte ich, dass ich die Medikamente nicht mehr bräuchte. Diesen ganzen Prozess hatte ich im Geheimen durchgemacht, während ich weiter auftrat und mich professionell verhielt. Doch irgendwann hatte ich das Gefühl, ehrlich damit umgehen zu müssen. Die Menschen in meinem Leben und meine Follower verdienten es zu wissen, womit ich mich herumschlug. Ich fand, sie hatten ein Recht darauf zu erfahren, warum ich nicht mehr wie mein vermeintlich sonnigeres früheres Ich erschien. Also beschloss ich, meine mentale Gesundheit öffentlich zu machen – mit einem Video, das ich »Daniel und Depression« nannte.

Ich wurde
zur Maschine.
Alles wegdrücken,
untergraben.

Der Tag, an dem ich bekannt machte, dass ich an Depressionen litt, war schrecklich. Klar, ich tat es auf meine eigene Art, machte Witze über die eher lächerlichen Seiten des Kampfes und übertrat vorsichtig die Grenze, wo man den Leuten zwar das Gefühl gibt, dass sie lachen dürfen, sie aber gleichzeitig innerlich zusammenzucken (tut mir leid). Aber die Tatsache, dass ich überhaupt über all das sprach, machte mir Angst. Ich wusste ja nicht, ob die Leute es verstehen würden, ob sie es akzeptieren würden oder ob es ein Fehler war, meine Verletzlichkeit zuzugeben, und dies unweigerlich zu meiner Verurteilung führen würde. Zu der Zeit war der Begriff »mentale Gesundheit« für die meisten noch ein Rätsel und ein totales Tabu, daher fürchtete ich, einen Fehler zu machen. Ich beschrieb, wie ich mich fühlte, erklärte, wie Depressionen missverstanden wurden, wie ich versuchte, dagegen anzugehen, und wappnete mich für die Reaktionen. Dann überraschten mich die Leute – und diesmal auf positive Art.

Ich saß vor meinem Bildschirm und sah Lachen, Verständnis und Ermutigung. Alte Freunde meldeten sich und wollten mich unterstützen. Fremde erzählten mir, dass sie sich durch meine Geschichte repräsentiert fühlten und jetzt ihren Lieben ihre Situation erklären konnten. Einige sagten, sie hätten durch mich endlich erkennen können, dass jemand in ihrem Leben das Gleiche durchmachte. Ich erkannte, wie hilfreich es war, über diese Tabus zu reden, und wie vielen Menschen damit geholfen werden konnte.

Das war der erste Schritt, aber ich wusste, dass mich auf meinem Weg mehr erwartete. Ich würde auf Tournee gehen, und dann würden Menschen mir von ihren Kämpfen berichten und mir erzählen, wie sehr ich sie »inspiriert« hatte, indem ich über »meine Depressionsgeschichte« gesprochen hatte. Ich fühlte mich wie ein Betrüger. Schließlich verschwieg ich noch immer diese Sache, die ich seit meiner Kindheit wusste. Trotz der harten Arbeit an meiner mentalen Gesundheit blieb diese letzte Hürde, die ich nicht überwunden hatte. Ich wusste, dass ich mit mir selbst nicht ehrlich war und nie glücklich sein würde, ehe ich nicht ein wahrhaft authentisches Leben führen könnte. Ich konnte so nicht weitermachen, ich konnte nicht mehr auftreten, mein Körper wehrte sich gegen die Gedankenflut in meinem Kopf und zwang mich, den Tatsachen endlich ins Auge zu sehen. Es war Zeit, auf eine Reise zu gehen – eine innere Reise nach Narnia und zurück. Ohne meine Wahrheit zu leben, mich mit mir selbst glücklich zu fühlen und das zu machen, was meine Leidenschaft war, wäre ich niemals frei. Es war Zeit für mein Coming-out.

DAN / 1.0

Mir war klar, dass ich am Ende des Tages keine Energie mehr hatte, solange ich so viel arbeitete, und nie zurücktreten und die Perspektive auf mein Leben bekommen konnte, die ich brauchte, um zu wachsen. Also nahm ich eine Auszeit. Für die Außenwelt sah es wahrscheinlich aus, als wäre ich von Aliens entführt worden. Ganz bestimmt gab es ein paar gute Verschwörungstheorien, nach denen ich über eine Art Bermudadreieck geflogen oder von den Illuminaten eingeladen worden war. In Wahrheit hatte ich zum ersten Mal aufgehört zu rennen, und als ich mich umdrehte, wartete da eine Menge auf mich. Der Versuch, meine Vergangenheit zu entwirren wie den Inhalt dieser Box mit allen möglichen Kabeln, die bei uns allen irgendwo herumliegt, kostete Zeit. Nun gut, es würde so lange dauern, wie es eben dauerte. Nach allem, was ich hinter mir hatte, war es buchstäblich eine Frage von Leben oder Tod.

Ich war durch viele Jahre Trauma gewatet, während ich im Scheinwerferlicht stand. Aber dahinter lauerte noch immer diese Leiche im Keller – die entscheidende Tatsache, die anzuschauen ich mein Leben lang Angst gehabt hatte. Ich war niemals homophob gewesen oder sonst irgendwie voller Hass gegen andere, aber die von der Gesellschaft ausgeübte Gehirnwäsche »Schwul ist schlecht«, der ich ausgesetzt gewesen war, richtete all dies nach innen. So entwickelte sich – wie ich heute weiß – eine »internalisierte Homophobie«. Ich dachte, ich hätte einen Defekt. Ich hasste mich selbst. Ich glaubte diesen Mist. Als ich erkannte, dass dieser Selbsthass in Wirklichkeit auf Verlogenheit beruhte und etwas war, dessen ich mich entledigen konnte, war das wie der erste Lichtstrahl, der durch die Wolken fiel, die mein ganzes Leben lang über mir gehangen hatten. Diese Erkenntnis war wie eine Erleuchtung für mich, ich konnte zurücktreten und sagen: »Es ist in Ordnung, so zu sein, wie du bist.« Ich gab mir die Erlaubnis zu existieren. Der Moment, in dem ich meine Sexualität akzeptieren konnte und bereit war, der Welt gegenüber ehrlich zu sein, fühlte sich wie der Beginn meines Lebens an.

Wenn ich mich dem endlich stellen wollte, lag eine Menge Arbeit vor mir, schon allein, um diese Neuigkeit zu verbreiten. Als ich öffentlich über meine mentale Gesundheit gesprochen hatte, war mir klar geworden, dass ein Teil der harten Arbeit (für jemanden, der mit einem Stigma kämpft) darin besteht, mit den emotionalen Reaktionen anderer Leute umzugehen und sich für die negativen zu wappnen. Nach dem Abwurf dieser Bombe erwartete mich also ein Riesenhaufen Spaß. Ich kämpfte so sehr damit, es meiner Familie zu sagen, dass ich nach monatelangem Aufschieben einfach eine E-Mail schrieb: »Also, ich bin schwul.« Auch wenn das viel zu direkt und eine absolut lächerliche Betreffzeile war, erfüllte sie ihre Aufgabe perfekt. Danach verbrachte ich Monate in einer tiefen Winterschlafhöhle und schrieb eine epische und dramatische Coming-out-Comedy mit dem Titel »Also, ich bin schwul« zu Ehren dieser E-Mail. Die kannst du im Internet anschauen, wenn du willst.

Als das Video online war, fiel mir ein Stein vom Herzen. Diese Redensart hatte ich bis jetzt nie wirklich verstanden – es war ein Gefühl, als wenn mein ganzes Leben von einem Kettenhemd nach unten gezogen worden wäre, das jetzt von mir abfiel. Endlich fühlte ich mich zum ersten Mal auf persönlicher Ebene frei und konnte einfach in jedem einzelnen Moment in Frieden existieren.

Hier bin ich nun, endlich am Leben. Und was jetzt?

Ich habe gesehen und selbst erfahren, wie viel es über mentale Gesundheit zu lernen gibt. Zu verstehen, wie unsere Psyche funktioniert, kann unser Leben völlig verändern, ja sogar retten. Es hat mich umgehauen, als ich erfuhr, wie mir all meine täglichen Verhaltensweisen, die ich selbst nicht mochte, schadeten, genau wie die zerstörerischen Einstellungen, die ich grundlos mir selbst gegenüber hatte. Zu lernen, was ich tun kann, um meine mentale Gesundheit zu unterstützen, hat mir geholfen. Und ich hoffe, dieses Buch hilft dir und kann dann noch mehr Menschen helfen.

Dies ist keine Autobiografie und auch kein spirituelles Selbsthilfebuch. Es ist ein praktischer Leitfaden, der auf Wissenschaft beruht und dir helfen kann, deine mentale Gesundheit zu verstehen und zu stärken. Ich bin nur der Typ, der zwischendrin ein paar Witze macht und der weiß, dass es sehr anstrengend sein kann, an sich selbst zu arbeiten. Sollte es also für dich etwas leichter werden, wenn du über meinen Schmerz lachen kannst, freut es mich. Daran bin ich gewöhnt.

Glaub mir, ich spreche
als einer, der all dies
durchgemacht hat –
egal wie ausweglos
es scheint, du wirst
diesen Tag überstehen.
Und morgen auch.

GEBRAUCHS-ANWEISUNG FÜR DIESES BUCH

—

Stell dir dieses Buch als Werkzeugkasten für dein Gehirn vor – im metaphorischen Sinn, alle tatsächlichen Werkzeuge für deinen Kopf überlass bitte den Chirurgen. In diesen Seiten sind die Einsichten verpackt, die du brauchst, um das Konzept der mentalen Gesundheit zu verstehen, außerdem praktische Tipps, die du ausprobieren kannst und die nachweisbar helfen, um sich besser zu fühlen. Jede kleine Veränderung trägt dazu bei, ein stärkeres Fundament für eine gute mentale Gesundheit aufzubauen, und heraus kommt dein bestes Ich gegen die Welt.

Der Faktencheck

Ich bin kein Experte, ich bin nur der Typ mit dem Laptop und einer Geschichte. Wenn jemand anfängt, Ratschläge zu mentaler Gesundheit zu erteilen, sollte man sicher sein, dass man dessen Worten auch vertrauen kann. Ich habe dieses Buch in Absprache mit einer erfahrenen Klinischen Psychologin geschrieben – Dr. Heather Bolton. Der gesamte Inhalt wurde gründlich überprüft und genehmigt (auch wenn das zu meinem Entsetzen bedeuten konnte, zehn Seiten zu schreiben und komplett wieder löschen zu müssen). Du kannst also darauf vertrauen, dass alles, was es in dieses Buch geschafft hat, gründlich auf Fakten überprüft wurde und hoffentlich unterhaltsam ist.

Die Theorie, auf die sich das Buch stützt, die Übungen und Ratschläge, die darin enthalten sind, stammen aus evidenzbasierten Ansätzen. Das bedeutet, dass sie auf einem wissenschaftlichen Verständnis der Probleme beruhen, dass sie geprüft wurden und sich als wirksam erwiesen haben. Was in diesem Buch steht, ist nicht nur eine nett klingende Idee oder eine eigene Entdeckung, sondern kalte, harte Wissenschaft, die nachweislich funktioniert. Dazu gehören Ansätze aus der Kognitiven Verhaltenstherapie (*Cognitive Behavioural Therapy*, CBT), der Akzeptanz- und Commitment-Therapie (ACT), der auf Mitgefühl ausgerichteten Therapie (*Compassion-Focused Therapy*, CFT) und der Positiven Psychologie.

Viele Bücher widmen sich der Erforschung nur eines Themas, einer Behandlungsmethode oder einer Denkrichtung und enthalten dazu viel Geschichtliches oder Methodisches. Das sind fundierte Abhandlungen, aber nicht unbedingt hilfreich, wenn man akut Hilfe braucht. Das vorliegende Buch ist eine Supermaschine für mentale Gesundheit. Es werden viele der bekannten und auch neuen wirkungsvollen Methoden behandelt, aber ich konzentriere mich dabei auf das, was du brauchst, um einen Punkt wirklich zu verstehen und zum nächsten weiterzugehen. Man sollte sich niemals auf nur ein Buch verlassen, aber dieses hier umfasst die hilfreichen Höhepunkte der halben Bibliothek.

Das Kleingedruckte

Dies ist ein Buch mit vielen Informationen, aber es wird dein Leben nicht reparieren, ganz gleich wie deine besonderen Umstände aussehen mögen (tut mir ehrlich leid). Du selbst musst erfassen, was im Text steht, und es dann auf dein Leben anwenden. Wenn es um mentale Gesundheit geht, gibt es keine Zaubermedizin, die für alle funktioniert – wir sind alle verschieden, und du musst herausfinden, was für dich das Richtige ist. Verschiedene Experten bevorzugen verschiedene Theorien, aber sie haben alle eine gemeinsame Basis, die die fundamentalen Dinge verdeutlicht, die wir alle wissen sollten – und genau diese Infos sind hier drin!

Dieses Buch konzentriert sich auf die allgemeinen menschlichen Erfahrungen, die wir alle machen. Es möchte das Verständnis dafür wecken, wie alles, was uns täglich passiert, unsere Psyche beeinflusst, damit wir lernen können, selbst einen positiven Einfluss auf sie zu nehmen. Sich schlecht zu fühlen ist normal und nicht immer gefährlich oder ein ernsthaftes Problem. Wir können uns traurig oder ängstlich fühlen, ohne ernsthafte diagnostizierbare Störungen zu haben. Wichtig ist, dass man die Grenze erkennt zwischen den hier beschriebenen Situationen, die von Zeit zu Zeit auf jeden von uns zutreffen, und jenen, bei denen man professionelle Hilfe suchen sollte. Nun ist dies kein Diagnose-Buch, das detailliert verschiedene psychische Probleme beschreibt – das überlasse ich den Profis und dicken, staubigen Wälzern. Doch als allgemeine Regel könnte man sagen: Wenn man sich länger als ein paar Wochen schlecht fühlt und jeden Tag kämpft, um zurechtzukommen, oder wenn man sich sorgt, ob das, was man durchmacht, »ernst genug« für Hilfe von außen ist, dann sollte man sich professionelle Hilfe suchen. In meinem Leben gab es Zeiten, in denen ein Buch meine Probleme nicht lösen konnte, und dann ist es wichtig, das zu akzeptieren und Unterstützung zu bekommen.

Ich erwarte nicht, dass du das hier alles über Nacht liest, sofort anwendest und am nächsten Morgen als Superheld oder Superheldin aufwachst – für viele ist es eine Reihe kleiner Schritte und Veränderungen, die uns helfen, die Stärke und Widerstandskraft aufzubauen, um mit den Anforderungen des Lebens zurechtzukommen. Lies das Buch, spüre, wo du dich angesprochen fühlst, probier etwas aus und hab keine Angst. Ruhetage sind erlaubt, und auch Scheitern ist okay. Es ist in Ordnung, wenn etwas bei dir nicht funktioniert. Lass es dann erst einmal unbeachtet, und im Bedarfsfall kannst du es wieder hervorholen.

Ich hoffe, dass du durch dieses Buch verstehst, wie alles, was wir tun und erleben, unsere mentale Gesundheit beeinflusst. Diese Erkenntnis gibt uns mehr Kontrolle über unsere Entscheidungen. Wir wissen dann, wie wir uns selbst zu einem glücklicheren Leben verhelfen können. Dies ist das Buch, von dem ich wünschte, ich hätte es früher lesen können.

Der Werkzeugkasten

Das Buch ist in drei Teile aufgeteilt, die dir in verschiedenen Phasen helfen sollen: von der Veränderung deiner momentanen Gefühlslage über eine Verbesserung deines Umfelds, damit du dich in einigen Tagen besser fühlst, bis zu Verhaltensmustern und Aufgaben, die du langfristig in Angriff nehmen kannst, um in Zukunft mehr Selbstbewusstsein zu haben. Das Buch muss nicht von vorne bis hinten chronologisch gelesen werden – du kannst jederzeit etwas auslassen und das lesen, was du gerade brauchst, je nachdem, wo du auf der mentalen Gesundheitswelle gerade surfst.

TEIL 1: / DIESER TAG

Hier findest du Hilfe für den Moment, in dem du eine sofortige Veränderung brauchst, und sei sie noch so klein. Wenn dein Kopf mit negativen Gedanken angefüllt ist und du nicht weiterweißt, bietet »Dieser Tag« Techniken, die dir aus diesem Moment hinaushelfen, zum Beispiel Methoden, um deine Emotionen zu beruhigen, deinen Atem zu regulieren, dich zu erden, deinen Gedanken zu entkommen und dich in der realen Welt sicher zu fühlen. Hier gibt es auch Ratschläge, um mit erdrückenden Sorgen oder Ängsten zurechtzukommen und stabiler zu werden.

TEIL 2: / MORGEN

Dieser Teil ist für die Zeit gedacht, in der du dich stabil fühlst und Veränderungen in der Welt um dich herum vornehmen kannst. Wir gehen ganz praktisch die Lebensbereiche durch, die unsere mentale Gesundheit direkt beeinflussen. Für jeden dieser Bereiche gibt es einfache Methoden, die es dir leicht machen werden, all deine Schwierigkeiten zu bewältigen und die Dynamik für einen nachhaltig positiven Zustand aufzubauen.

TEIL 3: / DIE TAGE DANACH

Im letzten Teil bauen wir auf diesem Fundament auf und schauen nach innen. Es geht darum, was in deinem Kopf vor sich geht und wie du lernst, diesen Ort angenehmer zu gestalten. Wir sprechen darüber, wie man toxische Denkmuster identifiziert, mit Emotionen umgeht und Quellen von emotionalem Unwohlsein aufspürt. Und wir stellen Methoden vor, um Einstellungen zu korrigieren, damit man Herausforderungen bewältigen kann und in Zukunft freundlicher zu sich selbst ist.

In diesem Buch findet sich ein Mix aus direkten Ratschlägen, Erklärungen der Theorie hinter alldem (die mich umgehauen hat – warum lernen wir das nicht alle in der Schule?) und meinen persönlichen Erfahrungen und Ansichten. Ich weiß selbst sehr gut, dass man mitten in einer Krise nichts über die persönliche Reise eines anderen lesen möchte oder darüber, wie die Forscher ihren Aha-Moment hatten – man will dann einfach nur Hilfe. Um dich bestmöglich zu unterstützen, heben wir in diesem Buch die wichtigsten Teile und besten Erkenntnisse hervor. Schließlich hast du es aus einem bestimmten Grund zur Hand genommen. Damit hast du den ersten Schritt getan und (an)erkannt, dass wir die Fähigkeit haben, uns selbst zu einem besseren Gefühl zu verhelfen. Und auf diesem Weg wird dir von jetzt an hoffentlich jede Seite helfen. Stürzen wir uns hinein.

MENTALE GESUNDHEIT VERSTEHEN

—

Mentale Gesundheit ist der Zustand deines emotionalen und psychischen Befindens. Sie ist genauso real wie deine körperliche Gesundheit, aber sie ist nicht zu sehen, sie ist nur in deinem Kopf. Der Begriff mentale Gesundheit steht also nicht zwangsläufig für ein Problem, sondern einfach dafür, wie wir uns innerlich fühlen. Hast du eine gute mentale Gesundheit, oder kämpfst du mit ihr?

Wenn es darum geht, wie gesund wir sind, denken viele nur an ihren Körper. Solange wir keine Schmerzen haben und nicht aus irgendeiner Körperöffnung Blut herausschießt, halten wir uns für gesund. Wenn aber unser Gefühlszustand uns davon abhält, die Dinge zu tun, die wir tun müssen oder wollen, und unser Leben zu genießen, dann sollten wir uns genauso viel um unseren psychischen Zustand kümmern.

Der große Unterschied zwischen der mentalen und der körperlichen Gesundheit besteht darin, dass wir nicht gerade gut darin sind, Probleme unserer Psyche überhaupt wahrzunehmen. Wir können mit viel Stress und vielen Ängsten leben. Viele Menschen funktionieren mit Depressionen. Es ist möglich, sein Leben weiterzuführen, während man leidet – wenn man nicht versteht, dass man sich nicht so fühlen müsste. Unsere Gedanken und Gefühle sind kein mysteriöser, frustrierender Nebel, sie sind die Antwort unseres Gehirns auf das, was in unserer Umgebung passiert. Sobald du verstehst, wie deine Gefühle zustande kommen, kannst du auch verändern, wie du dich fühlst. Und wenn du verändern kannst, wie du dich fühlst, kannst du dich gut fühlen.

MENTALE GESUNDHEITSPROBLEME / SIND NORMAL

Man vermutet, dass jedes Jahr ein Viertel aller Menschen unter dem einen oder anderen mentalen Gesundheitsproblem leidet. Das sind viele. Du bist kein Einzelfall. Die Menschen haben Probleme, da wird ausnahmsweise mal niemand diskriminiert. Egal wie »erfolgreich« jemand in allen Bereichen des Lebens erscheinen mag, jede und jeder von uns kann von Leiden wie Depressionen oder Angstzuständen eingeholt werden, weil sich mentale Gesundheitsprobleme aus den verschiedensten Gründen entwickeln können.

Doch obwohl sie so weit verbreitet sind, redet man nicht gern darüber. Es ist einfach, anderen zu sagen, dass man ein körperliches Problem wie zum Beispiel Kopfschmerzen hat, aber viel schwieriger, dass man sich emotional angespannt fühlt. Sogar wenn das körperliche Problem peinlich ist (zum Beispiel skandalöserweise sexuell), würden schockierend viele Menschen wahrscheinlich eher zugeben, dass sie unter Chlamydien oder chronischer Verstopfung leiden, als dass sie depressiv sind. Mir sind diese körperlichen Offenbarungen ja viel zu viel Information, aber der Punkt ist: Mentale Gesundheit ist mit einem Stigma behaftet.

Warum ist das so? Hauptsächlich, weil viele nicht verstehen, was mentale Gesundheit bedeutet. Oft wird etwas stigmatisiert, weil Menschen nichts darüber wissen und sich davor fürchten. Es gibt keinen Grund, sich für Angstzustände zu schämen, aber das Aussprechen des Wortes »Angstzustand« ist für viele verwirrend und abschreckend. Zu oft fühlen wir uns im Stillen verurteilt, wenn wir Verletzlichkeiten zugeben, als würden sie uns schwach machen oder wären etwas Sonderbares und Peinliches, aber tatsächlich fühlen sich fast alle irgendwann einmal so. Und es gibt Wege, wie wir damit zurechtkommen und uns davon befreien können. Wenn mehr Menschen offen darüber sprächen, wie sie sich fühlen, und wenn mehr Menschen die in Wirklichkeit so weit verbreiteten verschiedenen mentalen Gesundheitsprobleme und ihre Gründe verstünden, gäbe es nicht so viele Stereotypisierungen und Stigmatisierungen. Und deswegen sollten wir alle uns mit mentaler Gesundheit beschäftigen und uns trauen, öffentlich darüber zu reden.

Andererseits sind mentale Gesundheitsprobleme kein Grund für eine Ehrenmedaille, und das Leiden daran ist nicht erstrebenswert. Sicher kann Humor helfen und den Kämpfen die Schwere nehmen. Wenn wir über geteilte Erfahrungen lachen, fühlen wir uns weniger allein damit. Ich liebe unangebrachte Witze über Depressionen. Wahrscheinlich ist es problematisch, Witze darüber zu machen, wie ich morgens kaum aus dem Bett kam, aber mich beruhigt es tatsächlich, und es hilft mir, eine echt schwere Zeit in meinem Leben leichter zu nehmen und ihre Bedeutung zu verstehen. Deswegen hörte ich aber nicht auf, dafür zu kämpfen, dass es mir besser geht. Rede dir nie ein, dass mentale Gesundheitsprobleme eben ein Teil deiner Persönlichkeit sind – sie sind Herausforderungen, die du meistern kannst.

01101001 01110100 00100000 01101001 01110011 01101110
00100111 01110100 **ES IST NICHT BINÄR** 00100000 01100010
01101001 01101110 01100001 01110010 01111001

Mentale Gesundheitsprobleme tauchen nicht plötzlich aus dem Nichts auf, so als würde auf einmal ein riesiger Felsen auf dich zurollen und deine Gesundheit bedrohen. Man fällt nicht eines Morgens plötzlich mit lähmenden Depressionen aus dem Bett, ohne vorher je ein Problem gehabt zu haben. Deswegen ist Vorbeugung besser als Heilung. So wie eine Ernährung mit Vitaminen und das Vermeiden von hauchdünnen Seilbrücken körperliche Erkrankungen oder Verletzungen verhindern, sollten wir spüren, wenn es mit unserer mentalen Gesundheit bergab geht, und etwas dagegen tun, bevor es zu einer Krise kommt.

Wir sollten mentale Gesundheit also nicht nur wahrnehmen, wenn wir damit zu kämpfen haben, sondern uns die ganze Zeit bewusst darum kümmern.

Die gute Nachricht ist: Unsere mentale Gesundheit ist absolut nicht in Stein gemeißelt. Wenn du dich jetzt schlecht fühlst, heißt das nicht, dass es immer so sein muss. Bei jedem Menschen auf dem Planeten schwankt der psychische Zustand. Niemandem geht es immer großartig. Man kann sich das Spektrum von »knapp überleben« an einem Ende bis zu totalem Hochgefühl am anderen vorstellen. Wenn es uns gut geht, fühlen wir uns glücklich, wir erblühen, sind in Kontakt mit unserer Umwelt, empfinden unser Leben voller Sinn und werden mühelos mit Herausforderungen auf unserem Weg fertig. Am Knapp-überleben-Ende funktionieren wir nur mit Mühe, fühlen uns abgesondert von der Welt und den Menschen, müssen kämpfen, um körperlich gesund zu bleiben und uns nicht aufzugeben. In meinem Leben gab es Zeiten, in denen ich mich auf den Gipfeln der Berge fühlte, und Zeiten, wo ich ganz unten war und dachte, ich würde das Licht nie wieder sehen. Und es gab sehr viele Zeiten in der Mitte auf einer durchschnittlichen emotionalen Achterbahn. Ich möchte eine Wiedergutmachung für diesen Rummel.

Wenn du Probleme hast,
musst du wissen, wie
du sie überwindest.
Wenn es dir gut geht,
musst du verstehen,
warum.

Die meisten Menschen befinden sich wohl den Großteil der Zeit in der Mitte dieses Spektrums. Es gibt im Leben immer Herausforderungen, aber meist können wir sie bewältigen und das Gleichgewicht halten, während wir die Wellen reiten, auch wenn manche Faktoren außerhalb unserer Kontrolle liegen. Einige Faktoren in unserem Leben lassen sich jedoch kontrollieren, und mithilfe dieses Buches kannst du die Regie über dein Gefühlsleben übernehmen. Wenn du Probleme hast, musst du wissen, wie du sie überwindest. Wenn es dir gut geht, musst du wissen, warum, und verstehen, wie du dich in diesem Zustand halten und weitermachen kannst.

SETZ DEINE ∕ PRIORITÄTEN

Es ist sinnlos, Erleuchtung anzustreben, wenn man gerade von einem Tiger gejagt wird. In der Psychologie gibt es viele Theorien, die unsere Bedürfnisse im Leben beschreiben und sie nach Wichtigkeit ordnen. Prinzipiell kann man keine neuen, anspruchsvollen Ziele anpeilen, wenn immer noch dieser Tiger … äh, ich wollte sagen, diese Probleme an einem nagen. Unsere ersten, elementaren Bedürfnisse, um als Menschen zu überleben, sind Essen, Trinken, Schlaf und Sicherheit. Sind diese befriedigt, kommen die mentalen Probleme. Finden wir uns im Leben zurecht, und sind wir zufrieden? Oder hindert uns jetzt unser Gehirn daran, klarzukommen und unser alltägliches Leben zu genießen? Ich vermute, wenn du sowohl deine körperliche als auch deine mentale Gesundheit vollkommen im Griff hast, wird irgendwann wie durch Magie dein Bewusstsein transzendieren und als Gehirn der elften Dimension über Raum und Zeit schweben, und aus dem Schläfenlappen werden Laserstrahlen Frieden und Weisheit in die Welt senden … Mein Gehirn allerdings ist mehr damit beschäftigt, mir immer wieder grundlos die peinigende Erinnerung vorzuspielen, wie ich als Dreizehnjähriger gegen den Busen einer Lehrerin stolperte. Also schreib mir, wenn du je diesen vollkommenen Ort erreichen solltest.

Mensch sein

Wenn wir verstehen, was uns zu dem Menschen gemacht hat, der wir heute sind, kann das eine Menge erklären. Und das Wissen, dass wir uns alle im gleichen Schlamassel befinden, hat etwas Beruhigendes. Die Faktoren, die unsere mentale Gesundheit prägen, kann man grob folgendermaßen einteilen:

SOZIALE / UMGEBUNG

Dabei geht es sowohl um die Umgebung, in der wir aufgewachsen sind, als auch um diejenige, in der wir uns jetzt befinden. Wie man dich als Kind behandelte, ob du gelobt oder kritisiert wurdest, erdrückt oder vernachlässigt; deine

Lebensumstände damals, wo du geboren wurdest, ob das Geld knapp war, ob man dir feindlich gegenübertrat, ob du Traumatisches erlebt hast. Und heute geht es darum, wie dein Leben zu Hause ist, wie gut du durch die Menschen um dich herum unterstützt wirst, wie sicher du dich fühlst. Und es geht um Dinge wie Kultur und politische Zustände. All diese Erfahrungen prägen dein Leben. Wenn ein Aspekt deiner Identität oder deines Aufwachsens dein Leben in dieser Welt erschwert, kann das verständlicherweise deine mentale Gesundheit beeinflussen.

BIO / LOGIE

Durch unser Äußeres haben wir Vor- oder Nachteile. Von unseren Eltern erben wir genetische Baupläne, die bestimmen, wie unser Körper auf Stress reagiert, wie viel Schlaf wir brauchen, um zu funktionieren, und wie die chemischen Reaktionen in unserem Inneren aussehen, die alles von der Ernährung bis zu Medikamenten beeinflussen. Das ist bei jedem einzelnen Menschen unterschiedlich. An verschiedenen Punkten in unserem Leben, von der Pubertät bis zur Menopause und darüber hinaus, sind wir der Gnade unserer Hormone ausgeliefert, die uns in verschiedene Richtungen zerren – und unser chemisches Gleichgewicht kann auch durch Medikamente beeinflusst werden. Wenn du zum Beispiel morgens ganz von allein voller Energie aufwachst und einen schnellen Stoffwechsel hast, schön für dich. Darf ich dich hassen?

PSYCHO / LOGIE

Wir haben alle unsere persönliche Philosophie, unseren ganz eigenen Blick auf die Welt und eigene Werte, die unsere Fähigkeit beeinflussen, Probleme zu lösen, mit Konfrontationen umzugehen und Neues zu lernen. Wir können von traumatischen Ereignissen in unserer Vergangenheit gelähmt werden, haben unterschiedliche Bewältigungsstrategien und Resilienz-Level und unterschiedliche Arten, mit starken Emotionen umzugehen.

All diese Aspekte zusammen erschaffen eine einzigartige Geschichte – deine Geschichte. Ich zum Beispiel kritisiere mich gern ständig (Psychologie). Wenn ich also im Leben Rückschläge erfahre (soziale Umgebung), werde ich wahrscheinlich mich selbst verantwortlich machen und ewig über meinem Scheitern brüten. Und wenn ich nicht schlafen kann, weil mir bis drei Uhr morgens Gedanken über drohendes Unheil durch den Kopf gehen (Psychologie), habe ich am nächsten Tag keine Energie (Biologie) und muss darum kämpfen, Freude an meinen Hobbys und Freundschaften zu haben und die Aufgaben des Tages zu erledigen. Ich bin ein Mensch.

Diese verschiedenen Aspekte erklären also deine Disposition – aber du bist mehr als die Summe dieser Teile. Wir bekommen verschiedene Karten im Leben ausgeteilt und landen an unterschiedlichen Orten. Doch es gibt die Möglichkeit, die Kontrolle zu übernehmen und unsere Gehirne zu beeinflussen. Dieses Buch konzentriert sich auf das, was sich verändern lässt. Denk also immer daran, dass du ein Produkt dessen sein magst, was dich geformt hat, aber dass du die Macht hast, dich zu verändern, zu wachsen und dich besser zu fühlen. Und vergiss nicht: Du bist kein Einzelfall.

Du magst ein Produkt dessen sein, was dich geformt hat. Aber du hast die Macht, dich zu verändern, zu wachsen und dich besser zu fühlen.

Die Evolution ist schuld!

So viele unserer wenig hilfreichen Gewohnheiten, Emotionen und Reaktionen sind Überbleibsel von vor sechs Millionen Jahren, als wir noch gestresste Affen waren. Einerseits sollten wir dankbar sein, dass sie viele Eiszeiten für uns überlebten, andererseits überließen sie uns eingebaute Antworten auf uralte Schwierigkeiten, die unsere mentale Gesundheit noch immer beeinflussen.

Vor langer Zeit war der Hauptzweck unseres Gehirns, unser Überleben zu sichern. Unsere bewundernswerten Urahnen befanden sich ständig in Gefahr – zum Beispiel vor riesigen Vögeln oder bedrohlichen Wetterereignissen –, daher mussten ihre Gehirne stark und emotional reagieren. Ständig ging es um Leben und Tod, Stress oder Panik waren sinnvolle körperliche Reaktionen, um mit der Situation fertigzuwerden. Heute leben wir meist sehr viel sicherer, aber wir haben noch immer dieses primitive System zum Umgang mit Gefahren installiert. Es springt an, wenn wir von einer Deadline »bedroht« werden oder wenn wir uns beim Überqueren der Straße ewig nicht entscheiden können, auf welcher Seite wir einen Fremden überholen. Dieses alte Muster zusammen mit einem in jüngerer Zeit entwickelten Teil des Gehirns, der gern viel zu viel nachgrübelt, über Problemen brütet und mit uns redet (meist kritisch), führt dazu, dass unser Gehirn uns manchmal gar nicht hilft. Wenn wir zu schnell ein Worst-Case-Szenario vor uns sehen oder sich aufgrund eines zufälligen Gedankens unser ganzer Körper verkrampft, besteht nicht unbedingt eine reale Gefahr; nur unser primitives Fischgehirn aus Urzeiten denkt, es geht um einen riesigen Hai. Schuld ist die Evolution! Den Unterschied zwischen dem Gefühl, das dein Gehirn gerade erzeugen will, und der Realität deiner Situation zu erkennen ist wichtig, um für deine mentale Gesundheit zu sorgen.

Schrecklich hilfreiche Gefühle

Wir können uns nie von unseren Gefühlen befreien, und das sollten wir auch nicht anstreben; einige sind ja wirklich angenehm. Anstatt sie zu unterdrücken oder zu versuchen, die unangenehmen loszuwerden, sollten wir lernen, sie zu verstehen und einen guten Umgang mit ihnen zu finden.

Angst empfinden wir, wenn wir einer Bedrohung ausgesetzt sind, das ist normal und notwendig. Sie kann von einer mittelmäßigen Sorge bis zu einer erdrückenden Furcht vor einer zukünftigen Gefahr reichen – also von einer Unruhe im Hintergrund bis zu einem überwältigenden Gefühl eines drohenden Unheils. Das Empfinden von Angst ist sehr unangenehm, aber wenn wir verstehen, dass es eine natürliche Reaktion auf Stress und Bedrohung ist, können wir es schaffen, weniger Angst vor der Angst zu haben.

Die »Angst-Reaktion« ist fest in uns verankert, und wahrscheinlich verdanken wir ihr das Überleben unserer Gattung. Obwohl sie mir so viele ansonsten sehr nette Nachmittage verdirbt, kann ich zumindest die Idee dahinter anerkennen.

Wenn wir einer Bedrohung ausgesetzt sind, löst das in unserem Gehirn eine sofortige emotionale und körperliche Reaktion aus, die uns aufs Wegrennen, Kämpfen oder Erstarren vorbereitet: Kampf, Flucht oder – wie ein Reh im Scheinwerferlicht – einfach nur Erstarren. Unser Gehirn weiß vielleicht nicht sofort, wie wir die Situation lösen wollen, also schlägt es erst einmal die Alarmglocke, damit wir für alles bereit sind. Wird man tatsächlich von einem Tiger gejagt, muss der Körper wahrscheinlich sehr schnell rennen, also wird man von ausbrechendem Schweiß gekühlt, und die Gedärme wollen sich entleeren, um durch weniger Gewicht einen Geschwindigkeitsvorteil zu erreichen. Falls du dich für den Kampf entscheidest (tapfer und löblich), pumpt eine erhöhte Herzfrequenz mehr Blut in die Muskeln. Oder das Gehirn möchte, dass du dich aus Angst vor der aufragenden, orange gestreiften Bedrohung lieber tot stellst, was erklärt, warum wir manchmal inmitten eines Traumas mit Erstarrung reagieren – das kann eine sehr angemessene Sicherheitsreaktion sein. (Manche sagen, diese Strategie funktioniert bei Bären? Also nach meinen Erfahrungen mit domestizierten Katzen würde das Erstarren vor einem Tiger eher zu totaler Vernichtung führen.)

Das Problem ist, dass wir heute ziemlich offensichtlich nicht ständig von Bestien mit Säbelzähnen bedroht werden. Unser Körper zeigt aber die gleiche Reaktion, wenn wir öffentlich sprechen sollen, wenn eine peinliche Situation uns ins Schwitzen bringt oder sogar wenn wir uns eine stressige Situation auch nur vorstellen. Die Alarmglocken läuten, und unser Körper tut, was er soll.

Manchmal ist die natürliche Reaktion unseres Körpers so stark, dass wir sie fälschlicherweise als Gefahr für unsere körperliche Gesundheit interpretieren. Dann denken wir, wir haben einen Herzinfarkt, weil unser Herz hämmert, obwohl wir stillstehen, oder haben Angst zu ersticken, weil wir plötzlich kurzatmig sind. Danke, Körper-Autopilot, sehr hilfreich.

Das Wichtigste ist, sich klarzumachen, dass diese »schlechten« Gefühle an sich nicht gefährlich sind. Auch wenn es sich schrecklich anfühlt, kann Angst allein einem nicht wirklich schaden. Nur der Tiger kann das. Wir können nicht verhindern, dass unser Gehirn uns vor der Gefahr warnt und uns motivieren möchte, etwas dagegen zu tun. Aber wir können es besser verstehen und lernen, es zu zähmen. Verstehst du? Der Tiger war die ganze Zeit in dir selbst. Tut mir leid!

Natürlich könnte es sich auch wirklich um einen medizinischen Notfall handeln, wenn man sich extrem gestresst oder ängstlich fühlt und diese Symptome hat. Denk mit. Bitte geh dann zum Arzt.

SYMPTOM	FÜHLT SICH AN WIE	BIOLOGISCHE ERKLÄRUNG
Herzrasen	Ich habe einen Herzanfall	Herz schlägt schneller, um den Körper mit mehr Blut zu versorgen
Schwindel	Ich werde ohnmächtig	Blutdruck steigt, um dem Herzen beim Pumpen zu helfen[1]
Enge in der Brust	Ich kann nicht atmen	Muskeln ziehen sich zusammen, um sich auf die Aktion vorzubereiten
Kurzatmigkeit	Ich werde ersticken	Schnelles, flaches Atmen, um mehr Sauerstoff ins Blut zu befördern und schnelles Denken zu ermöglichen
Zittern	Ich breche gleich zusammen	Muskeln machen sich für Aktion bereit
Tunnelsicht oder verschwommene Sicht	Ich kann nicht mehr sehen	Pupillen weiten sich, um mehr Licht einzulassen; die Sicht fokussiert sich auf die Gefahr und minimiert Ablenkungen
Schmetterlinge im Bauch	Mir wird übel	Blut verlässt den Magen, um die Verdauung zu unterbrechen und zu den Gliedmaßen zu strömen
Harndrang	Mir wird etwas Schreckliches passieren	Körper möchte Gewicht loswerden, um besser kämpfen/rennen zu können[2]
Extremes Schwitzen	Ich bin überhitzt	Körper wird gekühlt[3]

SYMPTOM	FÜHLT SICH AN WIE	BIOLOGISCHE ERKLÄRUNG
Gesicht/ Hautoberfläche wird blass	Ich sehe krank aus	Blut fließt zu lebenswichtigen Organen. Reduziert auch das Risiko von Blutverlust über die Haut durch einen Biss des Raubtiers!

1 Es ist unmöglich, vor Angst ohnmächtig zu werden, da der Blutdruck steigt, wenn man ängstlich ist, man aber aufgrund von zu niedrigem Blutdruck bewusstlos wird.

2 Eine Art, während eines Kampfes abzulenken

3 Schwitzen macht die Haut auch rutschiger, sodass das Raubtier einen nicht so gut festhalten kann – ich schätze, schwitzende Ringer betrügen!

KEINE / PANIK

In Momenten überwältigender Angst kann die Reaktion unseres Körpers sich zu einer Panikattacke steigern. Panikattacken kommen oft scheinbar grundlos aus dem Nichts, was sie noch alarmierender macht. Sie können aber auch durch bestimmte Situationen ausgelöst werden, wenn man zum Beispiel an einer Phobie leidet. Befindet sich jemand unter extrem starkem Druck, können sie einmalig oder auch häufiger auftreten. Dann kann die Angst vor weiteren Attacken das Selbstvertrauen so weit schmälern, dass man sich nicht mehr traut, aus dem Haus zu gehen oder sich einer ähnlichen Situation auszusetzen. Man spricht dann von einer Panikstörung, die auch in eine Agoraphobie (Platzangst) münden kann.

Verständlicherweise sind Panikattacken eine extrem starke Belastung. Wenn man plötzlich das Gefühl hat, nicht atmen zu können oder gleich einen Herzanfall zu bekommen, führt das zu noch mehr Angst, was wiederum die körperlichen Symptome verstärkt und einen »Panik-Kreislauf« in Gang setzt, der sich ungeheuer gefährlich anfühlt. Der natürliche Instinkt ist, nach Luft zu schnappen, was unseren Körper in einen noch größeren Alarmzustand versetzt, es noch schwieriger macht zu atmen und Schwindel hervorruft, der uns nicht mehr klar denken lässt. Dieses stereotype Bild von jemandem auf dem Boden, der in eine Papiertüte atmet? Eine absolut schreckliche Vorstellung. Du solltest ganz langsam atmen, nicht mit scharfem Inhalieren den Zucker vom Boden einer Popcorntüte aufsaugen.

Während einer Panikattacke hat man oft das plötzliche Bedürfnis nach einem sicheren Ort oder Angst, von anderen verurteilt zu werden, sodass man weglaufen und sich verstecken möchte. Der angstauslösenden Situation zu entfliehen kann einem für den Moment Erleichterung verschaffen, aber langfristig kann es die Angst sogar verstärken, wenn der Auslöser keine körperliche Bedrohung war, sich künftig dann aber bedrohlich anfühlt.

Panikattacken gehen ziemlich schnell vorbei. Normalerweise sind sie nach fünf bis zehn Minuten am intensivsten und hören dann innerhalb von zwanzig Minuten auf. Zugegeben, zwanzig Minuten Panik, in denen man das Schlimmste befürchtet, können sich sehr viel länger anfühlen, aber sie halten nicht ewig an. Übliche Methoden, um sich selbst wieder zu erden, sind zum Beispiel das Aufstampfen auf den

Boden oder das Gefühl von laufendem Wasser, um sich abzulenken. Bei einer Panik sollte man sich danach Zeit zum Erholen geben, denn auch wenn man mit dem Kopf meint, dass es einem wieder gut geht, muss der Körper sich nach einem Alarmzustand erst wieder beruhigen; auch die aufgewühlten Emotionen verdienen eine Pause. Wichtig ist zu wissen, dass Panikattacken nichts Krankhaftes und nicht krankmachend sind. Sie sind eine völlig vernünftige Reaktion auf die Botschaft, die der Körper dem Gehirn sendet.

In Teil 1 dieses Buches stelle ich Techniken vor, mit Ängsten umzugehen und im Moment zu bleiben, die helfen können, wenn du dich in dieser Situation befindest.

AUSSERKÖRPERLICHE / ERFAHRUNG

Eine andere häufige, aber sehr beunruhigende Reaktion auf Ängste ist die **Dissoziation,** die verschiedene Formen annehmen kann – manchmal ist es nur das Gefühl, außerhalb der Realität zu stehen. **Derealisation** ist ein Abgelöstsein von seiner Umgebung, als wären die Dinge um einen herum im Nebel oder irreal. Es kann sich anfühlen wie in einem undeutlichen Traum, aus dem man nicht aufwachen kann. **Depersonalisation** ist ein Zustand, in dem man das Gefühl hat, sich außerhalb seines Körpers zu befinden und diesen zu beobachten. Der Eindruck, die Verbindung zur Realität zu verlieren, ist verständlicherweise sehr erschreckend, vor allem, wenn man dies zum ersten Mal erlebt. Oft ist es aber ein an sich harmloses Symptom von

Angst, das viele irgendwann zumindest in schwacher Form erleben und das meist schnell vorübergeht.

Während einer Episode der Derealisation geraten Menschen oft in Panik, weil sie fürchten, eine Psychose zu entwickeln oder ernsthaft und für immer die Kontrolle über ihr Gehirn zu verlieren – das ist aber nicht der Fall. Es ist natürlich, in solch einem Moment nach einer Erklärung zu suchen – keine zu finden kann zu noch mehr Angst führen und das Erlebnis noch übermächtiger machen. Es ist wichtig, sich klarzumachen, dass kurze Episoden nichts Ungewöhnliches und nichts Schlimmes sind.

Eine Dissoziation kann auch infolge eines Traumas auftreten. Dann will unser Gehirn als Schutzmechanismus die Verbindung zu etwas Verstörendem kappen. Wenn du damit häufiger zu kämpfen hast, ist es sinnvoll, mit einem Spezialisten darüber zu sprechen, um den Hintergrund zu erkunden.

Ich hatte als Teenager vor extrem stressigen Prüfungen Momente der Dissoziation, und manchmal auch, wenn ich in den Ferien bei einem besonders chaotischen und streitlustigen Familienessen saß. Manchmal hatte ich solche Momente sogar nach positiven, aber überwältigenden Momenten auf der Bühne. Viele Ereignisse im Leben können zu derart chaotischen Gedankenströmen führen, dass unser Gehirn sie nicht mehr fassen kann. Aber wenn wir verstehen, warum das passiert und was es bedeutet, können wir in dem Zustand hoffentlich anstatt eines verwirrenden mentalen Mysteriums eine ziemlich langweilige biologische Reaktion erkennen.

NERVIGE / GEDANKENBLITZE

In jeder Sekunde poppen in unserem Gehirn irgendwelche Gedanken auf. Einige davon sind relevant, zum Beispiel »Denk dran, Klopapier zu kaufen«, manche sind vollkommen nutzlos, zum Beispiel »Erinnerst du dich, wie du gegen den Busen gestolpert bist?«. Manchmal tauchen anscheinend aus dem Nichts gewalttätige, sexuelle oder andere Gedanken auf, die uns selbst schockieren. Eine besonders gottesfürchtige Kindheitsfreundin von mir aus dem Jugendtheater der Gemeinde (die armen Eltern!) erzählte mir, dass sie nicht aufhören konnte, blasphemische Sätze zu denken. Mitten in einer Improvisation, als sie gerade einen Löffel darstellte, sagte ihr Gehirn: »VERDAMMT, TEUFEL NOCHMAL, VERFLUCHT, GOTT, JESUS, TITTEN« – wie schrecklich. Direkt in die Hölle mit dir, Jess!

Diese Gedanken werden **intrusive Gedanken** genannt. Wir alle haben sie. Nur weil du dir aus irgendeinem Grund während des Essens plötzlich vorstellst, wie deine Großeltern Sex haben, heißt das nicht, dass du das wolltest. Im Gegenteil, das wolltest du wirklich, wirklich, wirklich nicht ... und deswegen denkt dein Gehirn es. Problematisch wird es, wenn wir uns zu sehr damit beschäftigen oder unser Gehirn zwingen wollen, nicht noch mehr dunkle, beunruhigende Gedanken zu denken. Natürlich fragt man sich, ob man pervers ist oder gar ein zukünftiger Mörder, wenn ein intrusiver Gedanke auftaucht – aber sei beruhigt, das bist du nicht. Hoffentlich. Jede Anstrengung, lauter als dein eigenes Gehirn zu schreien oder etwas zu denken, das beweist, dass du nichts mit diesem Gedanken zu tun hast, ist eine Überkompensation. Das Beste ist zu akzeptieren, dass unsere merkwürdigen Gehirne eben so sind: Lass die intrusiven Gedanken kommen, lass sie weiterziehen, verurteile dich nicht und schenke ihnen keine Aufmerksamkeit, die sie nur stärker macht. Nimm sie wie Wespen. Wespen des Gehirns, die Bilder erzeugen, auf denen ältere Leute sich umbringen. Lass sie herumsummen, und irgendwann wird ihnen langweilig, und sie verschwinden.

DAS ⁄ GROSSE D

Nein, nicht »Dan«, danke sehr. Depression. Ein Wort, von dem ich sehr gut weiß, dass es eine Million verschiedene Bedeutungen hat, je nachdem, wen man fragt. Sich depressiv zu fühlen ist mehr, als traurig zu sein. Traurigkeit ist das Gegenteil von Glücklichsein, eine Emotion, deren Grund wir normalerweise kennen und die unsere Funktionsfähigkeit nicht extrem beeinflusst. Meistens ist Traurigkeit die Reaktion auf einen Verlust – oder auf diesen Animationsfilm, der angeblich für Kinder gemacht wurde und unsere Emotionen so manipuliert, dass jeder über dreizehn Jahren einen ganzen See weint. Depression ist kein Gefühl, das man versteht, sondern ein körperlicher Zustand ohne erkennbaren Grund. Man fühlt sich, als würde ein Gewicht auf einem lasten und alle Energie aus einem herausdrücken.

Eine Depression kann viele verschiedene Formen annehmen, von mild bis ernsthaft, und jede betroffene Person erlebt sie auf ihre eigene Art. Sich »depressiv zu fühlen« heißt, sich fast emotions*los* zu fühlen, und manchmal muss man darum kämpfen, seine einfachsten alltäglichen Aufgaben überhaupt ausführen zu können. Eine Depression kann dazu führen, dass man keinen Appetit mehr hat und schlecht schläft. Man möchte nicht unbedingt weinen, wahrscheinlich möchte man überhaupt nichts tun. Die Welt erscheint einem sinnlos. Eine Depression macht es für die betroffene Person schwierig, den eigenen Zustand zu durchschauen, und die negativen Gedanken werden mehr und mehr und verstärken sich gegenseitig. Man denkt: »Ich bin wertlos«, »Alles, was ich mache, wird schiefgehen«, »Das Leben ist sinnlos«. Manchmal kann eine Depression einen glauben lassen, dass das eigene Leben nicht mehr lebenswert ist, dass es keinen Weg gibt, aus diesem tiefen Loch wieder herauszukommen. Das kann dazu führen, dass man in Gefahr ist, sich selbst Schaden zuzufügen.

Lange Zeit dachte ich, das sei mein Normalzustand, und habe nichts hinterfragt. Als eine Ärztin mir dann sagte, dass ich depressiv sein und man dagegen etwas unternehmen könne, war ich total erschüttert. Nie war ich auf die Idee gekommen, dass meine mentale Gesundheit etwas sei, auf das ich einen Einfluss haben könnte. Wenn du also ähnliche Symptome bei dir selbst erkennst, bitte hinterfrage sie. Ich wünschte, ich hätte es eher getan.

Die häufige falsche (und absolut nervige) Vorstellung von Depression ist, dass man auf die gleiche Art darüber hinwegkommen kann, als wäre man einfach nur traurig. Man braucht sich nur aufzuraffen und sie abzuschütteln, indem man fröhlich tanzt, Schokolade isst oder an Blumen riecht. Ganz sicher ist Lachen eine großartige Medizin, um die Laune zu bessern! Es kann die zugrundeliegenden Ursachen der Depression nicht heilen, aber als Pflaster kann es jemanden vorübergehend aufheitern. Ich persönlich fand es immer gut, wenn jemand sich Mühe gab, einen schlechten Witz auf meine Kosten zu machen. Meine Freunde wussten, dass ich das Morbide mochte, und es half mir ein bisschen, um durch den Tag zu kommen. Aber mein Humor ist wohl nicht gerade der normalste und für einen Psychologen wahrscheinlich ausreichend für ein weiteres Buch.

Lange Zeit
dachte ich,
das sei mein
Normalzustand.

Es gibt ein paar Erklärungen für Depressionen. Der Grund kann ein chemisches Ungleichgewicht, ein Mangel am »Glückshormon« Serotonin im Gehirn sein. Oder eine Depression ist die Folge eines Verlusts oder eines Traumas. Manchmal stehen Depressionen in Zusammenhang mit starken biologischen Veränderungen im Körper, zum Beispiel einer Geburt, der Genesung nach einer schweren Krankheit oder der Gewöhnung an eine neu auftretende Beeinträchtigung. Und manchmal gibt es auch keine offensichtliche Erklärung – wenn wir Probleme mit unserer mentalen Gesundheit haben, können wir in einen depressiven Zustand rutschen, ohne zu merken, wann oder warum das geschieht.

Eine Phase der Depression kann ein paar Wochen anhalten oder auch Monate oder Jahre. Jede depressive Person erlebt die Krankheit anders und braucht eine andere Herangehensweise der Behandlung.

In diesem Buch geht es um mentale Gesundheit im Allgemeinen, um das, was für alle Menschen wichtig ist. Solltest du dich aber von dem gerade Beschriebenen betroffen fühlen, zögere bitte nicht, dir professionelle Hilfe zu suchen. Depressionen sind häufig heilbar, durch Therapien oder Medikamente (siehe auch Seite 326–338), du musst also nicht alleine leiden. Die Ratschläge und Übungen in jedem Teil dieses Buches haben das Ziel, dir ein Verständnis für mentale Gesundheit zu vermitteln. Die Werkzeuge werden dir helfen, deine Depression in Schach zu halten und über Wasser zu bleiben. Sieh mich an – nach allem, was ich durchgemacht habe, schwimme ich jetzt.

Hoffentlich konnte ich die Bedeutung des Begriffs mentale Gesundheit etwas verdeutlichen. Wir wissen alle viel zu wenig darüber, vor allem wenn man bedenkt, wie stark sie unser ganzes Leben dominiert. Für alles, was wir denken und fühlen, gibt es einen Grund. Wir haben alle die gleiche Art Gehirn mit dem gleichen Spektrum an Gefühlen. Es ist völlig normal, Probleme zu haben, und – am allerwichtigsten – man kann etwas tun, damit es einem besser geht.

Die richtige Einstellung

Fangen wir also an. Was auch immer du gerade durchmachst – ob du dich unter Druck oder geängstigt fühlst oder etwas für eine langfristig bessere mentale Gesundheit tun möchtest, in diesem Buch wirst du hoffentlich Hilfe finden. Bevor unsere Reise beginnt, hier einige grundlegende Regeln:

- **Sei offen.** Gib dir die Erlaubnis, Neues auszuprobieren und etwas zu verändern. Tu es in dem Wissen, dass dadurch dein Leben besser wird.
- **Sei fair mit dir selbst.** Als jemand mit wahnsinnig hohen Ansprüchen an mich selbst kann ich dir sagen, dass einem die nicht helfen. Denk nicht von dir als Versager, sieh dich in ständiger Weiterentwicklung. Selbstmitgefühl heißt nicht, dir alles durchgehen zu lassen, es heißt, fair zu sein. Dadurch wirst du eher Erfolg haben.

- **Sei stolz auf dich.** Feiere die kleinen Erfolge auf dem Weg und miss dich an deinen Anstrengungen, nicht deinen Leistungen. Wenn es dir gerade nicht so gut geht, ist alles schwerer, also konzentrier dich nicht auf das Ergebnis und darauf, wie schlecht es dir geht, sondern sei stolz, dass du es versuchst. Sei hoffnungsvoll und motiviert.
- **Sei tapfer.** Strebe an, dich selbst ein wenig aus deiner Komfortzone hinauszubewegen – denn dann erlebt man meist einen Durchbruch. Wenn etwas schwer ist, sei bereit zu üben und einen Schritt weiterzukommen. Wenn etwas dich ängstigt, geh darauf zu, auf der anderen Seite erwarten dich wahrscheinlich Wahrheit und Wachstum.

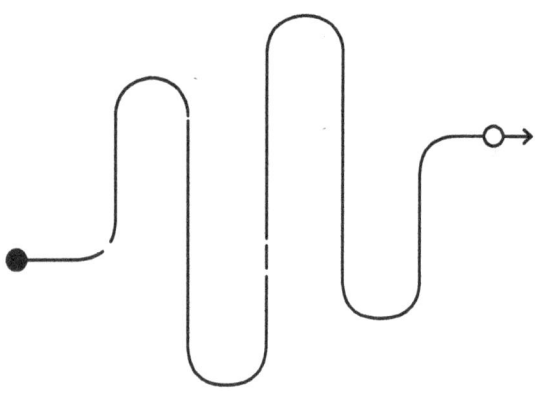

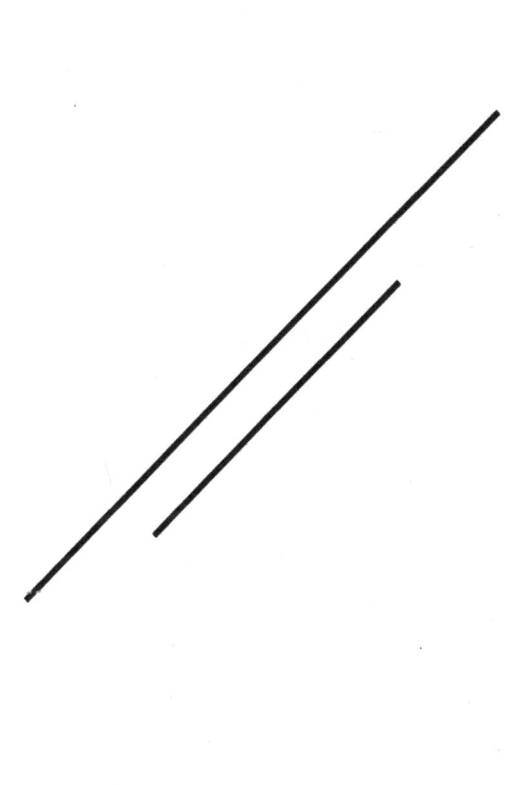

TEIL 1

HEUTE

TEIL 1
HEU / TE

Dieser Teil des Buches ist für den Moment,
in dem du dich schlecht fühlst und eine
sofortige Veränderung brauchst.
Hier findest du schnelle Hilfe, um mit
übermächtigen negativen Gefühlen
zurechtzukommen.

Wichtige Gedanken, die du in einer Krise fest in deinem Kopf verankern kannst:

1. Mitten in der Nacht fühlt sich alles schlimmer an.

In diesen dunklen, einsamen Stunden arbeitet unser Gehirn auf Hochtouren, weil die Ablenkungen der Welt fehlen. Eine sehr gute Lösung ist es, etwas auf den Morgen zu verschieben. Triff keine Entscheidungen aufgrund deiner Gefühle in der Nacht, denn ganz bestimmt wirst du am nächsten Tag nicht das Gleiche fühlen. Hilf dir durch den Moment und betrachte die Dinge später mit frischem Blick.

2. Sich jetzt schlecht zu fühlen heißt nicht, sich für immer schlecht zu fühlen.

Emotionen verblassen, zerstörerische Gedanken verlieren mit der Zeit ihre Macht, und schlechte Erinnerungen treten mehr und mehr zurück. Veränderungen sind vorprogrammiert, die schlimme Zeit dauert nicht ewig.

3. Gedanken sind nichts weiter als Gedanken.

Der wichtigste Punkt! Nur weil du etwas denkst, ist es noch lange nicht wahr. Vielleicht denkst du, dass etwas eine Katastrophe sein wird oder dass die Leute dich nicht mögen – diese Gedanken beruhen auf deinen Gefühlen und sind deswegen noch lange keine Tatsachen.

Nur weil du
etwas denkst,
ist es noch lange
nicht wahr.

Einen Zusammenbruch haben

Die Toleranzgrenze dafür, wie viel Beunruhigendes man ertragen kann, ist unterschiedlich hoch, und wenn unsere Grenze überschritten ist, fühlen wir uns komplett überfordert.

Ich habe eine erstaunliche Superkraft, ich bin nämlich unglaublich belastbar. Das kommt daher, dass ich in meiner verrückten und traumatisierenden queeren Kindheit ständig gezwungen war, mich an stressige Situationen anzupassen. Aber manchmal vergesse ich, was ein normaler Mensch aushalten kann. Ich beurteile stressige Situationen sofort ganz sachlich, während meine Freunde einen zweistündigen Wutanfall haben. Ein Beispiel: Ich war auf Tournee und gerade in Manila gelandet, als die philippinische Regierung ohne ersichtlichen Grund die gesamte Theatertechnik beschlagnahmte, die unsere Crew für die Show brauchte. Niemand sprach mit uns, und man sperrte uns stundenlang in einen Verhörraum. Am Ende mussten wir eine Show absagen, für die Tausende von Menschen aus ganz Asien angereist waren. Wir konnten die Situation noch nicht einmal öffentlich erklären, weil wir sonst womöglich verhaftet worden wären. Ich akzeptierte, was ich nicht kontrollieren konnte, schob es beiseite und ging in den Problemlösungsmodus über – während alle anderen sich die Haare rauften. Im Nachhinein betrachtet bin ich auf jeden Fall merkwürdig belastbar (was auch seine Nachteile hat), und es wäre absolut angemessen gewesen, mir solidarisch mit allen anderen die Haare zu raufen.

Es ist normal, sich überwältigt zu fühlen. Das reicht von unglaublichem Alltagsstress über extreme Ängste angesichts einer bestimmten Situation bis hin zu so tiefer Traurigkeit, dass man sie als Gewicht in seinen Knochen spürt. Ganz gleich, ob du in letzter Zeit Pech hattest oder immer noch die Last eines vergangenen traumatischen Ereignisses mit dir herumträgst – manchmal häufen sich unglückliche Ereignisse bis zu dem Punkt, an dem wir in Panik geraten und das Gefühl haben, die Kontrolle zu verlieren. Das ist nicht schön, aber es ist auch nicht unnormal.

Ich hatte Tage, an denen ich mich so überfordert fühlte, dass ich wirklich daran dachte wegzulaufen, um in einer abgelegenen Hütte zu leben (ich würde mir drei Tage ohne WLAN geben). Es gab schreckliche Momente, in denen ich mir die schlimmsten Szenarien einer Entscheidung vorstellte, in denen ich Chancen verpasste und ganz andere Lebenswege einschlagen musste. Auch meine zweite außergewöhnliche Fähigkeit, ständig an mir selbst zu zweifeln, macht alles, vom Machen meines Betts bis zum Schreiben eines Witzes, zu einer langsamen und schmerzhaften Handlung.

Unser Verstand arbeitet gern mit einer Million Kilometer pro Stunde (kurzer Faktencheck: Tatsächlich erreichen Gehirnsignale zwischen 240 und 430 Kilometer pro Stunde. Ich befinde mich definitiv am langsamen Ende). In jedem Moment unseres Bewusstseinsstroms gibt es zwangsläufig einen ganzen Wasserfall an Ängsten und Kritikpunkten. Unser problemlösendes Gehirn möchte sich ständig auf das Negative konzentrieren, um es »in Ordnung zu bringen«. Es nimmt sich aber nicht die Zeit, das anzuerkennen, was gut läuft. So hängen wir in einer Schleife fest wie ein Hund, der sich aufregt, weil er nicht in seinen eigenen Schwanz beißen kann.

Es ist ein natürlicher Instinkt, vor überwältigenden Gefühlen davonzulaufen. Viele Theorien zeigen jedoch, dass dieser Instinkt, die Konfrontation mit dem Problem zu vermeiden und mit einem Lächeln weiterzumachen, kontraproduktiv ist. Ein Problem erfolgreich zu bewältigen heißt nicht, schlechten Gefühlen aus dem Weg zu gehen, sondern zu lernen, mit ihnen umzugehen. Wenn wir lernen können, unsere Gefühle zu verstehen und anders auf sie zu reagieren, können wir verhindern, dass sie unser Leben diktieren.

GUT DURCH DIESEN ╱ TAG KOMMEN

Dieses Buch ist so angelegt, dass du zu jedem Abschnitt springen kannst, der dich besonders anspricht oder von dem du denkst, dass du ihn jetzt gerade brauchst. Die Übungen in jedem Abschnitt zeigen dir, was du tun kannst, um deine Stimmung zu verbessern und deine Gefühle positiv zu managen.

Bei jeder Übung wird erklärt, was sie bewirkt und warum sie funktioniert, damit du entscheiden kannst, was du ausprobieren möchtest – ob es dir vor allem darum geht, deine Ängste zu beruhigen, eine Reihe negativer Gedanken zu stoppen oder endlich einzuschlafen.

Verschiedene Menschen mögen verschiedene Methoden – probier aus, was bei dir funktioniert, und vertraue deinem Bauchgefühl. Wenn dir etwas das gute Gefühl von Sicherheit und Ruhe gibt, merk es dir und mach es zu einer Waffe in deinem Arsenal der Selbstfürsorge.

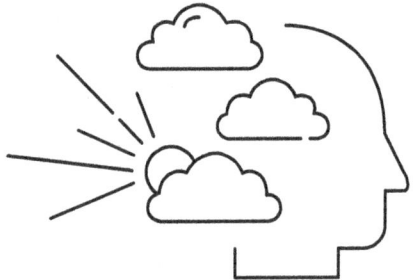

RUHE FINDEN

Wenn du ein Gefühl der Ruhe brauchst,
um in einen entspannteren, besser zu
kontrollierenden Zustand zu gelangen,
gibt es Übungen, die Körper und Geist
beruhigen – damit du deine Probleme
mit freiem Kopf angehen kannst.

Werde dir deines Atems bewusst

Viele Beruhigungsübungen legen den Fokus auf das Atmen. Früher war ich genervt, wenn mich jemand auf meine Atmung aufmerksam machte – wenn du das jetzt liest, reißt dich das wahrscheinlich aus deinem natürlichen Atemrhythmus, und du fühlst dich wie ein Tierbaby, das völlig vergessen hat, wie etwas ganz normal funktioniert. Heute danke ich dieser nervigen Person jedoch, denn tatsächlich ist die Atmung eines der grundlegendsten Dinge, die man verstehen muss, um sein Denken und sein Körpergefühl zu kontrollieren. Wenn du in eine Gedankenspirale gerätst, kannst du über die Atmung deine Herzfrequenz senken, deine Gedanken fokussieren und dich dadurch sofort beruhigen.

Irgendwo in den Wäldern gibt es einen Haufen Yogaleute, die dir erzählen, dass die Beherrschung der Atmung dir erlaubt, einen gefrorenen Berg in Badesachen zu erklimmen oder Schalen mit Nägeln zu jonglieren – und auch wenn das wahr sein sollte, brauchen wir nicht ganz so vollendet zu sein. Schon ein bisschen Übung macht einen großen Unterschied. Wenn wir gestresst sind, schaltet unser Gehirn in den Einfachmodus, um die Belastung zu bewältigen und auf eher emotionale, reaktive Art zu antworten. Wenn unser Gehirn entspannt ist, können wir rationaler denken und handeln – und selbst wenn alles um uns herum verrücktspielt, werden wir eher in der Lage sein, die Probleme zu lösen, als wenn wir schwer in eine Papiertüte atmen oder auf Möbel einschlagen. Atme aus.

Bauchatmung

Manchmal schaue ich in den Spiegel und denke, dass ich definitiv keine Bauchmuskeln habe, aber sie sind da, das ist Tatsache, und sie hängen mit der Atmung zusammen.

Wenn wir gestresst oder ängstlich sind, neigen wir dazu, kurz und flach in den Brustkorb zu atmen. Du bist dir dessen vielleicht nicht bewusst, aber das hält deinen Körper in einem ständigen Stresszustand, sodass du immer auf der Hut bist. Das ist gut für dein Höhlenmenschen-Du, das zurück zur Höhle rennt, um sich vor dem plötzlichen Gewitter zu schützen. Weniger gut ist es für dein Heute-Du, wenn du zu spät dran bist und mit nervösen Zuckungen im Bus sitzt. Scharfe Atemzüge können dich in Panik versetzen, dir das Gefühl geben, dass du nicht genug Luft bekommst, und dich am Einschlafen hindern.

Wenn du stattdessen tief in deinen Bauch hineinatmest, wird das natürliche Beruhigungssystem des Körpers angelegt, und ein Gefühl von Ruhe und Sicherheit breitet sich aus. Auf diese Art atmet man auch im Schlaf, und neugeborene Babys atmen ebenfalls so. Diese kleinen, dummen Babys in ihren winzigen Schühchen, die sich ohne jede Sorge einfach sicher in der Welt fühlen. Für sie ist es leicht. Wir müssen daran denken, uns darum bemühen.

Probier' es aus: Leg eine Hand auf deine Brust und eine auf deinen Bauch. (Such dir einen Tisch oder jemanden mit einem flachen Kopf, um dieses Buch darauf abzulegen.) Atme ein, und du wirst merken, ob sich deine Brust oder dein Bauch mit mehr Luft füllt. Wie fühlst du dich?

Es ist gut, sich daran zu erinnern, dass dein Atem in jeder Situation bei dir ist, egal was passiert und wo du bist. So kannst du immer auf seine Hilfe zählen, um deinen psychischen Zustand zu verbessern.

ÜBUNG: BAUCHATMUNG

Gut, um:
- **sich zu beruhigen**
- **Stress zu verringern**
- **weniger Angst zu empfinden**

Leere zuerst deine Lunge, indem du sanft ausatmest.

Atme dann vier Sekunden ruhig durch die Nase ein. Halte dabei deine Schultern entspannt. Versuche, die Atmung bis hinab in deinen Bauch fließen zu lassen, und spüre, wie er sich weitet.

Halte den Atem vier Sekunden lang.

Nun atme langsam mit einem ganz leichten Blasen durch den Mund aus, wobei die Kiefer ganz entspannt bleiben. Versuche, acht Sekunden lang auszuatmen.

Wichtig ist, dass die Ausatmung länger als die Einatmung ist.

Wiederhole dieses Muster: vier Sekunden lang durch die Nase einatmen, vier Sekunden lang Atem anhalten, dann langsam acht Sekunden lang durch den Mund ausatmen.

Nach ein paar Runden solltest du sanft in einen entspannten Zustand gleiten.

Achte darauf, wann ein Gefühl der Angst oder des Stresses einsetzt, und atme dann auf diese Art – wenn du so dein Beruhigungssystem aktivierst, löst du im Körper ein Gefühl tiefer Entspannung aus und fühlst dich ruhiger und beherrschter.

ZURÜCK INS HIER UND JETZT

Bei den nächsten Übungen geht es darum, in der Gegenwart zu sein. Wenn einem negative Gedanken durch den Kopf gehen, grübelt man meist entweder über Dinge, die in der Vergangenheit passiert sind, oder man sorgt sich, was in der Zukunft passieren könnte. Das Grübeln über die Vergangenheit kann dazu führen, dass man sich deprimiert fühlt, Panik vor der Zukunft macht einen ängstlich. Wenn man lernt, sich auf den Augenblick zu konzentrieren und einfach nur zu *sein*, besitzt man eine wirksame Technik, um für seine geistige Gesundheit zu sorgen.

Indem wir unsere fünf Sinne benutzen (kleiner Reminder, weil ich ein Blackout hatte und einen brauchte: Sehen, Hören, Riechen, Schmecken, Tasten), können wir uns erden, und durch die Konzentration auf das Hier und Jetzt ist kein Platz mehr für sorgenvolle Gedanken – stattdessen fühlen wir uns wohl und lebendig im Moment.

Ich bin jemand, der viel zu viel Zeit »in seinem Kopf« verbringt. Wahrscheinlich sehe ich etwas dümmlich aus, wenn ich mit offenen Augen dasitze, während in meinem Gehirn die Gedanken zwischen Dingen, die ich bereue, und solchen, die demnächst schiefgehen könnten, hin und her jagen. In solchen Momenten fühle ich mich schlecht wegen einer vergangenen Entscheidung – zum Beispiel dem Aufnehmen eines teuren Studentenkredits, nur um dann das Jurastudium zu schmeißen und Comedian zu werden – oder sorge mich um eine möglicherweise in der Zukunft auftretende Krise – zum Beispiel darum, dass ich eines Tages nicht mehr witzig sein könnte. Dann denke ich, hätte ich doch bloß eine zuverlässigere Karriere als Jurist angestrebt. Zu genießen, was dich im Hier und Jetzt umgibt, anstatt es zu ignorieren und im eigenen Kopf zu leben, ist eine sehr nützliche Fähigkeit.

Bei dieser Technik geht es nicht darum, sich selbst von seinen Gedanken abzulenken oder einen überaktiven Denker zu beruhigen, es geht darum, ganz ruhig in der Gegenwart zu sein, ohne dass die Gedanken den Fokus darstellen. So übernimmt man selbst die Kontrolle. Wie bei der Atmung kann man dies jederzeit und an jedem Ort tun, aber es gibt keine bessere Zeit dafür als genau jetzt.

Selbstberuhigung

Wir lernen schon früh, uns selbst zu beruhigen. Dafür müssen wir wahrnehmen, dass wir uns schlecht fühlen, und dies dann entweder gelassen akzeptieren oder etwas dagegen tun, anstatt verärgert oder verzweifelt dazusitzen. Wenn ein Baby weint, eilt normalerweise gleich jemand herbei. Vielleicht wiegt man das Baby, klopft ihm auf den Rücken oder zieht Grimassen, von denen Babys aus irgendeinem Grund schon wissen, dass sie merkwürdig und lächerlich sind, und zu Recht darüber lachen. Werden Babys älter, lernen sie, sich ohne einen geheimnisvollen, freundlichen Riesen selbst zu beruhigen, indem sie etwas tun oder sich mit etwas beschäftigen. Dies zu lernen ist enorm wichtig; wir müssen erkennen, wie wir uns fühlen, und uns dann wenn nötig selbst dabei helfen, uns besser zu fühlen.

Wenn wir traumatische Dinge erleben oder aus anderen Gründen nicht schon früh lernen, uns selbst zu beruhigen, wird es uns auch als Erwachsene schwerfallen. Dann können negative Gefühle uns überwältigen, anstatt uns ein zu lösendes Problem zu signalisieren. Vielleicht sind wir versucht, auf andere Weise nach Beruhigung zu suchen, zum Beispiel indem wir unsere negativen Gefühle ausleben (und uns selbst oder andere damit verletzen) oder indem wir sie mit schädlichen Substanzen dämpfen.

Die fünf Sinne sind eine gute Stütze für Selbstberuhigung. Wenn du deine Sinne bewusst einsetzt, bist du ganz gegenwärtig in deinem eigenen Körper, was ein Gefühl von Sicherheit, Ruhe und Selbstbeherrschung fördert.

ÜBUNG: SELBSTBERUHIGUNG DURCH DIE FÜNF SINNE

Gut, um:
- **sich zu beruhigen**
- **sich sicher zu fühlen**
- **belastende Gedanken zu mildern**

Durch den bewussten Einsatz unserer fünf Sinne konzentrieren wir uns auf die physische Welt anstatt auf das Geschehen in unserem Kopf. Wähle einen Sinn aus, mit dem du beginnst:

Tasten

Berührung bewirkt die Freisetzung von Chemikalien im Gehirn, die uns ein Gefühl der Sicherheit geben. Wenn wir uns dort wohlfühlen, wo wir sind, in der Kleidung, die wir anhaben, und mit dem, womit wir interagieren, verändert sich unsere Realitätswahrnehmung. Versuch es mit Strecken, bequemer Kleidung, Decken, warmen Duschen oder spiel mit etwas in deiner Hand – mit irgendeinem kleinen Spielzeug (bei mir im Moment ein unglaublich verheddertes Ladekabel). Die Berührung erinnert dein Gehirn daran, dass du ein körperliches Subjekt bist, nicht nur die Manifestation eines Sturms belastender Gedanken.

Sehen

Auch Dinge anzusehen, die dir gefallen, kann eine beruhigende Wirkung haben. Ich gebe dir jetzt sofort die Erlaubnis, ein paar Hundebilder anzuschauen. Das ist kein Prokrastinieren; es ist ernsthafte Selbstberuhigung. Auch wenn du bewusst aus deinem Fenster schaust, Kunst oder einen Film mit schöner Bildgestaltung ansiehst – das Betrachten von etwas, das dir vertraut ist oder dir gefällt, beruhigt deinen Geist und gibt dir ein Gefühl der Zufriedenheit.

Hören

Hören ist eine sehr wirksame Art, um die Aufmerksamkeit aus deinem Kopf hinauszulenken. Du kannst dein Denken sofort beeinflussen, indem du deine Lieblingsmusik anhörst oder zum Beispiel einer Stimme lauschst und dich darauf konzentrierst. Achte darauf, dass das, was du hörst, dich auch in die Stimmung versetzt, in der du sein möchtest. Einen heulenden Feueralarm in Gang zu setzen mag dich wohl von deinen Gedanken ablenken, aber besser fühlst du dich deswegen nicht.

Riechen

Wir gewöhnen uns sehr schnell an den Geruch unserer Umgebung, daher erweckt das Inhalieren eines neuen Duftes oft unser Interesse. Such dir etwas mit einem Geruch, der dich beruhigt, sei es eine Blume, Essen oder deine alte Lieblingsdecke (die ist vielleicht etwas dreckig, aber ich mach dir keinen Vorwurf). Meine Duftkerzen-Sammlung hat einen Grund. Für mich ist es eine gut zwanzigminütige Meditation, an ihnen allen zu riechen. Oder ich werde ein bisschen high von den Duftstoffen. So oder so, es funktioniert.

Schmecken

Achte darauf, den Geschmack deines Lieblingsessens wirklich zu erleben. Zu oft sind wir in Eile und schlingen einen Snack hinunter. Sich Zeit zu nehmen und einen Geschmack langsam zu genießen ist toll. Gut ist auch ein heißes Getränk, das uns dazu zwingt, kleine, genüssliche Schlucke zu nehmen – es sei denn, du bist wie meine Mum, die es in zehn Sekunden von der Teekanne zur Tasse zum Mund und aus der Wohnung schafft. Sei nicht wie sie. Sogar Kaugummi kann dich in der Realität festkleben!

Denk daran, du kannst dir immer eine Gedankenpause verschaffen, indem du deine Sinne verwöhnst, egal wo du bist. Und wenn du auch nur einen Moment denkst, dass du diesen Trost nicht verdienst – hör auf damit! Um mit den Herausforderungen des Lebens fertigzuwerden, musst du im bestmöglichen mentalen Zustand sein, und da ist Leiden kein bisschen hilfreich. Geh an dieser Kerze schnuppern.

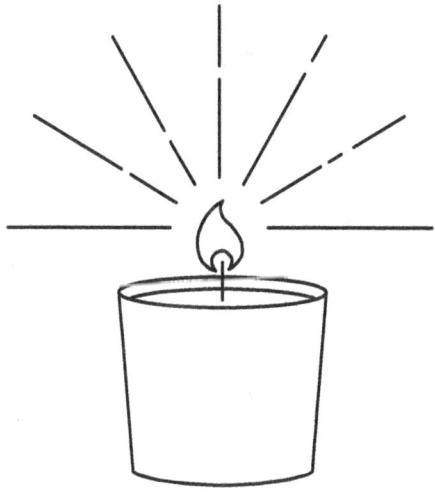

54321

Wenn du deinen Geist wieder in die Gegenwart bringen musst

Wenn du dich sehr beunruhigt fühlst und dich schnell wieder zurück auf die Erde holen musst, kannst du deine Sinne mit einem konzentrierten Abwärtszählen kombinieren. Deine Gedanken werden klar, jeder Sinn bekommt mehr Aufmerksamkeit, du fühlst dich geerdet.

ÜBUNG: 54321-TECHNIK

Gut, um:
- **mit übermächtigen Ängsten umzugehen**
- **Gedankenspiralen anzuhalten**
- **sich schnell zu beruhigen**

Bevor du beginnst, nimm ein paar tiefe und langsame Atemzüge, um dich auf die Entspannung vorzubereiten, dann nutze nacheinander deine fünf Sinne.

5: Betrachte FÜNF Dinge in deiner Umgebung. Nimm dir Zeit, deine unmittelbare Umgebung zu betrachten. Welche Farben und Formen siehst du? Welche Textur haben die Materialien? Welche Details wie zum Beispiel Lichtreflexionen bemerkst du? Konzentrier dich auf jedes einzelne Ding.

4: Berühre VIER Dinge, zum Beispiel deine Füße in deinen Socken, einen Ring an deinem Finger. Spüre die Festigkeit einer Sitzfläche oder die Textur deiner Kleidung an deiner Haut. Nimm einen Gegenstand auf und erkunde sein Gewicht und seine Textur.

3: Achte auf DREI Dinge, die du hörst, zum Beispiel etwas Nahes wie das Ticken einer Uhr oder auch etwas Entferntes wie den Verkehrslärm. Versuche, in diese Geräusche hineinzuhorchen, die dein Gehirn vorher ausgeschaltet hatte. Urteile nicht über sie und mach dir keine Sorgen ihretwegen, nimm sie einfach nur konzentriert wahr.

2: Nimm ZWEI Gerüche in der Luft um dich her wahr. Wenn du nichts riechen kannst, erinnere dich an zwei deiner liebsten Düfte oder versuche, einen ganz zarten Geruch wahrzunehmen, zum Beispiel den Duft deiner Haut.

1: Erspüre EINE Sache, die du schmecken kannst. Das kann Kaugummi sein oder sogar deine eigene Zunge (hoffentlich hast du nichts Fermentiertes gegessen). Wenn du nichts schmecken kannst, versuch dir den Geschmack von einem deiner Lieblingsessen vorzustellen.

Atme noch einmal tief und langsam in deinen Bauch und spüre die Entspannung.

Das kannst du so viele Male wiederholen, wie du möchtest. Nimm hinterher jedes Mal bewusst wahr, wie du dich fühlst.

Vielleicht erscheint dir das Ganze etwas gewollt oder albern, wenn es dir gut geht und du es nicht brauchst. Wenn du aber etwas brauchst, das dich schnell in einen ruhigeren Zustand versetzt, kann dir diese Konzentration auf deine fünf Sinne schnell helfen.

Anspannung strengt an

Viele von uns sind ständig angespannt, ohne es zu merken. Ich wette, dass gerade die Hälfte aller, die das lesen, ihre Kiefer zusammenbeißen oder mit hochgezogenen Schultern dasitzen. Lass los! Wenn wir gestresst sind, spannen wir oft unseren Körper an und vergessen auch Stunden später, wieder zu entspannen. Das hat eine starke Wirkung darauf, wie wir uns fühlen. Wenn es dir schwerfällt, zur Ruhe zu kommen oder Dinge zu genießen, mach einen Bodyscan und werde dir der Anspannungen in deinem Körper bewusst. Ehrlich, das ist viel zu ermüdend – machen wir uns locker.

Um deinen ganzen Körper auf Anspannungen zu untersuchen, gehst du von den Zehen bis hoch zum Kopf, spannst die Muskeln an und lässt sie dann los. Nimm dir Zeit, um deinen Körper wirklich zu fühlen. Diese Methode beruhigt nicht nur sofort, sie hilft auch, dich zu erden und deine Gedanken in der Gegenwart zu halten. Aber beiß die Zähne nicht zu fest zusammen; wenn du dir selbst wehtust, entspannst du wortwörtlich zu hart. Lass locker.

PROGRESSIVE MUSKELENTSPANNUNG

Gut, um:
- **körperliche Anspannung loszuwerden**
- **sich geerdet zu fühlen**
- **sich zu entspannen**

Such dir einen ruhigen Platz, bequem und nicht zu hell. Mach's dir so angenehm wie möglich, setz dich oder leg dich sogar hin und schließe deine Augen, wenn sich das für dich richtig anfühlt.

Nimm zuerst einen sanften, tiefen Atemzug durch die Nase, achte darauf, wie die Luft durch deine Lunge und deinen Körper strömt. Halte den Atem ein paar Sekunden an, atme natürlich aus und spüre, wie sich Spannung in deinem Körper löst. Wiederhole diesen Zyklus so oft, wie du es brauchst, und spüre die Anspannung mit der Luft entschwinden.

Atme wieder ganz natürlich. Spann deine Zehen an, krümme sie, zieh sie zu dir heran und löse dann mit jedem Atemzug die Spannung in diesem Körperteil. Nimm das neue Entspannungsgefühl bewusst wahr. Nun arbeite dich langsam die Beine hoch, konzentrier dich auf jeden Bereich – anspannen, loslassen, atmen. Fühl, wie das Blut durch deine entspannten Muskeln fließt und sie mit Sauerstoff versorgt. Vielleicht fühlst du dich schwerer und mehr mit deinem Körper verbunden.

Wenn du zu deinem Rumpf kommst, spann deine Bauchmuskeln ein paar Sekunden richtig fest an, dann lass los und erlaube deinem Körper, schlaff zu werden. Am Rücken bring die Schultern Richtung Wirbelsäule, dann hoch zu den Ohren und spann sie an.

Nun zu den Armen: Mach eine Faust und spann jeden Arm bis hoch zur Schulter an, dann lass wieder los. Hals und Kopf: Spann das Gesicht an, beiß die Zähne zusammen, kneif ganz fest die Augen zu, und wenn du die Spannung loslässt, genieße das Gefühl der Ruhe.

Zum Schluss spann deinen ganzen Körper ein paar Sekunden an und lass ihn dann schlaff werden. Genieße das Gefühl der Ruhe, Entspannung und der Verbundenheit mit deinem Körper. Wenn du fertig bist, bewege langsam jeden Körperteil und schüttle zuletzt ganz sanft deine Gliedmaßen. Also, wenn ich schon beim Schreiben fast einschlafe, kannst du sicher sein, dass dir das hilft, zu entspannen und zur Ruhe zu kommen.

Achtsamkeit

Achtsamkeit ist ein sehr wichtiges Werkzeug, um die Kontrolle über dein Gehirn und die von ihm ausgesandten Signale zu übernehmen. Der Begriff ist eines der beliebtesten Wörter in der »Welt der mentalen Gesundheit«, bei der

Meditation und bei vielen erstaunlich teuren Apps. Achtsamkeit ist kein Wettbewerb, wie ich anfangs dachte, auf was man alles gleichzeitig achten und was man auf einmal im Kopf haben kann, das einen daran hindert, das Leben zu genießen – sonst würde ich auf jeden Fall gewinnen.

Achtsamkeit ist eine Praxis, die auf uralten Techniken aus dem Zenbuddhismus beruht, aber keine Angst, du musst nicht zu einem Tempel hoch in den Bergen klettern oder auf deine stressfördernden modernen Besitztümer verzichten, um von der Idee zu profitieren. Es ist erwiesen, dass Achtsamkeit helfen kann, Stress, Depressionen und chronische Schmerzen zu mildern und sogar Kreativität, Gedächtnis und Konzentration zu fördern. Also wie auch immer du dich fühlst, es lohnt sich auf jeden Fall, sie zu erlernen.

Es geht nicht darum, keine Gedanken mehr zuzulassen oder ein leeres Gehirn anzustreben, sondern darum, die Gedanken auftauchen und da sein zu lassen. Wir konzentrieren uns nicht auf sie, sondern auf die Welt um uns herum oder unseren Atem.

Die Idee ist, uns von unseren Gedanken zu lösen und zu distanzieren. Wenn ein beunruhigender Gedanke in deinem Kopf auftaucht, hör ihm nicht zu und lass dich von ihm nicht in Sorge versetzen; akzeptiere einfach, dass du diesen Gedanken hast – aber anstatt ihn von dir Besitz ergreifen zu lassen oder dich für ihn zu verurteilen, beobachtest du ihn einfach aus der Distanz.

Wenn du lernst, dich von den Gedanken, die dir in den Kopf kommen, nicht gefangen nehmen zu lassen, haben sie weniger Macht über dich. Du merkst dann, dass sie nicht dieser allumfassende Schrecken sind, dem du all deine mentale Energie widmen musst, sondern in Wirklichkeit nur eine Idee, von der dein Gehirn beschlossen hat, dass du ihr Aufmerksamkeit schenken sollst. Du kannst aber das Gegenteil beschließen, und so kommt dein Geist zur Ruhe.

Wenn wir uns unseren Gedanken mit einer offenen und neugierigen Haltung nähern, können wir unser Gehirn darauf trainieren, nicht in deren Fallen zu tappen, in denen Sorgen und Selbstkritik lauern oder die uns immer wieder an eine Sache erinnern, die uns ein schlechtes Gefühl gibt. Ja genau, diese Sache. Nein – konzentrier dich nicht darauf. Nimm sie wahr und lass sie los. Wenn du völlig von deinen Gedanken gelöst und auf den gegenwärtigen Moment konzentriert bist, ist es fast unmöglich, sich um die Zukunft zu sorgen oder wegen der Vergangenheit deprimiert zu sein!

Ich bekenne, ich bin ein extremer Grübler. Ich kann einfach nur dasitzen, fixiert auf immer wieder die gleichen Problemgedanken oder auf etwas, vor dem ich Angst habe; das kann meinen ganzen Tag beherrschen. Ungefähr alle drei Minuten muss ich mich an Achtsamkeit erinnern und von diesen Gedanken distanzieren. Aber wenigstens weiß ich jetzt, wie.

Achtsamkeit ist definitiv eine Befähigung, und manche Menschen (hi!) brauchen Übung. Bei den ersten Versuchen war es für mich sehr schwer, einen Gedanken zu bemerken und mich nicht sofort davon vereinnahmen zu lassen. Wenn's dir genauso geht, sag ich dir, dass das absolut in Ordnung ist und zu erwarten war. Ich werde nicht immer sagen, dass du absolut in Ordnung bist, wenn du bist wie ich, aber dieses Mal ist das so.

Und für die Ungeduldigen unter uns – es geht nicht um stundenlanges Meditieren. Denk in dem Moment daran, in dem ein störender Gedanke nicht wieder verschwindet. Auch während einer Aktivität ein paar Minuten achtsam zu sein hilft beim Erlernen der Fähigkeit. Wie das bewusste Atmen und die Übungen mit den Sinnen kann man Achtsamkeit jederzeit praktizieren. Du kannst sie in deinen Tag integrieren, während du körperliche Aufgaben durchführst. Ich persönlich liebe es, achtsam das Geschirr zu spülen, achtsam die Wäsche zu falten oder achtsam die von Krankheiten befallenen Londoner Tauben zu füttern.

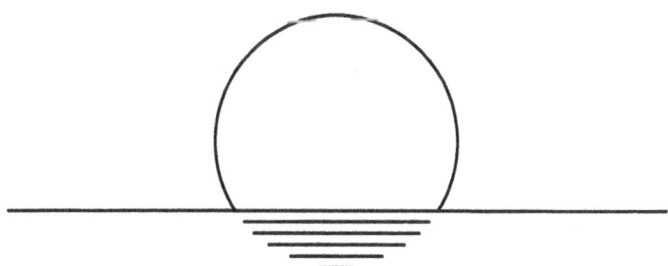

ÜBUNG: 1 MINUTE ACHTSAMKEIT

Gut, um:
- **sich im gegenwärtigen Moment zu verankern**
- **einen unruhigen Geist zu beruhigen**
- **zu entspannen**

Konzentrier dich auf deinen Atem.

Immer wenn deine Gedanken wandern oder dir ein Gedanke in den Kopf kommt, nimm ihn wahr, ohne zu urteilen oder bei ihm zu bleiben. Bring deine Aufmerksamkeit sanft zurück zu deinem Atem. Tu das, solange du magst, bis du dich entspannt und ruhig fühlst.

Das war's schon! Das Grundprinzip der Achtsamkeit. Einfach, oder? Und da haben wir all die Probleme gewälzt, wo wir sie doch hätten vorbeischweben lassen können wie eine Wolke. Eine Wolke in Form dieser ungelesenen Nachricht, an die ich mich beim Blumengießen plötzlich erinnere und die wahnsinnig wichtig sein muss, weil mein Gehirn sie an den Anfang der Schlange gestellt hat. Danke, Gehirn.

Das Atmen, die Konzentration auf die Gegenwart und die Achtsamkeit sind unglaublich mächtig und geben dir die Möglichkeit, deinen Gefühlszustand sofort zu verändern. Eigne sie dir an und übe sie, dann kannst du dir bei mentalen Schwierigkeiten selbst Erste Hilfe leisten.

DIE GEDANKEN ENTWIRREN

—

Sobald wir an etwas denken, worüber wir uns Sorgen machen können, nimmt unser Verstand diese Gedanken nur zu gerne auf, ohne zu fragen, ob wir nicht schon mit all den bisherigen Informationen zufrieden sind. So bildet sich in unserem Kopf oft ein riesiges Stressknäuel, das sich zunächst so anfühlt, als wäre man in ein unkontrollierbares Chaos gestürzt worden – hält man den Sturm jedoch an und dröselt das Knäuel auf, stellt man oft fest, dass es viel weniger Grund zur Sorge gibt, als man dachte.

Die Angst-Gleichung

Unsere Angst wird von unseren Gedanken beeinflusst. Die Art, wie wir über etwas denken, wirkt sich darauf aus, wie wir uns damit fühlen. Wenn du dich von etwas Bestimmtem überwältigt fühlst, versuche, dein Denken zu überprüfen. Das kann man zum Beispiel mithilfe der »Angst-Gleichung« tun.

Tut mir leid für alle, die Mathe hassen, aber bei meinem Psychologie-Studium im College habe ich gelernt, dass alles nur annähernd Wissenschaftliche früher oder später Statistik und Formeln enthält. Ich fühle mit meinem früheren Selbst und allen, denen es ähnlich geht, doch dies hier musste ich aufnehmen. Und ich verspreche, es ist eine sehr, sehr hilfreiche Technik.

$$\text{Angst vor einem Ereignis} = \frac{\text{Wahrscheinlichkeit} \times \text{Schrecklichkeit}}{\text{Bewältigung} + \text{Rettung}}$$

In anderen Worten, wie viel Angst man hat, dass etwas eventuell passiert, ist begründet durch:

1. Für wie wahrscheinlich man das Eintreten hält, kombiniert mit
2. wie schrecklich man es sich vorstellt, falls es passiert.

Das wird gemildert durch:

3. Die eigene Erwartung, wie gut man es bewältigen wird, falls es eintritt.

4. Die eigene Vermutung, wie andere Leute reagieren werden.

Klingt einfach, wenn man das so liest, oder? Hat sich aber nicht so angefühlt, als ich neulich dachte, ich hätte den Zorn der Nachbarn erregt, weil ich deren Recycling-Tüten zum korrekten Sammelplatz gebracht hatte. Sie starrten mich an, als wollte ich ihr Altpapier stehlen. Sofort stellte ich mir vor, wie sie mich attackieren und mich ab sofort meiden würden. Bis ich die Situation aufschlüsselte und feststellte, dass in Wirklichkeit alles in Ordnung war. Kein internationales Kriegsverbrechen.

Du hast sicher längst gemerkt, dass es vor allem darum geht, wie man selbst eine Situation wahrnimmt. Was man fühlt, muss nicht die Wirklichkeit sein, und eine Analyse der Situation kann einen schnell erkennen lassen, dass sie weniger einschüchternd ist, als man dachte. Und auch, dass man damit umgehen und sie bewältigen kann. Identifiziere, wovor du Angst hast, und dann stell dir folgende Fragen:

Wie wahrscheinlich ist es, dass das passieren wird?
Vergiss, wie schlecht du dich mit der Vorstellung davon fühlst, denke einfach nur: Wie groß ist die Chance, dass es wirklich passiert? Wenn du ein Lotterielos kaufst und das Gefühl hast, du *weißt*, es ist dein Glückstag – das nennt man emotionales Schlussfolgern. Die Gefühle sind so übermächtig, dass wir wirklich daran glauben. Aber nur weil du glaubst, du gewinnst im Lotto, heißt das nicht, dass du es tun wirst. Wach auf, Sandra!

Wie schrecklich wäre es, wenn es passierte?

Meine liebste Freizeitbeschäftigung: Katastrophisieren. Es ist menschlich, sich das Worst-Case-Szenario vorzustellen und sich darauf zu fixieren, was für eine albtraumhafte Geschichte das dann wäre. Aber selbst wenn du mit deinen Befürchtungen recht haben solltest – wäre das wirklich so schlimm? Überlege, welchen Rat du jemandem in deiner Lage geben würdest. Wie lange würde das Geschehnis andauern? Wie lange würde die betroffene Person sich deswegen schlecht fühlen? Wir versenken uns gern ausführlich in unsere eigene Tragik, auch wenn wir wissen, dass das Unsinn ist, und wie wir jemand anderen in dieser Situation unterstützen könnten. Wahrscheinlich wird es halb so wild!

Es ist menschlich,
sich das Worst-Case-
Szenario vorzustellen.

Wie gut käme ich damit zurecht?

Wenn man von Angst beherrscht ist, unterschätzt man leicht seine eigene Widerstandskraft. Denk an andere Schwierigkeiten in deinem Leben – du hast sie alle überlebt! Hättest du dir das selbst zugetraut? Wenn du dir eine Zeit in der Zukunft *vorstellen* kannst, in der du mit deinem gegenwärtigen Problem fertiggeworden bist, dann wirst du es ziemlich sicher auch hinbekommen.

Welche Unterstützung kann ich bekommen?

Du bist nicht allein im Universum, wer könnte also für dich da sein, um dich zu beraten oder zu trösten? Selbst wenn das, was du befürchtest, eintritt, sind andere Menschen viel zu sehr mit ihrem eigenen Leben beschäftigt und werden lange nicht so negativ von dir denken, wie du es dir jetzt vorstellst.

Als ich meine Depressionen öffentlich machte, wappnete ich mich für alle möglichen schlimmen Reaktionen – und war ich überrascht von der Freundlichkeit und der Akzeptanz, die mir entgegengebracht wurde. Also hör auf, dich selbst fertigzumachen. Wer weiß, vielleicht gewinnst du ja tatsächlich diese metaphorische Lotterie!

Je genauer du die Situation analysierst, desto ruhiger wirst du dich fühlen und desto leichter wirst du eine Lösung finden.

Trainingsplan

Angenommen, du hast dein Problem aufgeschlüsselt und es ist nicht mehr so einschüchternd, dann brauchst du manchmal trotzdem noch Hilfe, um herauszufinden, was du tun kannst. An einem guten Tag bekommen die meisten von uns ihre Probleme in den Griff, indem sie darüber nachdenken. Aber an einem schlechten Tag, in einem schlechten Monat oder wenn es mit unserer mentalen Gesundheit gerade nicht gut aussieht, sind wir manchmal so beschäftigt mit negativen Gedanken und Gefühlen, dass wir nicht mehr angemessen reagieren können. Dann kann es helfen, ganz besonders klar zu sein und sich aktiv daran zu erinnern, wie man denkt.

Es gibt Methoden, um die Dinge zu vereinfachen – geh systematisch vor und sei realistisch.

KONTROLLE ⟋ ÜBERNEHMEN

Es gibt eine sehr hilfreiche Philosophie, die ich in meinem alltäglichen Leben anwende: Ich teile die Dinge danach ein, welche ich ändern kann und welche nicht. Wenn man sich den Kopf über etwas zerbricht, auf das man keinen Einfluss hat, verschwendet man jedes Mal Zeit und Energie, die einem bei der Lösung der Dinge fehlen, die man ändern kann. Ich weiß, vieles mag einen ärgern oder bekümmern (und man ist versucht, endlos darüber zu grübeln), aber wenn du im Moment nichts tun kannst – lass die Dinge auf sich beruhen und ziehe weiter. Konzentrier dich auf das, was du ändern kannst, damit wirst du logischerweise mehr Erfolg haben.

Diese Technik hat meine früheres Ich auf die harte Tour gelernt – und um auch mal was Positives über mich zu sagen: Sie ist ehrlich eine Superkraft. Ich glaube sogar, sie ist der Grund für meine extreme Resilienz (meine andere Superkraft) und die Siege, die ich gegen die Herausforderungen in meinem Leben errungen habe. Wie oft habe ich gesehen, wie andere wegen eines hypothetischen Problems durchgedreht sind, ohne auch nur das kleinste bisschen daran ändern zu können. Wenn ich für jedes Mal einen Dollar bekommen hätte, ich wäre Sandra, die im Lotto gewonnen hat. Mensch, Sandra!

Lass deine Gedanken niemals den folgenden Weg beschreiten: »Aber wenn das passiert, dann passiert das, und was ist dann, und wenn dann dieses passiert, wie würde ich dann das machen, wie würde ich das jemals lösen können – ich glaube, ich bin verloren.«

Wenn dein Haus gerade in die Luft geflogen ist und du eine Geburtstagsparty ausrichten wolltest, dann ist deine Sorge real, und du solltest etwas unternehmen. Denkst du aber: »Was, wenn mein Freund einen Autounfall hat und seinen eigenen Geburtstag ruiniert«, dann ist die Sorge hypothetisch. Verschwende nicht deine Zeit und Energie, um darüber nachzudenken.

Bei **aktuellen, konkreten Sorgen** gibt es normalerweise etwas, das man tun kann. Je nach psychischer Verfassung brauchst du vielleicht Hilfe beim Lösen des Problems, also analysiere es, geh Schritt für Schritt vor, bitte um Hilfe und teil anderen mit, dass du dich in einer schwierigen Situation befindest.

Bei **hypothetischen Sorgen** kannst du normalerweise kaum etwas tun, denn im Moment sind sie nicht real. Also ist das Beste, sie loszulassen. Verschwende nicht deine Zeit mit Gedanken daran und konzentrier dich auf das, was vor dir liegt. Falls diese Sorgen real werden sollten, kannst du dir immer noch Gedanken darüber machen – ich gebe dir hiermit einen Freibrief zum Aufschieben. Glückwunsch!

Was für ein Problem auch immer sich auf deinem Lebensweg auftut – sei es die Rettung einer ertrinkenden Biene oder das Lenken einer Fluchtkapsel, für das dir während des ersten bemannten Flugs zum Jupiter die Verantwortung zugefallen ist –, geh Schritt für Schritt vor und setze deine Hirnenergie nur für das ein, was du tatsächlich ändern kannst.

Der Schlüssel ist Achtsamkeit – die hypothetischen Sorgen loszulassen heißt nicht, dass man sie wegdrückt oder verleugnet. Erkenne die Gedanken an, aber konzentrier dich nicht auf sie, wenn sie nicht hilfreich sind. Konzentrier dich auf das, was du im Moment erreichen kannst.

Gedankenunterdrückung ist der Fachausdruck für die Absicht, etwas zu unterdrücken, was einem in den Kopf kommt. Doch alles deutet darauf hin, dass dieser Versuch die ungewollten Gedanken nur stärkt. Ein Beispiel: Denk an die Person, die du zuletzt gesehen hast, und stell sie dir *nicht* komplett nackt vor. Bumm! Je nachdem, wen du zuletzt getroffen hast, habe ich dir vielleicht gerade den

Tag verdorben, denn ganz sicher wirst du diese Person jetzt nackt vor dir sehen. Das ist die paradoxe Wirkung, wenn man versucht, etwas in seinen Gedanken zu ignorieren. Es bleibt da. (Und bleibt … und zwar vollkommen nackt!)

Und noch eine wertvolle Information: Untersuchungen haben gezeigt, dass die Menschen sich im Laufe eines Tages über eine Menge Dinge Sorgen machen und dass die meisten davon niemals eintreffen. Und selbst wenn sie eintreffen, kommen die Menschen normalerweise viel besser damit zurecht, als sie gedacht hatten. Also warum sich Sorgen machen? Was für eine Zeitverschwendung!

ÜBUNG: SORGEN LOSLASSEN

Gut, um:
- **Gedankenspiralen zu beenden**
- **den Geist zu befreien**
- **Angst in den Griff zu bekommen**

Denk an etwas, worüber du dir Sorgen machst. Wie erlebst du diesen Vorgang – was denkst du genau, wie fühlst du dich emotional, wie fühlst du dich körperlich?

Entscheide, ob der Grund der Sorge etwas ist, was du verändern kannst.

Wenn die Sorge **konkret** ist, mach einen Plan zur Lösung. Definiere das genaue Problem. Teile es in kleine Teile und überleg dir Lösungen. Überdenke deine Möglichkeiten, entscheide, was gleich getan werden kann und was bis später warten muss. Organisier dir Hilfe, wenn du sie brauchst, setz die Schritte um, die du umsetzen kannst, entscheide, wie mit dem Rest zu verfahren ist. Schau dir an, wie alles gelaufen ist, und leg fest, was noch getan werden muss.

Ist deine Sorge **hypothetisch**, beobachte den beunruhigenden Gedanken. Versuch ihn nicht zu verändern, nimm einfach wahr, dass er da ist, und setz dir zum Ziel, ihn loszulassen, wenn du kannst. Sag dir, dass du später darauf zurückkommen kannst, wenn das Problem konkret wird.

Wenn du noch immer voller Sorge bist, die du nicht mehr empfinden möchtest, lenke deine Aufmerksamkeit sanft auf deinen Atem und die konkrete Welt um dich herum. Kämpf nicht gegen das Gefühl an, lass es vorbeiziehen, bis du an einem ruhigeren Ort angekommen bist.

Möchtest du reden?

Von allen Methoden, auf deine psychische Gesundheit einzuwirken, ist das Reden wohl die mächtigste. Ich sage das als extrem Introvertierter, der nicht gerne mit Menschen spricht (noch nicht einmal mit engen Freunden an einem ruhigen Tag, ganz zu schweigen von Fremden). Aber durch all meine Kämpfe im Leben habe ich gelernt, dass während dunkler Stunden der Kontakt zu jemandem eine Brücke zur Realität und ein Rettungsring sein kann. Es ist das Gefühl, dass man nicht allein ist, dass jemand einen wahrnimmt und einem zuhört. Ich wäre nicht hier, wenn es keine Ärzte, Therapeutinnen und Freunde gäbe, und ich bin ihnen jeden Tag dankbar.

Je nachdem, wie schlecht es dir geht, möchtest du vielleicht sofort mit jemandem reden oder erst später, wenn du dafür bereit bist.

Wenn dir nach Reden ist, überlege, an wen du dich wenden könntest, wem du vertrauen kannst. Wir sagen uns leicht selbst, dass andere unsere Klagen nicht hören wollen oder uns verurteilen werden, wenn wir zugeben, dass es uns schlecht geht. Tatsächlich jedoch werden die meisten lieber zuhören, als zu wissen, dass wir still für uns leiden. Ich bin sicher, wir hatten alle Momente, in denen jemand, dem wir nahestanden, uns etwas anvertraut hat und wir überrascht und traurig waren, weil er diese Last so lange mit sich herumgetragen hat. Du und ich, wir sind gleich. Wir alle haben mentale Gesundheitsprobleme, und auch wenn es schwer sein mag, ein Gespräch darüber zu beginnen, das Thema ist normal und für andere nachzuempfinden. Es kann euch einander sogar näherbringen und denjenigen helfen, an die du dich wendest!

Wenn du mit niemandem aus deinem Umfeld sprechen möchtest, kannst du dir professionelle Hilfe suchen. Je nach Lebensumständen (zum Beispiel geografischen, kulturellen oder auch finanziellen Einschränkungen) könntest du zu einer Ärztin gehen, zu einem Therapeuten oder einer Beraterin, du könntest eine Hotline anrufen oder eine Online-Beratung ausprobieren – jeder Kontakt zu anderen Menschen ist etwas wert. Du darfst dich übrigens nicht nur dann dort melden, wenn du dich in einer akuten Krise befindest, du kannst auch erst einmal nur einen Kontakt herstellen. Profis sind dafür ausgebildet, dich mit Respekt und ohne Urteil zu behandeln, und sie haben alles schon gehört, sie werden also nicht schockiert von dem sein, was du ihnen erzählst. Und sie sind zu Vertraulichkeit verpflichtet – wenn du nicht sicher bist, frag sie danach.

Mit wem du dich auch zu reden entscheidest, überleg dir, was du sagen willst und wie viel du jemandem mitteilen möchtest. Es ist deine Geschichte, du hast die Kontrolle darüber, wie viel du jemandem davon anvertrauen möchtest – auch wenn du erst einmal nur sagst, dass du Hilfe brauchst. Es ist ein Anfang.

IM NOTFALL

Manchmal bringt uns eine aufwühlende Situation an den Rand des Zusammenbruchs, oder ein uns ständig bedrückendes Leid setzt uns so zu, dass wir meinen, uns davon nie wieder erholen zu können. Wenn du jemals denken solltest, dass du in Gefahr bist, dich selbst oder andere zu verletzen, ist es am besten, dich jemandem anzuvertrauen. Darüber zu reden kann dich erden, deine Perspektive verändern und dir Hoffnung geben. Zumindest kann es dich ablenken, bis diese zerstörerische Phase sich abschwächt. Du könntest dich an eine Person wenden, der du vertraust, eine Hotline anrufen oder ins nächste Krankenhaus gehen. Auch wenn dir nicht nach Reden ist oder du Angst davor hast – wenn du merkst, dass du zerstörerische Gedanken hast, begib dich an einen Ort, wo du dich in Gegenwart von anderen sicher fühlst.

Vielleicht denkst du, dass dein Arzt oder deine Ärztin nicht die richtige Person für psychische Probleme ist, aber deine Hausarztpraxis kann die beste erste Anlaufstelle sein! Dort kennt man dich, kann eine Diagnose stellen und dich an Spezialisten überweisen. Versuche, deine Probleme möglichst konkret und ehrlich zu beschreiben. Es ist verständlich, wenn du nervös bist. Vielleicht möchtest du vorbereiten, was du sagen möchtest, es aufschreiben oder auch jemanden zur Unterstützung mitnehmen. Das Wichtigste ist, dass du nicht allein bleibst!

Triff niemals schwerwiegende Entscheidungen in einem emotional angespannten Zustand, und vergegenwärtige dir, dass dieser Zustand vorübergeht. Es gibt immer etwas, das wir tun können, vielleicht morgen (wenn wir einen Plan haben) oder im Laufe der Zeit. Die Umstände ändern sich ständig – tu also nichts, was du nicht mehr ändern kannst.

Zusammenbrüche
können
Durchbrüche
sein.

Gute Nacht

Morgen ist ein neuer Tag. Ob es sich tatsächlich um eine einzige harte Nacht oder um mehrere schwere Tage handelt, wenn du sie überwunden hast, wartet eine neue Chance auf dich.

Auch wenn du es bisher noch nicht geschafft hast, nimm dir eine Sache vor, die du morgen versuchen könntest, um deinem Wohlbefinden einen Schritt näherzukommen. Vielleicht nimmst du dir einen Moment für bewusstes Atmen, versuchst, dich in der Gegenwart zu verorten, oder praktizierst Achtsamkeit. Setz dich nicht unter Druck und denk dran: Es gibt Dinge, die du tun kannst, damit es dir besser geht. Jeder neue Morgen ist auch eine Chance für einen Neubeginn, für frische Energie und die Gelegenheit, etwas zu verändern.

Das Klischee besagt, dass die Stunden vor der Morgendämmerung die schlimmste Zeit sind, aber oft lernen wir gerade in diesen Momenten der Konfrontation und Reflexion etwas. Manchmal sind es genau die Phasen, in denen wir uns am schlechtesten und unsichersten fühlen, die uns etwas verstehen und annehmen lassen – Zusammenbrüche können Durchbrüche sein. Wir verbringen so viel Zeit im Leben damit, vor unseren Problemen davonzulaufen, wenn der Damm bricht, birgt das auch die Chance, dass sich endlich die Wahrheit zeigt. Es mag schwer zu ertragen sein, aber die gute Nachricht ist: Wenn du denkst, du bist ganz am Boden angekommen, gibt es nur noch den Weg nach oben. Glaub mir, in meinem Leben gab es viele Momente, in denen ich dachte, ich würde das Licht nie wieder sehen; aber es gab immer einen Weg hinaus. Ob man es selbst schafft, von anderen getragen wird oder der Lauf der Zeit die Perspektive verändert – es gibt immer ein Morgen.

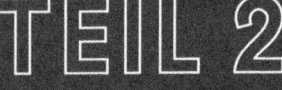

TEIL 2

MORGEN

TEIL 2
MOR / GEN

Dieser Teil ist für die Zeit, in der für dich wieder kleine Veränderungen möglich sind, die dir in einigen Tagen zu einem ruhigeren Geist und weniger schwierigen Nächten verhelfen. Es gibt bestimmte Dinge, die wir alle tun können, Dinge in unserer Kontrolle, um aus unserer jeweiligen Situation das Beste zu machen. Wenn du wieder mehr bei dir angekommen bist, kannst du dann auch über größere Dinge nachdenken.

In diesem Teil legen wir das Fundament für positiven Schwung, denn wenn es dir wie mir geht und du alle Hilfe brauchst, die du bekommen kannst, warum sollst du dir dann nicht auch selbst helfen? Wir werden uns verschiedene Lebensbereiche anschauen, von denen erwiesen ist, dass sie deine mentale Gesundheit beeinflussen. Du kannst entscheiden, was für deine Situation sinnvoll ist und was bei dir funktioniert. Vielleicht praktizierst du einiges bereits, vielleicht auch noch nicht. Probier einfach alles aus. Wenn du alles bereits anwendest, umso besser! Tu's weiter und wachse. Wenn nicht: Los geht's!

DU BIST NICHT GOTT ⁄ (TUT MIR LEID)

Man kann nicht alles kontrollieren – eine Tatsache, die für mich persönlich schwer zu akzeptieren ist. Das ist Teil meines klassischen Komplexes und ein Ergebnis meiner chaotischen Kindheit. Ich verlange Perfektion und totale Kontrolle über jeden Aspekt meines Lebens. Alles muss optimal sein, und die leiseste Unstimmigkeit ist eine Katastrophe. Ich lebe nach der Maxime »Wenn du willst, dass etwas gut gemacht wird, mach es selbst«, und daran werde ich auch sterben. Denn es ist ermüdend und macht einen nachtragend. Etwas außerhalb meines Einflussbereichs kann ich sehr gut ignorieren, aber wenn da nur eine winzige Chance ist, dass ich mich einmischen kann … dann kann ich nicht anders. Ich gebe mir Mühe, darin besser zu werden.

Wie sehr es dich auch fertigmacht, du kannst andere Leute nicht (ständig) kontrollieren, nicht die Ereignisse in den Nachrichten ändern oder das aufziehende schlechte Wetter, das dein Leiden ins Unermessliche steigert, während du auf Socken rausgehst, um das viele Altpapier, das du seit Wochen gehortet hast, zur Recycling-Tonne zu bringen. Wir verschwenden alle eine Menge mentale Energie, wenn wir uns über Dinge ärgern, die wir nicht beeinflussen können. Deshalb gebe ich dir hier und jetzt offiziell die Erlaubnis, dir eine Pause von dieser wenig hilfreichen Gewohnheit zu gönnen. Widmen wir unsere Aufmerksamkeit und Zeit den Dingen, die wir verbessern können.

PROFI-TIPP (WORTWÖRTLICH)

Nichts in diesem Buch ist dafür gedacht, den Rat eines Experten oder einer Expertin zu ersetzen. Wenn du dir bei jemandem Rat holst, sollte diese Person schließlich deine Persönlichkeit und deine einmaligen Umstände gut kennen! Du kannst die Aussagen in diesem Buch jederzeit mit einem Profi besprechen, um herauszufinden, ob sie für dich sinnvoll sind. Und wenn das Buch dich dazu ermutigt, dir weitere Hilfe zu suchen, ist das großartig. Die Hilfe kann von einem vertrauten Freund oder einer Freundin kommen, jemandem aus dem Gesundheitssektor oder einer weisen älteren Person, die aus dem Nichts auf einer Bank auftaucht und Körner tiefer Weisheit verteilt.

GANZ IN / RUHE

Auch wenn es Spaß macht, morgens aufzuwachen und zu entscheiden, sein ganzes Leben zu revolutionieren, ist das wahrscheinlich keine gute Idee. Okay, auch ich fantasiere manchmal, spontan in ein anderes Land zu ziehen, die Hälfte meiner Freundschaften zu beenden, eine Ausbildung zum Konditor in einer frei erfundenen europäischen Stadt anzufangen und ein magisches, absolut unrealistisches Traumleben zu führen, in dem ich keine Sorgen habe ... aber vielleicht muss ich auch einfach nur die Vorhänge aufziehen. Ich verurteile niemanden.

Geh die Dinge Schritt für Schritt an. Vielleicht fragst du dich, wie ein Dutzend winzige Schritte etwas an deinem Zustand verändern soll. Aber erlaube dir selbst, langsam vorzugehen, und sei stolz auf dich, wenn du nur eine Sache angehst, um dein alltägliches Leben zu verbessern. So kannst du dich besser auf das konzentrieren, was du jetzt gerade tun *kannst*, anstatt auf das, von dem du denkst, dass du es tun *solltest*, und das dann wieder zu diesem alles überschattenden Knäuel aus Ängsten wird.

Ein Burn-out ist nicht zu unterschätzen, und wenn du dich schlecht gefühlt hast, verstehe ich den Wunsch, schnell dein ganzes Leben umkrempeln zu wollen – nur tu es nicht mit 1.000 km/h. Sonst kann es passieren, dass du beim ersten Versagen einen noch schlimmeren Zusammenbruch erlebst als den, der deinen Impuls zur Veränderung ausgelöst hat. Nimm dir Zeit, setz dir erreichbare Ziele, sei stolz auf jeden Fortschritt ... und geh es ruhig an.

DIE ⁄ FÜNF-MINUTEN-REGEL

Nein, hier geht es nicht darum, wie lange Essen auf dem Boden liegen und trotzdem gegessen werden darf, du Ekel. Dies ist eine echte Motivations-Meisterklasse. Wir sagen uns oft, dass wir »nicht die Energie haben« oder die Motivation, etwas zu tun. Aber meist kommt die Motivation, nachdem wir angefangen haben, nicht davor, also geht es darum, den allerersten Schritt zu schaffen. Als der weltschlimmste Top-Prokrastinator bin ich qualifiziert, dir zu sagen: Etwas aufzuschieben in der Hoffnung, dass du dich später dazu motiviert fühlen wirst, heißt in den allermeisten Fällen, dass du niemals anfangen wirst. Aber wenn wir einen klitzekleinen ersten Schritt machen, ist die Sache plötzlich nicht mehr so bedrohlich.

Ein kleiner Schritt für dich ... wird wahrscheinlich ein riesiger Sprung für dich sein.

Mich kann man als Prokrastinations-Perfektionisten einordnen. Oder als langsamsten Workaholic der Welt. Das hört sich vielleicht wie ein Widerspruch an, aber man muss nur einen neuen Blick auf Prokrastination entwickeln. Früher dachte ich, mein Prokrastinieren hieße, dass ich nicht arbeiten, sondern lieber Spaß haben wollte. Das ergibt jedoch keinen Sinn, denn jetzt entscheide ich ja selbst, was ich machen will, und wenn ich mal drin bin, arbeite ich begeistert viel zu viel bis zur völligen Selbstzerstörung. Beim Prokrastinieren geht es um Angst. Angst, dass die vor einem liegende Aufgabe schwer ist, dass sie übermächtig ist, dass man versagen könnte. Es macht mir gar keinen Spaß, stundenlang ziellos dazusitzen und immer wieder dieselben zwei Apps auf meinem Handy zu aktualisieren, anstatt das zu tun, was ich nicht tun möchte. Ich verlängere nur mein Leiden und fühle mich die ganze Zeit furchtbar. Wenn du groß im Prokrastinieren bist, macht dich das nicht zu einem schlechten Menschen. Wahrscheinlich heißt es im Gegenteil, dass dir das, was du zu tun hast, mehr am Herzen liegt als der Durchschnittsperson und du es nicht halbherzig tun möchtest. Ich möchte immer, dass alles perfekt wird, und deswegen kann ich nicht anfangen. Ich habe Angst davor – und hier hilft die Fünf-Minuten-Regel.

Verpflichte dich einfach, etwas fünf Minuten lang zu tun. Fünf Minuten, dann darfst du aufhören. Stell einen Wecker. Dann vertiefe dich in die Sache, und ich wette, dass du nach diesen fünf Minuten einfach weitermachst. Es stellt sich nämlich heraus, dass diese Sache gar nicht der furchtbare Albtraum ist, vor dem du Angst hattest. Du hattest nur Angst anzufangen. Dieser Trick funktioniert ähnlich wie der, seine Gedanken in die Gegenwart zu lenken, anstatt sich hypothetische Sorgen um die Zukunft zu machen.

Ich habe dieses Buch nicht in fünf Minuten geschrieben, aber du kannst darauf wetten, dass ich – nachdem ich endlich angefangen hatte – fünf Stunden später noch immer daran saß. Auch wenn deine Aufgabe riesig und lang und schmerzhaft ist, nimm dir vor, dass du eine lächerlich bedeutungslose Menge an Arbeit tun wirst, nur ein winziges bisschen – und vielleicht merkst du dann, dass du versehentlich gleich das ganze Ding erledigt hast. Wenn nicht, ist das auch in Ordnung. Schließlich hast du dir ja erlaubt, nach fünf Minuten aufzuhören.

Verpflichte dich einfach,
etwas fünf Minuten lang
zu tun. Fünf Minuten,
dann darfst du aufhören.

AKTIVITÄT

—

Es gibt einen Zusammenhang zwischen
dem, was wir tun, und der Art, wie wir uns
fühlen. Und das gilt in beide Richtungen:
Die Art, wie wir uns fühlen, beeinflusst,
was wir tun – und was wir tun, hat einen
direkten Einfluss darauf, wie wir uns fühlen.
Wenn wir uns schlecht fühlen, denken
wir schnell, dass wir das nicht ändern
können. Wir können wirklich nicht alles
kontrollieren – aber wir können uns immer
entscheiden, Dinge zu tun, die gut für
unsere Stimmung sind.

Der Rückkopplungsmechanismus

Unsere Gehirne haben eine Standardeinstellung, die entweder das Positive fördert oder komplette Sabotage ist. Wenn es uns gut geht, wollen wir Sachen machen, die unser Wohlgefühl steigern, zum Beispiel Ziele erreichen, die wie eine Belohnung sind, kreativ sein, Sport machen usw. Ohne dass wir uns dessen bewusst sind, führt eine positive Stimmung dazu, dass wir diesen positiven Schwung fortführen wollen.

Das Gleiche gilt für das Gegenteil. Wenn wir uns schlecht fühlen, neigen wir zu einem Verhalten, das dazu führt, dass wir uns am Ende noch schlechter fühlen. Wenn wir gestresst und müde sind, werden wir nicht arbeiten wollen – und fühlen uns schlecht. Oder wir schieben es auf, uns zu duschen oder die Wäsche zu machen – und fühlen uns schlecht. Wenn wir in so einer negativen Stimmung sind, wächst sie an, bis sie sich wie eine nicht mehr zu bremsende Lawine anfühlt. Dann sagen wir uns selbst, dass wir schlecht oder nicht gut genug sind. Es kann auch dazu führen, dass andere uns kritisieren oder wir in Bezug auf unsere eigentlichen Wünsche Kompromisse eingehen. Schon sind wir in einem Teufelskreis gefangen. Wir fühlen uns schlecht, also tun wir weniger und fühlen uns noch schlechter. Aber wir können uns dafür entscheiden, diesen Mechanismus umzukehren.

Nimm dir einen Moment, um zu überlegen, was du in letzter Zeit getan hast. Fühlst du dich in guter Verfassung, oder findest du alles mühsam? Bekommst du das Wichtigste wie Essen, Schlafen und deine Arbeit gut hin? Nimmst du dir Zeit für Sachen, die dir Spaß machen? Oder findest du, sie kosten zu viel Energie und Zeit? Gibt es vielleicht schlechte Gewohnheiten, von denen sich mehr eingeschlichen haben?

Wenn du dich in diesem Kreislauf befindest, hast du nicht versagt, du bist nur in diese negative Spirale geraten. Sieh es so: Deine miese Stimmung entscheidet gerade für dich, das ist nicht deine eigene Wahl.

Positiver Antrieb

Die gute Nachricht: Das Planen einer positiven Aktivität kann deine Stimmung heben und dich wieder in die richtige Spur bringen. Wir müssen nicht warten, bis wir uns wundersamerweise besser fühlen oder etwas außerhalb unserer Kontrolle uns eine glückliche Wendung beschert, wir können unsere Stimmung aufhellen, wann immer wir wollen.

In den Phasen in meinem Leben, in denen ich mit Depressionen zu kämpfen hatte – manchmal einen Tag, manchmal Wochen am Stück –, war ich überzeugt, ich müsste diese Phasen als »schlechte Tage« akzeptieren, an denen ich eben nichts auf die Reihe bekam. Es ist wichtig, fair zu sich zu sein und sich Zeit zu nehmen, wenn man sie braucht – aber man muss auch wissen, wann es nicht mehr nur darum geht, den eigenen Zustand zu akzeptieren und damit fertigzuwerden (mit dem Gesicht auf dem Fußboden, eingewühlt in einem Haufen aus Snacks und beigefarbenen Decken).

Wenn wir verstehen, wie unsere Gedanken unsere Gefühle beeinflussen und wie unsere Gefühle beeinflussen, was wir tun – dann können wir uns entscheiden, etwas zu tun, das unsere Stimmung hebt. Ob du dich depressiv fühlst oder nicht, dieses Prinzip gilt ganz grundsätzlich. Du hast die Macht.

Es gibt drei Arten von Aktivitäten:

ROUTINE- / AKTIVITÄTEN

Teil der täglichen Routine. Das Sorgen für sich selbst und die Aufrechterhaltung des Lebens. Essen, Duschen, Zähneputzen. Wichtig für das Funktionieren als Mensch und Grundlage, um sich wohlzufühlen.

NOTWENDIGE / AKTIVITÄTEN

Die Dinge, die man tun muss. Zur Arbeit oder zur Schule gehen, Projekte beenden, Rechnungen bezahlen. Wenn du diese Dinge nicht tust, hat es wahrscheinlich negative Konsequenzen – und wenn du sie tust, hast du das Gefühl, etwas geleistet und einen Zweck erfüllt zu haben. Wobei mein Zweck darin besteht, mich ordentlich zu ärgern, während ich Rechnungen bezahle. Und ich weiß, dass für meinen Lebensstil unbegrenztes Internet nötig ist, aber ich behalte mir das Recht vor, mich darüber zu beschweren, wie teuer es ist.

VERGNÜGLICHE ╱ AKTIVITÄTEN

Nein, nicht nur das, woran du jetzt schon wieder denkst! Hier geht's um alles, an dem man Freude hat. Wenn man seine Zeit und Energie immer nur auf Routinetätigkeiten und notwendige Dinge verwendet, ist das Leben ganz schön öde. Also ja, es ist wissenschaftlich und psychologisch begründet extrem wichtig, Spaß zu haben. Der schwierige Teil ist die Balance.

Prioritäten setzen (oder professionelles Prokrastinieren)

Ich glaube nicht, dass ich falschliege, wenn ich annehme, dass du dich (genau wie ich) selten auf der Höhe von absolut allem in deinem Leben fühlst und es nichts gibt, was du erledigen müsstest. Sollte ich unrecht haben, wirf das Buch jetzt gleich der ersten Person zu, von der du meinst, dass sie es braucht.

Wenn du anfangen möchtest, die Dinge zu verändern, ist das Ärgerliche, dass du alles in deinem Leben sinnvoll gestalten musst – aber Zeit ist Geld. Oder sollten wir sagen,

Geld ist metaphorisch gesehen deine Stimmung, und die Zeit, die es kostet, dir gute Stimmung zu verschaffen, sollte so kurz wie möglich sein. Daher ist es an der Zeit, schnell reich zu werden … emotional.

SCHRITT 1: ╱ LISTE AUF, WAS DU TUN MUSST

Bist du kaum noch ein Mensch? Das hört sich vielleicht wie eine dumme Frage an, aber an einem Nachmittag voller Ängste und Sorgen, während einer Reihe stressiger Tage oder in einem tiefen Tal der Depressionen hast du vielleicht vergessen, genug zu schlafen, regelmäßig zu essen oder ein Bad zu nehmen – du übel riechender Trottel.

Welche Aufgaben musst du erledigen? Schreib alles auf, was dringend ansteht und buchstäblich über deiner Stimmung schwebt wie eine schwarze Wolke und dich konstant unter Druck setzt.

Und woran könntest du Freude haben? Gibt es etwas, worauf du richtig Lust hast? Etwas, wofür du schon lange nach einer Ausrede suchst, um es endlich tun zu können? Ja, es gibt einen Hoffnungsschimmer. Halte dich daran fest.

SCHRITT 2: ╱ PRIORISIERE

Wie viel Mühe kostet es dich, diese Sache zu tun? Wie viel besser wirst du dich fühlen, wenn du sie getan hast?

Geh jede Sache durch und überlege, ob sie dich wenig oder viel Mühe kostet – und ob ihre Erledigung eine kleine oder große Wirkung hat. Dann wirst du sehen, welche Aktivitäten wirklich einfach zu erledigen sind und dir gleichzeitig ein besseres Gefühl geben (wie essen) oder was du sehr schwierig findest, ohne dass es dir viel bringt (zum Beispiel deinen ganzen Kleiderschrank von hellen zu dunklen Sachen neu zu ordnen, was ich vielleicht oder vielleicht auch nicht vor Kurzem ohne ersichtlichen Grund oder Nutzen getan habe).

Und dann tu das, was du tun musst, in der effektivsten Reihenfolge für deine Stimmung!

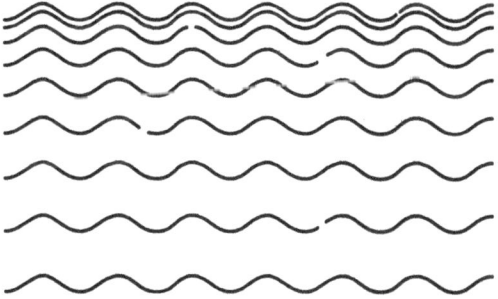

SEHR WICHTIG	WENIGER WICHTIG
Tu es	**Für später aufheben**
• Duschen	• Cannabis-Dampf inhalieren
• Wasser trinken	• Fingernägel kauen
• E-Mail eines besorgten Verwandten beantworten	• Toilettenpapierrolle auf dem Halter korrekt positionieren
• Daran denken, deinen gleich leeren Handy-Akku aufzuladen	• Eine Stunde vorm Spiegel die Haare machen
Für später planen	**Das kann warten**
• Lebenslauf überarbeiten	• Der Versuch, eine Kokosnuss zu öffnen
• Steuererklärung ausfüllen	• Alle Vorhänge abnehmen und waschen
• Besorgten Verwandten besuchen	• Bücher im Regal nach Farben neu ordnen
• Buch mit 320 Seiten schreiben	• Dateien in deinem Meme-Ordner neu benennen und sortieren

Links (vertikal): GERINGER AUFWAND, HOHER AUFWAND

Diese Methode nennt man auch Aufwand-Wirkungs-Matrix, ein nützliches Tool, um Aufgaben zu priorisieren. Ich stelle sie mir aber lieber als eine professionell genehmigte Art der Prokrastination vor, bei der ich mir zwar vorkomme, als würde ich betrügen, mich dabei aber gut fühle. Offenbar ist Prokrastinieren nur einer dieser sozialen Standards, die uns unter Druck setzen und uns dauernd ein schlechtes Gefühl vermitteln sollen. Ganz ohne Grund, wenn es doch etwas gibt, womit wir das schon die ganze Zeit hätten vermeiden können.

Dinge nach ihrer Mühe und ihrem Wert für dich zu priorisieren verbessert deine Stimmung und ist ein todsicherer Weg, um besser gelaunt zu sein und das Gefühl zu bekommen, alles im Griff zu haben.

Aufgaben mit geringem Aufwand und hoher Wirkung sind die Dinge, die man tun kann, wenn das Prokrastinieren einen lahmlegt oder alles andere zu viel ist. Man kann dabei abschalten, hat danach aber das Gefühl, etwas geschafft zu haben. Niemand wird dir Betrug vorwerfen, wenn du dir diesen leichten Gewinn verschaffst – genieß ihn.

Aufgaben mit hohem Aufwand und hoher Wirkung sind wichtig, erfordern aber eindeutig mehr Planung und Überlegung. Anstatt in Angst und Schrecken zu verfallen, teile die Liste lieber erst mal auf: Trenne das, was du realistischerweise jetzt tun kannst, von dem, was du nur später tun kannst, und konzentriere dich auf das Jetzt. Wenn du dann diese Horror-Aufgabe angehst, unterteile sie, versuche es erst einmal für fünf Minuten, sei geduldig mit dir und denk dran, dass diese Herausforderung nicht so eine Katastrophe sein wird, wie dein Gehirn dir weismachen will. Sie ist *kein* riesiger Meteor, der aus dem Weltraum auf die Erde krachen und deine ganze Existenz auslöschen wird.

Aufgaben mit niedriger Wirkung und hohem Aufwand? Lass sie liegen, bis du dazu bereit bist.

Disclaimer: Ich bin nicht persönlich verantwortlich, wenn du die Aufgabe »das Feuer in meinem Zimmer löschen« in diese Kategorie einordnest und sie aufschiebst. Es ist deine Sache, die Matrix verantwortungsvoll zu benutzen.

Die Ausreden entschuldigen

Wenn es an der Zeit ist, Dinge zu erledigen, finden die meisten sehr leicht Gründe, sie aufzuschieben, und haben Mühe, überhaupt anzufangen. Befinden wir uns in einem guten psychischen Zustand, sind wir natürlich besser im Planen und Priorisieren; in schlechten Phasen fühlen wir uns leicht überfordert und können uns schwer auf das Wesentliche konzentrieren. Ich möchte mit den folgenden, möglicherweise sehr grundlegenden Informationen nicht deine Intelligenz beleidigen, also tun wir, als würde ich zu mir selbst sprechen, und zwar in den Zeiten, in denen ich all das definitiv hören musste.

Kenne dich selbst – sei ehrlich mit deinem Wissen, wer du bist. Wenn du zu denen gehörst, die um zehn Uhr morgens aufstehen, tu nicht so, als könntest du plötzlich im Morgengrauen aufwachen und mit den Vögeln pfeifen, denn dann wirst du eine Stunde später zusammenbrechen, und der Rest des Tages wird eine Katastrophe. Tu Sachen, die nicht viel Energie kosten, wenn du wenig Energie hast, und tu die Sachen, die viel Energie kosten, wenn du weißt, du bist voll da und wach.

Übernimm Verantwortung – wir erledigen Sachen eher, wenn wir engagiert sind und uns verantwortlich fühlen. Aber nimm dir nicht vor, »alles« zu erledigen, sondern vereinbare lieber mit dir selbst, dass du diese eine wirklich wichtige Sache tun wirst.

Mach es wirklich – schreib es auf. Halte es in einem Terminkalender fest. Sei pedantisch mit dir selbst. Plane jede Stunde des Tages, jede Mikrosekunde des Prozesses. Mach Pläne mit anderen, um sicher zu sein, dass du auch auftauchst, und tu das dann auch. Erinnere dich daran, was du vorhast, wann du es vorhast und, am wichtigsten, warum du es vorhast und wie es dir helfen wird. Ich gerate manchmal in eine Situation, die ich Monate geplant habe. Dann packt mich eine mörderische Wut auf mein damaliges Selbst, denn inzwischen habe ich die Wichtigkeit dieser Aufgabe total vergessen – hilf dir beim Erinnern.

Und schließlich: Hab Spaß – wenn du nicht der Freude am Leben Vorrang gibst, wirst du definitiv und messbar schlechter in allen anderen, weniger erfreulichen Sachen sein; das sind die, die du meinst tun zu müssen, anstatt Spaß zu haben. Das ist wichtige Selbstfürsorge und ein guter Test, wie fair du mit dir selbst umgehst. Es ist absolut vernünftig, sich einen Moment zu nehmen, um nach draußen zu gehen oder Musik zu hören. Wenn du zu dir selbst sagst: »Nein, du schreckliches, hässliches Sumpfmonster, geh wieder an deine Pflicht, du kriechender Idiot, wie kannst du nur so zügellos sein, du machst mich fertig«, dann bist du nicht vernünftig und hast auch nicht recht. Es ist erwiesen, dass Ruhepausen entscheidend für Leistungsfähigkeit und Lernerfolge sind. Etwas zu tun, woran wir Freude haben, lässt uns danach wieder konzentriert zur Sache kommen. Man kann das ganze Wochenende arbeiten, aber wenn man sich einen Abend freinimmt, um Spaß zu haben, ist man am nächsten Tag wahrscheinlich produktiver. Plane Spaßphasen ein.

Ich stürze mich notorisch in Projekte und liebe drohende Deadlines als Motivation (weil mich persönlich nichts so antreibt wie Schuld und Scham). Meine bewährte Strategie sieht vor, nicht tätig zu werden, bevor mein Leben im Chaos zu versinken droht, wenn ich nicht endlich etwas tue. Also erinnere ich mich ständig daran, dass ich das Projekt wahrscheinlich angehen werde, wenn ich es nur endlich diese ersten fünf Minuten versuche. Dann muss ich es nicht mehr bis zur letzten Minute aufschieben, um schließlich alles in einer von Koffein angetriebenen Strapaze zusammenzuhauen. Beim Jurastudium habe ich eine Hausarbeit um drei Uhr morgens an dem Tag begonnen, an dem ich sie abgeben musste. Nie wieder!

Die Gedankenpolizei

Wie schon gesagt, ist eins der wichtigsten Dinge, die du dir merken solltest: Du bist nicht deine Gedanken. Deine Gedanken sind getrieben von Impulsen, beeinflusst davon, wie du dich fühlst und was du tust, geformt von deinen Erfahrungen im Leben. Daher ist es nicht überraschend, dass sie wenig hilfreich sind, wenn wir etwas zu tun versuchen, das wir nicht tun wollen. Sie können dann so aussehen:

- »Das wird mir keinen Spaß machen.«
- »Ich werde schlecht darin sein.«
- »Ich hab nicht die Energie dafür.«
- »Ich verdiene es nicht, das zu tun.«
- »Was, wenn ich mich übergeben muss?«
- »Wozu eigentlich?«

Solche Gedanken zu haben kann toxisch sein und deine Fähigkeit, eine Sache zum Erfolg zu führen, total sabotieren. Das ist der Moment, in dem du auf deine Gedanken achten musst. Mach sie dir bewusst und versuche, sie zu hinterfragen. Woher ist dieser Gedanke gekommen? Wovor hast du Angst? Ist die Angst begründet, oder wirst du es schaffen, wenn du bei deinem Plan bleibst? Wenn du keine Vernunftgründe findest und der Gedanke schwer zu ignorieren ist, denk daran, dass es sich nur um einen Gedanken in deinem Kopf handelt, und versuche, ihn vorbeiziehen zu lassen.

Sich selbst kennenlernen

Die meisten von uns ziehen durchs Leben, ohne alles zu analysieren, was sie tun, warum sie es tun und wie sie sich damit fühlen – wir sind ja schließlich nicht irgendwie merkwürdig. Wenn wir aber auf den Zusammenhang zwischen unserem Tun und unserer Stimmung achten, können wir von nun an mit einem Plan durchs Leben gehen, von dem wir wissen, dass er funktioniert.

Denk einmal an deine letzte Woche – welcher war der beste und welcher der schlimmste Tag? Was hast du gefühlt, und was hast du getan?

Menschen sind auch anfällig für ein anderes wenig hilfreiches Verhalten, das *Stimmungskongruenz* genannt wird – das bedeutet, wenn wir uns schlecht fühlen, erinnern wir uns an Zeiten, in denen wir uns ebenfalls schlecht gefühlt haben, und wenn wir uns gut fühlen, haben wir eher positive Erinnerungen und eine rosigere Sicht auf das Leben. Als du also an die letzte Woche gedacht hast, ging dein Gehirn wahrscheinlich auf die Suche nach einer Zeit, in der du dich ähnlich wie jetzt gefühlt hast. Wenn sich das für dich wie Gedankenlesen angefühlt hat und du überlegst, ob ich hellsehen kann – ich überlege gerade, ob es Bühnenzauberei weniger imponierend oder Verhaltenswissenschaft sehr viel beeindruckender macht. Es scheint, als seien wir nicht allzu kompliziert, hätten aber eine Menge nicht sehr hilfreicher Programmierungen, die ich am liebsten mit einem Gehirnvirus-Scan beseitigen würde.

Ich persönlich vergesse oft, wie meine Gefühle zusammenhängen. Wenn ich einen tollen Tag habe, fühle ich mich rundum optimistisch und habe Mühe, mich noch in diese eigentlich nicht lange vergangene Zeit zu versetzen, in der ich mich total am Boden gefühlt habe. An einem schlechten Tag kämpfe ich, um in irgendetwas Hoffnung oder Sinn zu sehen. Die Wahrheit ist, dass unsere Stimmung sich je nach mentaler Gesundheit und äußeren Einflüssen ständig verändert. Deswegen kann es so hilfreich sein, das wahrzunehmen, festzuhalten und sich daran zu erinnern.

Wenn du es aufschreiben möchtest, notiere Datum und Zeit und beschreibe, wie du dich fühlst und was du tust. Sei dir bewusst, dass du niemals *nichts* tust. Auch wenn du den Nachmittag in einem Zustand ständigen Dösens verbringst und Videos mit Familienhunden guckst, die zum ersten Mal dem Baby vorgestellt werden, ist das eine gültige und aufzuschreibende Aktivität. Sie beeinflusst dein Gefühl. Wahrscheinlich sehr hässliche Tränen. Schreib den Scheiß auf. Wie fühlst du dich?

TAG/ZEIT	AKTIVITÄT	STIMMUNG VON 1 BIS 10
Sonntag 11 Uhr	Versuch, den Beginn eines Klebestreifens zu finden	2
Sonntag 15 Uhr	Hundevideos anschauen und Eis essen	Emotional heftig, aber eine 9??
Sonntag 16 Uhr	Von Brain Freeze verursachte Migräne	3

DIE WISSENSCHAFT / DAHINTER

Versuch das ein paar Tage oder eine Woche und dann betrachte deine Notizen mit Abstand. Du hast es tatsächlich getan, du hast Wissenschaft produziert. Denn jetzt kannst du sehen, wovon deine Stimmung verbessert oder verschlechtert wird – vielleicht wirst du überrascht. Du bemerkst möglicherweise einige Zusammenhänge, die du dir vorher nicht vorgestellt hättest. Zum Beispiel hast du immer gedacht »Ich hasse Sport«, aber nach einer halben Stunde Joggen hast du dich immer 8/10 gefühlt.

Ich habe festgestellt, dass ich mich schlechter und gestresster fühle, wenn ich die Nachrichten abends sehe anstatt morgens (morgens habe ich eher die Energie und Widerstandsfähigkeit, um die aktuellen Schrecken im Universum zu verdauen). Sehr gut ist mir auch die Erkenntnis bekommen, dass das Spielen bestimmter Shooter Games, die ich für eine vergnügliche Freizeitbeschäftigung hielt, mich an einem ansonsten netten Nachmittag regelmäßig ärgerlich machte. Manche Sachen sind einfach nicht gut für meinen Blutdruck.

Es kann auch hilfreich sein, einfach nur zu sehen, wie man sich fühlt, wenn man endlich etwas erledigt hat, das zur Routine gehört oder notwendig war. Sollte sich herausstellen, dass man sich danach immer besser fühlt, weil man nämlich etwas geleistet hat, kann das vielleicht das Prokrastinations-Monster ab und zu in Schach halten.

Mit dieser objektiven Sicht, wie du wirklich bist und funktionierst (und nicht, wie wir uns gerne sehen, was wahrscheinlich verglichen mit der Realität nachsichtiger ist), kannst du dein Leben besser planen. Du kannst deine Aktivitäten und die Zeit dafür so abstimmen, dass für dich die beste Stimmung dabei herauskommt. Sicher, es mag leichter erscheinen, auf Autopilot zu leben, aber wenn man erst einmal weiß, dass die Dinge für einen einfacher und angenehmer sein könnten, warum sollte man sie dann nicht verändern? Vor allem in Zeiten, in denen einem Schwung und Energie fehlen.

Du fühlst, was du tust. Du kontrollierst, was du tust. Du kannst ein Stück weit kontrollieren, wie du dich fühlst.

AKTIVITÄTS-SPICKZETTEL

- Was du tust, beeinflusst dein Gefühl.
- Prokrastinieren ist Angst, und manchmal ist die Lösung, einfach anzufangen.
- Ordne deine Aktivitäten ein in: Routine/Notwendigkeit/Vergnügen.
- Arbeite heraus, wie viel Aufwand etwas macht und wie hoch die Wirkung ist.
- Setze Prioritäten und sei praktisch.
- Lass deine Gedanken dir nicht im Weg stehen.
- Feiere deine Siege und sei fair zu dir selbst.
- Notiere, was du getan hast und wie du dich fühlst.
- Lerne hieraus und verstehe immer besser, wie du funktionierst!

Du fühlst, was du tust.
Du kontrollierst, was
du tust. Du kannst ein
Stück weit die Kontrolle
darüber haben, wie
du dich fühlst.

UMGEBUNG

—

Die Welt um uns herum beeinflusst unsere
mentale Gesundheit genauso wie das,
was in unseren Gedanken passiert.
Wir sollten alles tun, was wir können,
um unsere Umgebung zum besten Ort
für uns zu machen, sowohl physisch
als auch mental.

Eine sichere und angenehme Umgebung zu schaffen, in die wir uns zurückziehen können, kann uns in schwierigen Zeiten und bei anstrengenden Veränderungen stützen. Frag dich, was du tun kannst, damit deine Umgebung deine mentale Gesundheit verbessert, anstatt Stress zu produzieren!

Dein Zuhause ist, wo dein Geist ist

Die Menschen sind daran gewöhnt, einen Ort zu haben, an den sie zurückkehren und an dem sie sich sicher fühlen können – das trifft nicht auf jedes Zuhause zu, sollte es aber. Wir alle verdienen einen Ort, an dem wir uns physisch und psychisch sicher fühlen. Ein paar kleine Änderungen an deinem Zuhause können Verbesserungen überall sonst in Gang setzen.

Dein Heimatort kann ein Haus, eine Maisonette, ein Schlafzimmer oder auch nur ein Bett in einer Wohngemeinschaft sein – wichtig ist, dass du darüber die Kontrolle hast. Ärger dich nicht über die Bereiche, auf die du keinen Einfluss hast, sondern konzentrier dich auf das, was du verändern kannst. Auch wenn du nur zeitlich begrenzt an deinem Ort wohnst, es ist wichtig, dass du ihn zu deinem machst und dir so ein Gefühl von Zugehörigkeit schaffst. Ich habe als Student in Manchester in einem Zimmer gewohnt, das aussah wie eine feuchte, mittelalterliche Kerkerzelle, und darin lag eine fleckige, benutzte Matratze – aber du kannst mir glauben, dass ich die Herrschaft über diese bedrückende Umgebung übernahm. Ich habe die Wände über und über mit Postern beklebt und bin mit einer leuchtend blauen Lavalampe gegen die Dunkelheit vorgegangen. Es war *meine* mittelalterliche Kerkerzelle.

ORDENTLICHES ZIMMER, ╱ ORDENTLICHER GEIST

Das ist die Wahrheit, die mein Teenager-Selbst einfach nicht bereit war zu hören oder zu akzeptieren. Wenn deine Umgebung unordentlich ist, kann dich das stressen. Ich weiß, wirklich, ich *weiß*, dass der Kleiderhaufen in der Ecke – der vielleicht das Zuhause von einer kleinen Kolonie wilder Nagetiere ist – wie ein unbezwingbarer Berg an Arbeit erscheint, um den du ja auch herumlaufen kannst, um das Zimmer zu betreten und zu verlassen. Aber wenn du die Sachen einfach mal wäschst, wirst du dich besser fühlen.

Ein Berg Geschirr ist nicht nur eine anwachsende biologische Gefährdung, sondern belästigt ständig deine Gedanken und erzeugt ein unterschwelliges, nervendes Schuldbewusstsein. Davon wird alles andere gestört, was bei dir gerade anliegt. Ein chaotischer Schreibtisch erschwert deine Arbeit. Wenn du die ständigen Erinnerungen an Aufgaben, »die du tun solltest«, beseitigst, bekommst du den physischen Platz und die mentale Klarheit, die Herausforderungen des Lebens anzugehen und dir über Größeres Gedanken zu machen. Wenn du dich überfordert fühlst, fang einfach an. Versuch es fünf Minuten. Wenn du einfach nur zu faul bist …

krieg deinen Hintern hoch, weil du dich wahrscheinlich danach besser fühlen wirst. Übertreib es aber nicht – bei manchen wird die ausufernde Beschäftigung mit kleinen Dingen zu einer eigenen Form der Prokrastination. Sie beschließen, ihr Zuhause komplett zu renovieren und jede einzelne Schublade neu zu ordnen, nur um zusammenzubrechen, wenn sie zur Hälfte durch sind. Erledige für den Anfang erst einmal die Wäsche und heb dir deinen ehrgeizigen Tagtraum von der Innendekorationskarriere für später auf.

Für manche ist das alles vielleicht völlig selbstverständlich, und sie finden es sogar kindisch, ans Aufräumen erinnert zu werden. Aber erstens sind andere eben chaotisch und unordentlich und dadurch gestresster, als sie sein müssten (wenn das auf dich zutrifft – ja, es ist ein persönlicher Angriff), und zweitens kann jemand, der gerade eine Krise mit seiner psychischen Gesundheit durchmacht, mit solchen grundsätzlichen Dingen Probleme haben und nicht wissen, wo er anfangen soll. In meinem Leben gab es Phasen, in denen ich übermäßig unter Druck stand oder in einer Depression feststeckte und mein Zuhause zu einer Spiegelung meiner psychischen Gesundheit wurde. Je tiefer ich fiel, desto schlimmer wurde es. Manchmal ist das Hereinlassen des Lichts und das Einatmen frischer Luft der erste Schritt, um sich selbst aus der Dunkelheit zu holen.

ES WERDE / LICHT

Die Menschen sind einfach nur komplizierte Pflanzen. Manchmal betrachte ich eine meiner nicht sehr abgekämpft wirkenden Sukkulenten und frage mich, ob ich den Platz mit ihr tauschen könnte – Kakteen lassen sich nicht stressen, stimmt's? Wir brauchen Luft und Licht zum Leben. Natürliches Licht kontrolliert unseren Tag-Nacht-Rhythmus, der unsere Schlaf- und Energiezyklen bestimmt. Die Qualität der Luft, die wir atmen, beeinflusst die Klarheit unseres Denkens und unsere langfristige Gesundheit. Versuche also, so viel Tageslicht wie möglich in deine Umgebung zu bringen, und lass die Luft zirkulieren. Wenn du nicht viel Licht hast, verwende Spiegel. Wenn dein Terminkalender oder dein Ort auf Erden bedeutet, dass du wenig Tageslicht siehst (oder wenn du ein an Schlaflosigkeit leidender Nerd wie ich bist), kann es eine tolle Hilfe sein, dir eine Tageslichtlampe anzuschaffen, die oft auch gegen die so genannte Winterdepression eingesetzt wird. Tu, was immer du kannst.

WERDE / GRÜN

Als stolzer Pflanzenvater kann ich mich mit Überzeugung dafür aussprechen, sich ein paar Kakteen zuzulegen – Pflanzen in deiner Umgebung können deine psychische Gesundheit fördern! Die Luft wird frischer, dein Zimmer sieht hübscher aus, und sie geben dir ein Gefühl des Sinns, indem du für etwas anderes sorgst (an dem Tag, an dem mein Einblatt blühte, war ich stolzer als nach meiner bestandenen Führerscheinprüfung). Pflanzen sind meist nicht teuer und leicht zu pflegen, also wag es! Werde eine Pflanzenperson. Verlieb dich nur nicht in einen Bonsai, den du spontan kaufst und dann sofort ermordest, weil du ihn überwässerst … es gibt keinen besonderen Grund, warum ich das erwähne.

Genieße die Aussicht

Man sollte auch darauf achten, welche Gefühle die Dinge um einen herum in einem hervorrufen. Alles, was du siehst, hat normalerweise einen Kontext, der verschiedene Stimmungen auslöst. Wenn du etwas siehst, das dir im Vorbeilaufen ein gutes Gefühl gibt oder eine positive Erinnerung weckt, wird deine psychische Gesundheit dadurch ständig gefördert. Wenn etwas nicht schön aussieht oder schlechte Erinnerungen hervorruft, kann das Entfernen dieses Gegenstands dazu führen, dass du dich häufiger gut fühlst. Ich will damit nicht sagen, dass du dein Zimmer mit aufbauenden Zitaten und Motivationspostern bedecken sollst, es sei denn, das ist dein Ding (Schande über dich), schau dich einfach in deiner Umgebung um und überlege, welche Gefühle die Dinge darin in dir auslösen. Umgib dich mit Fotos von guten Zeiten, mit Sachen, die dich zum Lachen bringen, oder mit Bildern, die dich inspirieren. Alles, womit du jetzt nichts dekorieren möchtest oder für das du keinen Platz findest, kannst du in einer Schachtel wegstellen. So hast du eine Schatzkiste mit sofortiger guter Ausstrahlung, wann immer du deine Laune verbessern möchtest.

Manchmal geben uns Dinge, von denen wir denken, dass sie uns ein gutes Gefühl geben *sollten*, in Wahrheit kein gutes Gefühl. Bei vielen meiner Fotos habe ich erst nach gründlichem Überlegen gemerkt, dass ihr Anblick mich an Dinge erinnerte, die ich verloren hatte, und ein Bedauern in mir auslöste. Die Hinweise darauf können so fein sein, dass sie völlig hinter unserer bewussten Wahrnehmung verschwinden – wenn du also etwas im Blickfeld hast und eine leise negative Regung empfindest, entferne es, wirf es weg, übermale es. Es muss nicht für immer sein, aber es macht es dir ein bisschen einfacher. Die Leute fragen mich oft, warum bei mir keine persönlichen Fotos oder Erinnerungen an berufliche Leistungen zu sehen sind. Ich antworte, dass ich sie nicht sichtbar haben möchte, dass das, was man bei mir sieht, mir gute Laune macht. Und dann schubse ich sie aus einem Fenster, weil sie mich geärgert haben.

Alles ganz einfach

»Schnellzugriff-Motivatoren« sind Sachen um dich herum, die das Leben einfacher machen. Wenn du bestimmte Dinge jeden Tag brauchst – Schlüssel, Handy, Bandmaß, Gießkanne, Hanteln, Seitenschläferkissen mit Zeichentrickfigur –, bring sie so unter, dass du schnell rankommst. Wenn es dir schwerfällt, aufzustehen und zum Sport zu gehen, oder du immer zu spät kommst, weil du ewig brauchst, um deine Tasche zu packen, leg dir deine Sachen schon am Abend zurecht. Umgekehrt kannst du Dinge außer Sicht unterbringen, wenn du sie nicht brauchst und sie dich nur ablenken oder zu zerstörerischem Verhalten führen. Nimm dir einen Moment, wenn du die Zeit und den Kopf dafür frei hast, und du wirst dir selbst dafür danken, ein so telepathisches Genie zu sein, wenn du diese eine Sache ganz dringend brauchst. Wenn du bereits ein großartig funktionierender Mensch bist, sorgt dies vielleicht noch für ein bisschen Optimierung. Und wenn du aus irgendeinem Grund in einem psychischen Morast feststeckst, könnte dies die kleine Hilfe sein, die du vorausschauend für dich vorbereitet hast und die dich durch eine schwierige Zeit trägt.

Minimalismus

Dieses Wort bedeutet ironischerweise viel und kann sich auf tausend verschiedene Dinge beziehen. Ich steige jetzt nicht tiefer in eine Debatte über alles von Kunst über Innenarchitektur, die Beziehung zwischen Kapitalismus, Materialismus und ein eingebautes menschliches Bedürfnis, Dinge zu horten, ein … aber manchmal haben wir einfach Zeug, das wir nicht brauchen. Wenn du zu viele Sachen hast, die du nicht benutzt oder nicht magst, gib ein paar weg. Ich will nicht behaupten, dass deine Kämpfe mit deiner psychischen

Gesundheit wie durch Zauber geheilt wären, wenn du in einem leeren weißen Kubus mit nur einem einzigen Betontisch leben würdest – das wäre ein bisschen zu einfach. Du brauchst auch ganz sicher keine teuren Sachen zu kaufen, die angeblich dem Gebot des Minimalismus entsprechen, oder dich andererseits schlecht zu fühlen, wenn du es dir nicht leisten kannst, viel zu besitzen – es geht nur darum, was für ein Gefühl dir das verleiht, was du hast.

Es gibt die Theorie, dass die Reduzierung der Wahlmöglichkeiten, die man an einem Tag hat, dem Hirn helfen kann, sich auf das zu konzentrieren, was wirklich wichtig ist. Eine Tech-Milliardär-Eidechsenperson, die jeden Tag nur das gleiche T-Shirt trägt? Na ja, sicher, das ist eine unglaublich optimierte Lebensart. Wenn dein Gehirn tatsächlich so voll ist, dass die Entscheidung zwischen schwarzen und grauen Socken dich in den Wahnsinn treibt – erspar sie dir! Es kann aber auch genau umgekehrt sein. Manche betreten ihr völlig überladenes, mit Deko nur so vollgestopftes Zimmer mit ungeheuer viel Zeug, das sie niemals berühren werden, und seufzen: »Ah, ja, zu Hause.« Wenn das du bist, dann ist es genau richtig so. Wenn deine Idee von Frieden die beruhigende Anwesenheit von tausend Büchern ist, die ohne System im Zimmer gestapelt sind, freut mich das für dich. Die meisten fühlen sich in einem mittleren Zustand wohl, bei dem keine zu große Unordnung herrscht, mit Dingen um sich herum, die ihnen ein gutes Gefühl geben und so ihr Leben leichter machen, ohne Druck, zu viel oder zu wenig zu besitzen. Mach dein Zuhause zu *deinem*.

Denk daran, jede Tätigkeit ist eine Gelegenheit, deine Stimmung zu verändern. Wenn es dir wie Arbeit vorkommt, deine Umgebung in Ordnung zu bringen, kannst du diese Tätigkeit angenehmer gestalten. Du kannst Musik dabei hören oder wie ich herumgehen und alles mit halber Geschwindigkeit erledigen, weil du gleichzeitig auf deinem Handy in der einen Hand etwas anschaust – Hauptsache, du tust es.

Du kannst das Aufräumen auch zu einer Übung in Achtsamkeit machen. Wenn du zur Ruhe kommen möchtest, genieße die Stille und konzentriere dich auf das, was du tust. Lass dir Zeit, tu alles langsam und nutze die Aufgaben als Möglichkeit, ganz im Hier und Jetzt zu sein. Konzentrier dich auf deine Sinne, fühl dich mit der physischen Welt verbunden, achte nicht auf deine Gedanken.

Homeoffice

Wenn du zu Hause arbeitest oder studierst, kann es schwierig sein, deine verschiedenen Lebensbereiche voneinander abzugrenzen. Wer für die Arbeit sein Zuhause verlässt, für den verändert sich die Umgebung und damit auch das Denken. Man kann bestimmte Gefühle zurücklassen und besser abschalten. Da wir normalerweise verschiedene

Situationen durchlaufen, in denen wir mehr oder weniger stark beansprucht sind, ist es ungeheuer wichtig, dass wir zwischendurch entspannen können. Deswegen sind Menschen mit einer für ihren Geist beunruhigenden Umgebung anfälliger für psychische Probleme, weil ihr Zuhause kein Ort zum Erholen ist.

Als Selbstständiger, der zu Hause arbeitet, stelle ich fest, dass es sein Für und Wider hat, absolut alles von seinem eigenen Zuhause aus zu tun. Gut, vielleicht kann man morgens ein paar Minuten länger im Bett bleiben, aber andererseits fühlt man sich leicht verpflichtet, auch abends noch zu arbeiten, und hat ständig ein Gefühl von Druck und schlechtem Gewissen, weil es keine Trennung zwischen Arbeit und Ruhepausen gibt. Weil die Zeit sich mit der Technologie verändert oder bestimmte globale Ereignisse die Menschen zwingen, lange Zeit zu Hause zu bleiben *hüstel*, arbeiten heute immer mehr Menschen von zu Hause aus. Daher sollte man unbedingt wissen, wie man Arbeit und Ruhephasen ausbalanciert.

Bereiche schaffen – versuche, verschiedene Orte für verschiedene Tätigkeiten zu bestimmen. Manche haben das Privileg eines Büros zu Hause, aber selbst wenn du für alles nur ein Zimmer hast, kannst du ein Bett anders als einen Stuhl oder den Fußboden behandeln. Je mehr du Schlafen, Arbeiten und Vergnügen voneinander trennen kannst, desto besser.

In den verstörenden ersten Tagen meiner Inhalte erschaffenden Karriere machte ich *alles* in einem Zimmer – schlafen, filmen, essen, Videos schneiden und E-Mails schreiben.

Wenn ich morgens aufwachte, war ich mit all den Sachen konfrontiert, die mich am Tag zuvor total gestresst hatten. Jahre vergingen, bevor ich dachte: »Das ist nicht ideal«, und etwas dagegen unternahm. Schlaf nicht mit der auf dein Bett gerichteten Kamera, um deiner und deines Bettnachbarn mentaler Gesundheit willen. Sei nicht ich.

Routine – wenn du die Möglichkeit hast, den ganzen Tag im Schlafanzug zu verbringen, mache ich dir keinen Vorwurf, wenn du es tust. Ich will nicht lügen, ich tue das auch. Während ich dies schreibe, bin ich super bequem angezogen – aber es kann sich verheerend auf die Produktivität auswirken und schmälert die Bedeutung deiner Freizeit. Du solltest dir morgens die Mühe machen, zu duschen, »Tageskleidung« anzuziehen und mit deinen Aufgaben zu beginnen, um in deinem Kopf den Produktivitätsmodus anzuknipsen, oder dein Tag wird in dem Sofa versinken, auf dem du hoffnungslos festsitzt.

Arbeitsplan – mach dir selbst einen Plan, wann du mit der Arbeit anfängst und wieder aufhörst. Solche Festlegungen prägen sich in deinem Kopf ein, zwingen dich anzufangen und geben dir die Erlaubnis, zu einer bestimmten Zeit wieder aufzuhören. Wir brauchen Pausen, nicht nur zum Aufrechterhalten unserer Produktivität und – du weißt schon – zum Essen und zur Regelung anderer Körperfunktionen, also denk dran, deine Zeit einzuteilen und Pausen zu machen. Und schließlich – leg am Ende deines Arbeitstages alles weg, das dich an deine Arbeit erinnert oder dich weiterarbeiten lässt. Ich habe Freunde, die abends ihre Benachrichtigungseinstellung nicht ausschalten, sodass es alle paar Minuten pingt und dingt, was die Stimmung total verdirbt. Wenn du dieses Buch liest, bitte. Ich bitte dich. Ich möchte nicht an diese Sache erinnert werden, auf die ich noch nicht geantwortet habe.

Verhandlungen – wenn du mit anderen zusammenwohnst, müsst ihr vielleicht darüber sprechen, wie ihr gut miteinander klarkommt. Brauchst du Platz, Ruhe, Konzentration? Oder soll jemand anders nicht eure gesamte Internet-Bandbreite benutzen, während du ein wichtiges Videotreffen hast, bei dem du jetzt wie ein Tamagotchi aussiehst? Der schwierigste Aspekt zur Verbesserung deiner Umgebung für deine mentale Gesundheit sind wahrscheinlich die Leute, mit denen du diese Umgebung teilst.

Mehr Leute, mehr Probleme

Die meisten von uns wohnen, ob freiwillig oder nicht, mit Freunden, Partner oder Partnerin, Eltern oder merkwürdigen Hausgenossen zusammen. Und diese Menschen beeinflussen natürlich den Zustand unserer häuslichen Umgebung und unserer psychischen Gesundheit ganz allgemein. Es braucht auf jeden Fall gegenseitiges Verständnis und Respekt für die Grenzen des anderen, man muss vereinbaren, wie lange man sich in den Gemeinschaftsräumen aufhalten kann, wie lange zu lange ist, um die verdammte Dusche zu besetzen, und was zum Teufel die Kriterien dafür sind, wer die Kontrolle über den Fernseher hat.

Die Beziehungen ändern sich mit der Zeit. Was jemandem außerhalb des Zuhauses zustößt, wird mit zurückgebracht. Man hat nichts damit zu tun, aber es hat seinen Einfluss auf das Zusammenleben. Mitbewohner und Mitbewohnerinnen kommen und gehen. Wenn jemand den Wohnraum besitzt oder mehr als seinen gerechten Teil der Arbeit tut, können sich Machtdynamiken entwickeln, und wenn die Umstände sich ändern, kann neue Unruhe entstehen. Ärgernisse können mit der Zeit zu bösen Streitereien ausarten. Für Stabilität ist es wichtig, offen miteinander umzugehen und sich auf bestimmte Grundregeln zu einigen. Natürlich sind manche nicht in der Position, das Verhalten der Mitwohnenden infrage zu stellen oder diese zu ändern, sodass sie eine toxische Situation tolerieren müssen, bis sie eine Alternative finden können. Wichtig ist, dass wir Situationen erkennen und nicht akzeptieren, wenn diese schlecht für unsere psychische Gesundheit sind.

Als ich sechzehn war, versuchte ich einen Plan auszuhecken, wie ich in die Großstadt ziehen und sofort mein neues, unabhängiges Leben zu meinen eigenen Bedingungen beginnen könnte. Der Plan war absolut sinnlos und hätte in einer Million Jahren nicht funktioniert. Aber die Zeit vergeht, die Umstände ändern sich, und schließlich wohnte ich in London und zahlte mehr Miete, als ich in einem Jahr verdiente. Endlich war ich frei?

Die (nicht so?) schöne Nachbarschaft

Deine Umgebung ist mehr als nur der Raum, in dem du wohnst – auch die Orte, an denen du häufig lange deine Zeit verbringst, gehören dazu. Die Orte, zu denen du regelmäßig reist, an denen du arbeitest, wo du dich mit anderen triffst.

Es ist sinnvoll, einmal über den Unterschied zwischen den Orten nachzudenken, wo wir Zeit verbringen *müssen*, und denen, die wir selbst wählen.

Denke an die Orte, an denen du dich öfter aufhältst. Wo fühlst du dich am glücklichsten? Am entspanntesten oder am vertrautesten? Überlege, was genau dir dort ein gutes Gefühl vermittelt. Kannst du dort mehr Zeit verbringen? Denk auch an Orte, an denen du dich unwohl fühlst. Vielleicht merken wir es gar nicht, verbringen aber viel Zeit mit unseren Routinetätigkeiten an Orten, die bei uns negative Gefühle auslösen. Kannst du daran etwas ändern? Kannst du dort weniger Zeit verbringen? Wir können eine Menge über uns selbst lernen, wenn wir uns fragen, warum wir uns an welchen Orten wie fühlen, und wir können in der Folge das tun, was gut für uns ist.

WALD / BADEN

Im Wald ein Bad nehmen – klingt für mich etwas beängstigend, oder? Und wenn die Wölfe einen riechen? Hoffentlich kann man noch schnell rennen, bedeckt vom Badeschaum.

In Japan gibt es das Konzept *shinrin yoku* (Waldbaden), das einfach nur bedeutet, dass man in den Wald geht und seine Sinne von der Natur »waschen« lässt. Dazu muss man sich nicht mitten in der Wildnis befinden; schon ein kleiner öffentlicher Park oder ein paar Pflanzen auf einem kleinen Platz draußen können dich von deinen Gedanken lösen und mit der physischen Welt verbinden. Sich mit Pflanzen zu beschäftigen kann uns beruhigen, unseren Herzschlag verlangsamen und negative Gefühle wie Ängste und Depressionen verringern.

Frische Luft und natürliches Licht sind gut für uns, und sogar vom Betrachten von Naturbildern kann unsere Psyche profitieren. Farben beeinflussen unsere Emotionen. Rote Wände können Menschen aggressiv und angespannt machen, blaue traurig, und grüne Orte entspannen das Gehirn. Studien haben gezeigt, dass das Lauschen auf Naturgeräusche sogar Schmerzen reduzieren kann. Wenn du gerade dein ganzes Zimmer rot gestrichen hast und dich jetzt angespannter fühlst als letzte Woche – geh und kauf dir beruhigende neutrale/grüne Farbe und einen besseren Geschmack.

Unsere primitiven Gehirne sind dafür gemacht, in der Wildnis zu existieren und sich auf die physische Welt zu konzentrieren (mit deren vielen furchteinflößenden Gefahren). In unserem modernen Leben, in dem wir so viel Zeit in geschlossenen, sterilen Umgebungen damit verbringen, in unserem Kopf Probleme zu wälzen, wird man leicht von dem ständigen Denken überwältigt. Geh einen Baum umarmen.

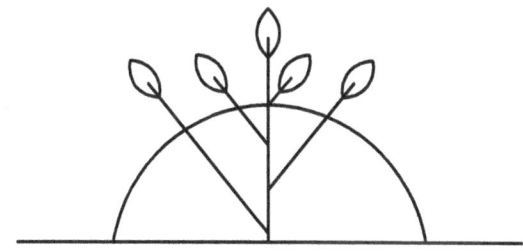

SEI EIN TOURIST

Na gut, die Einheimischen ärgern sich über dich, und du siehst verloren und verwirrt aus, aber ein Tourist zu sein kann als achtsame Art dienen, deinen Gedanken zu entfliehen und dich zu erden. Du musst dafür nicht verreisen, du kannst es tun, indem du deine Wohnumgebung erforschst! Wenn du dir die Zeit nimmst, jedes Detail wahrzunehmen, dich auf deine Sinne konzentrierst und nicht zum nächsten Ziel hetzt, kannst du dich ruhiger fühlen.

Für meine Wohnumgebung würde das heißen, dass ich eine beschädigte Telefonzelle mit fragwürdigen Visitenkarten bewusst wahrnehme und Fotos von riesigen Ratten mache, die das runtergefallene Mittagessen eines ungeschickten Pendlers fressen. Aber solange ich nicht in meinem Kopf bin und mir Sorgen mache, ist das eine gute Sache.

Egal wo du wohnst oder wo du hingehen musst, es wird Sachen geben, die du nicht kontrollieren kannst. Wenn du lernst, sie aus einem anderen Blickwinkel zu betrachten, und verstehst, warum sie dein Gefühl beeinflussen, kannst du einen guten Umgang damit finden.

ÜBUNG: ACHTSAME BEWEGUNG

Gut, um:
- **Konzentration zu üben**
- **stressige Gedanken zu beruhigen**
- **Ruhe zu finden**

Wenn du ein mentales Reset brauchst, kannst du in nur wenigen Minuten dein Gefühl verändern, indem du auf deinem Weg achtsam bist.

Achte darauf, wie du dich fühlst, wenn du beginnst, dich zu bewegen. Konzentriere dich auf deinen Körper und darauf, wie er vorwärtsgeht und mit der Luft und dem Boden in Berührung kommt.

Wenn deine Gedanken abschweifen, ist das in Ordnung, bring sie immer wieder zurück zu deinen sinnlichen Wahrnehmungen.

Beachte die Vielfalt der Kleinigkeiten um dich herum. Die Farben, die Materialien, die Leute – nimm sie einfach nur wahr, ohne sie zu beurteilen oder dich auf sie zu konzentrieren.

Verbinde dich mit deinen Sinnen. Fühle das Wetter, höre nahe und ferne Geräusche, rieche deine Umgebung – beurteile sie nicht als angenehm oder unangenehm, bemerke sie nur.

Du wirst dich ruhig fühlen, stärker mit der Welt um dich herum verbunden und weniger von der Gnade deiner Gedanken abhängig. Und du kannst es jederzeit und überall tun – dein Werkzeug, wenn du es brauchst.

SCHLAF

—

Schlaf gibt uns nicht nur frische körperliche Energie. Er erneuert und reguliert auch unsere geistige Kraft, beeinflusst unsere Stimmung und unsere Fähigkeit, mit den Herausforderungen des Lebens klarzukommen.

Eine Nacht, in der wir schlecht schlafen, richtet nicht viel Schaden an, aber ein paar Nächte nacheinander fordern ihren Tribut. Denn dann fällt es unserem Gehirn schwer, Energie, Motivation und emotionale Balance aufrechtzuerhalten.

Es gibt keine Zauberformeln, um sofort einzuschlafen – höchstens ein paar körperlich wirksame wie Betäubungsmittel oder einen Schlag gegen den Kopf mit einem großen roten Handschuh. Aber wir alle können etwas tun, um unseren Körper und unser Gehirn zu kontrollieren, sodass wir nachts gut schlafen. Dabei geht's nicht nur darum, was wir im Bett tun (he!), sondern um die ganze Reise vom Moment des Aufwachens an.

Eine kaputte innere Uhr ist häufiger müde

Auch wenn Schlaf etwas Selbstverständliches zu sein scheint (etwas, das wir als Babys schnell hinkriegen, bis wir anfangen, mitten in der Nacht zu schreien), gibt es vieles, was ihn beeinflusst, aber nicht von allen verstanden wird.

Unsere innere Uhr oder auch unser Biorhythmus reguliert, wie müde oder wach wir uns im Laufe des Tages fühlen. Die meisten haben am Nachmittag eine sehr müde Phase (ja, nicht nur du, das Abschlaffen nach dem Mittagessen hat seine Gründe) oder wenn abends die Sonne untergeht oder wenn man vierzig Stunden nacheinander wach war, weil man versucht hat, ein Monopoly-Spiel zu beenden. Unser Schlafsystem arbeitet am besten, wenn wir dem Auf- und Untergehen der Sonne folgen und – sehr wichtig – immer zur gleichen Zeit schlafen gehen.

In der Entwicklung des Menschen war nicht eingeplant, so schnell um die ganze Erde zu reisen, dass Tag- und Nachtzeit sich verändern. Wenn du jemals einen Jetlag hattest, kennst du das Gefühl, wenn unser Biorhythmus völlig aus dem Gleichgewicht gerät. Man weiß, an welche Zeitzone man sich anpassen sollte, aber unsere eingebaute Körperuhr will dem Plan folgen, nach dem sie sich bis dahin gerichtet hat.

Und unser Körper erwartet, mit der Sonne aufzustehen und mit ihrem Untergang zu schlafen. Aber ob man nachts arbeiten muss, ein müder Teenager ist oder sich auf dieser apokalyptischen arktischen Insel befindet, wo man nur eine Stunde Licht am Tag hat – wir leben nicht alle auf diese perfekt beabsichtigte Art, was unsere Versuche zu schlafen schwieriger macht.

Als Teenager hatte ich einen Job in einem Großmarkt, bei dem ich jeden Samstag und Sonntag morgens um 5 Uhr anfangen musste. Es war die schlimmste Schicht, die man sich vorstellen konnte, aber der einzige freie Job – sicher nicht ohne Grund. Man kann sich vorstellen, was so eine automatisierte Arbeit, bei der Produktivität und Geschwindigkeit mit einer App überprüft werden, man kein Tageslicht sieht und jede menschliche Interaktion fehlt, für Auswirkungen auf die psychische Gesundheit hat. Und was dazukam: Ich plante meinen Schlaf nicht mit Rücksicht auf meine Arbeitszeit. Einmal ging ich mit auf eine Kneipentour, um den Geburtstag eines Freundes zu feiern. Ich war um drei Uhr morgens zu Hause und beschloss, dass es sich nicht mehr lohnte zu schlafen. Dann ging ich zur Arbeit, wurde in der Winterluft wieder nüchtern und versuchte, es irgendwie durch meine Schicht zu schaffen. Doch schließlich schlief ich im Stehen ein und zerstörte fast einen Industriekühlschrank, der bis obenhin voll mit Joghurt war. In meiner Pause schloss ich für einen Moment die Augen und schlief sofort fest ein. Ich bin fast gefeuert worden. Sei nicht wie ich – sei realistisch und plane dein soziales Leben mit Rücksicht auf deinen Schlafrhythmus.

Ein kleiner Trost für alle Teenager, die dies lesen: Es ist natürlich, dass Teenager abends erst spät müde werden. In der Pubertät verschiebt sich nämlich der Schlaf-wach-Rhythmus. Deshalb ist es schwer, abends früh einzuschlafen – und morgens früh aufzustehen. Es liegt nicht daran, dass ihr keine Verantwortung für euer soziales Verhalten übernehmt und stattdessen schmollt (was ihr definitiv tut, aber ihr habt auch eine biologische Entschuldigung).

Meine Mum, von der ich hoffe, dass sie sich persönlich angesprochen fühlt, wenn sie dies liest, erkannte diese biologische Entschuldigung nicht an. Sie zerrte mich jeden Morgen mit körperlicher Gewalt aus dem Bett und setzte mich direktem Sonnenlicht aus, als wäre ich eine Art Bär im Winterschlaf, gemischt mit einem schnell verdampfenden Vampir. Wie können wir erwarten, dass Teenager sich in der Größe verdoppeln, irgendwie lernen, Auto zu fahren, und tausend Zahlen für einen Test lernen, ohne dass sie extra Schlaf bekommen? Die Schulzeiten sollten für Teenager verändert werden, damit sie morgens länger schlafen können und später am Abend noch lernen. Aber das wäre viel zu sinnvoll, und die Menschen erfreuen sich daran, die nächste Generation durch das gleiche Leid zu schleifen, das sie in der Vergangenheit selbst ertragen mussten.

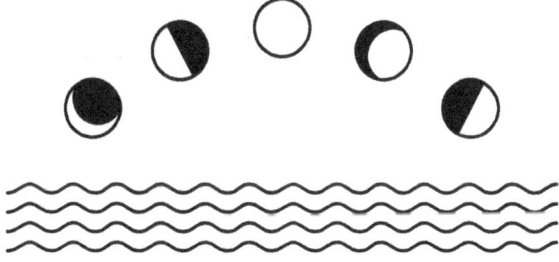

Wichtiger als die
Anzahl der Stunden,
die man schläft, ist die
Qualität des Schlafs.

Wie viel des Guten?

Unsere Körper sind alle verschieden und brauchen unterschiedlich viel Schlaf. Den meisten Erwachsenen reichen zwischen sieben und neun Stunden Schlaf pro Nacht, um körperlich und geistig zu funktionieren. Manche Menschen lernen, mit vier oder fünf Stunden auszukommen (nicht nachvollziehbar), und manche behaupten, sie bräuchten zehn Stunden, und werden von allen in ihrem Leben verspottet … aber es könnte tatsächlich so sein.

Wichtiger als die Anzahl der Stunden, die man schläft, ist jedoch die Qualität des Schlafs. Die Frage ist: Wie fühlt man sich am Morgen? Eine Stunde nach dem Aufstehen sollte man sich erfrischt und energiegeladen fühlen. Auf keinen Fall sollte man wieder ins Bett klettern wollen, um sich in einen Kokon zu hüllen und später mit einer völlig durcheinandergeratenen Körperuhr aufzuwachen, als wäre man einmal um die halbe Welt gereist.

Wie kannst du also heute Nacht gut schlafen? Und wie können wir für den Rest unseres Lebens geschulte und qualifizierte Schlafexperten werden? Der erste Schritt ist Routine. Wie ein Hund, der auf einen Spaziergang wartet, sitzt dein Körper da und wartet mit ungeduldigem Schwanzwedeln auf die Ansage, wann du dich gern jeden Tag müde fühlen möchtest. Dazu gehört auch die »Schlafhygiene«, bei der es nicht darum geht, vor dem Schlafengehen zu duschen (auch wenn das hilft), sondern um alles, was du tust, um dich positiv darauf einzustellen, dich schläfrig zu fühlen und erfolgreich in den Schlaf zu gleiten, wenn dein Kopf aufs Kopfkissen fällt.

Diese Investition lohnt sich wirklich, denn wenn du heute Nacht gut schläfst, bist du morgen leistungsfähiger und kannst das Leben außerdem besser genießen. Je nachdem, wie gesund dein Schlafrhythmus ist, kann besonderes Engagement nötig sein – aber wenn du das Bett-Bootcamp überstehst, wirst du auch die Nächte gut überstehen … indem du durchschläfst.

Bett-Bootcamp

Steh auf – egal wie müde du dich fühlst, bestimme die Zeit, um die du deinen Tag in Angriff nehmen musst, und bleib nicht im Bett. Sobald du wach bist, leg los und lass dich nicht mehr von den Kissen in Versuchung führen.

Beweg dich – der Energieverbrauch am Tag ist einer der wichtigsten Faktoren für einen guten Schlaf. Ein nerviges, hyperaktives Kind bekommt man am besten müde, indem man mit ihm ein körperlich anstrengendes Spiel spielt, es dann auf einen weichen Platz setzt und zusieht, wie es einschläft. Erwachsene sind genauso. Je mehr wir uns am Tag bewegen, desto mehr sehnen wir uns danach, die verbrauchte Energie im Schlaf zurückzugewinnen. Ich akzeptiere nur ungern, dass meine Sporttage meist auch diejenigen sind, an denen ich nachts besser schlafe. Im Gegensatz dazu stehen die schwierigen Tage, an denen ich zwölf Stunden am Stück am Computer verbringe.

Mach Licht – je mehr Licht unsere Augen am Tag aufnehmen, desto eher wird unsere innere Uhr am Abend meinen, dass wir schlafen müssen. Auch die Art des Lichts ist wichtig. Natürliches weißes und blaues Licht sorgt dafür, dass wir uns wach fühlen, daher ist natürliches Licht gut für die Konzentration am Tag. Auch das Standardlicht vieler technischer Geräte sendet ähnliche Signale. Wenn die Sonne untergeht, bereiten die eher orangenen Lichtfarben unseren Körper auf den Schlaf vor, daher hilft uns die Nachtmodus-Funktion unserer Bildschirme, die das Licht wärmer macht, um zur Ruhe zu kommen. Helles Licht vor dem Schlafengehen ist einer der schlimmsten Einflüsse – also an alle, die wie ich eine Stunde lang mit dem Kopf auf dem Kissen am Bildschirm lesen, bevor sie die Augen schließen: Ja, das ist Selbstsabotage. Als Kind schlief ich mit einem Buch in der Hand ein, sobald ich anfing zu lesen. Bücher sind beigefarben. Solange die Schriftgröße deine Augen nicht zu sehr anstrengt, lass dich von Buchseiten sanft ins Land der Träume tragen.

Schalte ab – vermeide vor dem Schlafengehen alles Anregende – außer Sex natürlich, denn danach ist man normalerweise sofort völlig ermattet.

Sex setzt Hormone frei (Oxytocin und Dopamin), die den Körper entspannen, und verringert die Produktion von Stresshormonen (Cortisol). Und er lenkt gut von den Gedanken des Tages ab, weil man sich mit etwas anderem beschäftigt und hoffentlich ganz im Hier und Jetzt ist (diese Wirkung könnte von der Performance deines Partners oder deiner Partnerin abhängen). Aber du brauchst nicht unbedingt eine zweite Person für die Vorteile von Sex vorm Einschlafen. Trotz allem, was wir nicht über mentale Gesundheit wissen, und trotz des wenig hilfreichen Verhaltens, das wir entwickelt haben, sind wir doch recht gut darin, diese Sache selbst zu tun.

Außerdem unterbricht alles, was uns aufregt, ängstigt oder alarmiert, die Vorbereitung aufs Schlafengehen, die gut für unseren Körper wäre. Wir sollten uns daher bewusst sein, was wir tun und welches Gefühl es in uns hervorruft. Einige sind so stark mit ihrer Arbeit oder ihrem Sozialleben verbunden, dass sie umgeben von technischen Geräten schlafen, die sie abrupt aus den schönsten Träumen zu »pingen« drohen. Es ist wirklich wichtig, sich beim Schlafen Stille zu gönnen. Wahrscheinlich wirst du kaum einen lebensverändernden Moment verpassen, wenn du dir wenigstens ein Minimum an Zeit nimmst, um deine Augen zu schließen – und du wirst dein bestes Ich sein, wenn du dich verdammt noch mal ausruhst. Bist du erst einmal fürs Bett vorbereitet, sorge dich nicht mehr um deine Verantwortlichkeiten, um die Nachrichten, um den Zustand der Welt oder die jüngste Verschwörungstheorie, wegen der dein merkwürdiger Onkel sich solche Sorgen macht – jetzt ist Zeit für Ruhe. Stell dein Handy auf stumm oder leg es in ein anderes Zimmer. Du kannst dich um die neue Weltordnung kümmern, wenn du dich wieder frisch fühlst.

Versuch, dir eine Reihe Tätigkeiten anzutrainieren, die du vor dem Schlafengehen durchführst. Das könnte Duschen sein, Lesen, das Zurechtlegen der Kleidung für den nächsten Tag, Stretchen, das Besprühen deines Kopfkissens mit nach Lavendel riechendem Zeug – was angeblich schlaffördernd wirkt, für mich aber nach einer mysteriösen älteren Frau riecht. Tu, was auch immer dich das Gegenteil von wach werden lässt.

DEIN SCHLAF IST, ╱ WAS DU ISST

Für viele (und mich!) gilt, dass wir nicht mehr ohne Kaffee oder Tee funktionieren können. Ein paar Bohnen geben uns morgens die Energie, den Tag anzugehen. Aber wir müssen darauf achten, dass wir nicht zu spät mit dem Konsumieren von Koffein aufhören; Kaffee, Tee, Energieriegel oder zuckrige Snacks wirken noch Stunden später in unserem Körper. Wir sollten versuchen, nach der Mitte des Tages keine größeren Mengen davon mehr zu uns zu nehmen, sonst sind sie noch in unserem Blut, wenn wir schlafen wollen, und verwirren unseren Körper mit wachmachenden Chemikalien.

Ich spreche aus Erfahrung! Jedes Dessert nach dem Abendessen, das Kaffee, Matcha oder zu viel Zucker enthält, ist eine böse Versuchung – nur dafür erschaffen, uns später zu bestrafen, weil wir einen Moment gewagt haben, das Leben zu genießen. Es ist köstlich, aber du wirst mir zustimmen, dass es sich nicht gelohnt hat, wenn du mitten in der Nacht aufrecht im Bett sitzt.

Während manche Substanzen stimulierend wirken, ziehen andere dich runter. Alkohol kann vielleicht beim Einschlafen helfen, aber dein Körper muss ihn auch abbauen, und dein Schlaf wird unterbrochen. Keine gute Lösung. Das Gleiche gilt leider für reichhaltiges, schweres oder scharfes Essen (im Grunde alles Erfreuliche im Leben), denn je größer und reichhaltiger die Mahlzeit, desto mehr muss der Körper für deren Verdauung arbeiten. Der »Pizza-Kater« ist echt – der Körper arbeitet auf Hochtouren, um diesen Teig zu verdauen, und morgens merkst du dann, dass du salziger als das Tote Meer und viel weniger hydriert bist.

Das soll jetzt nicht heißen, dass wir ein Leben ohne jeden Sinn führen müssen (falls du, wie ich, hauptsächlich lebst, um zu essen). Du sollst nur verstehen, was das Essen mit dir anstellt, und dein Wissen in das größere Bild des wunderschönen nächtlichen Schlafs einpassen, den du gerade für dich selbst vorbereitest. Wähl das Kohlenhydrate-Chaos bewusst.

MITTAGS / SCHLAF

Achtung, kontrovers diskutiertes Thema: Manche schwören auf ihren Mittagsschlaf, manche (ich würde niemals sagen, wer) halten ihn für einen verrückten, unnatürlichen Akt, der einen total durcheinanderbringt – Spinner eben. Glücklicherweise kann die Wissenschaft hier vermitteln.

Ein Mittagsschlaf ist eine gute Art, zu wenig Schlaf wieder auszugleichen, wenn man das braucht. Es hat sich gezeigt, dass eine kurze Nachmittags-Siesta das Energieniveau für den Rest des Tages steigert. Allerdings wird dadurch auch später der Drang niedriger zu schlafen, und oft ist es dann abends schwieriger einzuschlafen. Manchmal wacht man auch plötzlich mitten in der Nacht auf (wie direkt nach dem Mittagsschlaf). Nachts konstant genügend und gut zu schlafen ist gesünder und bedeutet, dass man keinen Mittagsschlaf braucht. Aber unsere Körper sind nicht alle gleich. Wenn du kurze Phasen dösen kannst und weißt, dass es dir hilft – du kennst deinen Körper am besten. Sorg aber dafür, dass du auch regelmäßig den langen Nachtschlaf bekommst, den du brauchst!

Das perfekte Ruhenest

Der Ort, an den wir uns zum Ausruhen zurückziehen, muss die beste Umgebung sein, um gut zu schlafen. Auf einer Party können wir keinen Winterschlaf halten, und es gibt einen Grund, warum Eichhörnchen im September Nüsse horten – das perfekte Ruhenest erfordert sorgfältige Pflege.

Der erste Aspekt ist das Licht. Dunkelheit signalisiert unserem Gehirn, dass die Sonne nicht mehr da ist und es Zeit zum Schlafen ist. Blockiere und lösche so viel Licht wie möglich. Der nächste wichtige Aspekt ist die Temperatur. Ich, der ich offenbar von einer Art Belugawal abstamme, fühle mich am wohlsten in eiskalter Wildnis, während ich in so viel Bettzeug wie möglich eingepackt bin, sodass ich wie ein Burrito aussehe. Wenn es wärmer als 16 °C ist, weigere ich mich, mich überhaupt nur hinzulegen. Wenn es laut ist, sollten wir uns Ohrenstöpsel anschaffen, um die erschreckenden Schreie der die Mülltonnen plündernden Füchse abzuhalten, die bei Sonnenaufgang Sex haben. Gemütlichkeit ist sehr wichtig, daher sollte unser Schlafplatz auch wirklich unserem Körper gefallen. Manche sind glücklich, im Gras zu schlafen, andere würden eine Erbse unter einem Berg Schaumstoffmatratzen spüren – aber zu viele achten nicht auf ihren Schlafkomfort. Wenn du Zeit oder Geld investieren willst, um irgendeinen Aspekt deines Lebens zu verbessern, ist Schlaf einer der grundlegendsten. Ein gutes Kopfkissen macht einen Riesenunterschied. Du wirst dir selbst dafür danken, wenn du aufwachst.

EINE ⁄ »NUR-SCHLAFEN-ZONE«

Wie schon erwähnt beeinflusst unsere emotionale Beziehung zu unserer Umgebung, was wir dort tun können. Wenn wir nun den Ort, an dem wir schlafen, mit anderen Aktivitäten assoziieren, wird es für unseren Körper schwieriger abzuschalten und wegzudösen. Als jemand, der diesen Satz schreibt, während er wie ein französisches Mädchen, das gezeichnet wird (oder eine gestrandete Robbe), auf seinem Bett liegt, sage ich das voller Heuchelei. Tatsache ist aber, dass wir uns das Einschlafen jedes Mal schwerer machen, wenn wir unser Bett als Büro, sozialen Ort oder gemütlichen Platz zum Anschauen oder Lesen von Sachen benutzen, die uns ein Gefühl von Sorge oder Aufregung vermitteln. Die einzige Ausnahme ist das oben schon Erwähnte; du weißt, was du zu tun hast.

Hast du kaum andere Aufenthaltsmöglichkeiten als dein Bett, kannst du deinem Gehirn immer noch helfen, zwischen Tages-Bett und Nacht-Bett zu unterscheiden. Trag tagsüber deine Tageskleidung, sitz in einer anderen Position oder an einem anderen Bettende, lehn dich an die Wand anstatt an Kissen – oder nimm das Bettzeug weg, damit das Bett eher wie ein normales Möbelstück für den Tag aussieht.

Falls du zu denen gehörst, die wunderbar einschlafen und schlafen, egal, was um sie her passiert, desto besser. Benutz dein Bett, wie du Lust hast. Solltest du jedoch Mühe mit dem Schlaf haben, hilft es, diese Dinge zu berücksichtigen, um deinen Schlaf effektiver zu gestalten.

DER FEINE / UNTERSCHIED

Müde zu sein ist nicht das Gleiche, wie bereit zum Schlafen zu sein. Nach einem langen Tag, körperlicher Erschöpfung oder auch geistiger Anstrengung können wir uns müde fühlen – aber das heißt noch nicht, dass unser Körper schlafen will. Wenn wir diese Signale verwechseln und ins Bett gehen, kann das unseren Tagesablauf total durcheinanderbringen. Es ist eine Versuchung, verpassten Schlaf aufzuholen, indem man früher zu Bett geht, aber es kann überraschend schwierig sein einzuschlafen, wenn dein Körper es noch nicht erwartet. Stundenlanges Wachliegen kann die Folge sein. Solltest du Erfolg haben und einschlafen, bringst du deinen Biorhythmus durcheinander und bekommst die Nachteile eines Jetlags ohne die gratis im Flugzeug verteilten Mini-Brezeln. Nutz das aber nicht als Entschuldigung, die ganze Nacht aufzubleiben, wenn du dich danach fühlst – bestimme eine Zeit fürs Schlafengehen, und wenn sie da ist, leg dich hin. Damit deine innere Uhr keine Probleme bekommt, versuche, nur zu der von dir bestimmten Zeit schlafen zu gehen.

UHREN-SPERRE

Eine andere kontraproduktive Verhaltensweise ist das Starren auf die Uhr. Wenn wir anfangen zu rechnen, wie viel Zeit wir noch haben, bevor wir aufstehen müssen, halten wir unseren Körper mit Stresshormonen und Sorge wach und schlafen erst recht nicht ein. Es ist nicht leicht, aber vertraue darauf, dass dein Gehirn weiß, wann es abschaltet. Du wirst den Unterschied zwischen zwanzig Minuten und zwei erfolglosen Stunden auch so erkennen, also hör auf, das Ticken des Sekundenzeigers zu beobachten.

Geh mit dem Ziel schlafen, passiv im Bett zu liegen, nicht aktiv und wachsam. Lass den Schlaf kommen.

Setz dich nicht unter Druck

Es ist paradox, aber je mehr Mühe man sich gibt zu schlafen, desto schwerer wird es. Viele setzen sich selbst unter Druck, jetzt unbedingt schlafen zu müssen, und wundern sich dann, warum sie nicht einschlafen, sobald sie liegen. Mehr Aussicht auf Erfolg hat es, wenn man im Bett liegt und den Schlaf kommen lässt, wenn der Körper bereit dafür ist. Wenn du nach zwanzig Minuten noch immer wach bist, kann das ein Zeichen sein, dass dein Körper noch nicht bereit ist. Dann kannst du noch etwas tun (solange es nichts Aufregendes ist, außer dieser einen Sache), bis du merkst, dass du müde bist. Es mag kontraproduktiv klingen, wenn man das Bett verlässt und ein Buch liest, aber es kann dem Gehirn helfen, das Bett nun als Ort für süßen Schlaf zu sehen. Vertraue deinem Körper. Wenn du den von ihm ausgesandten Signalen folgst und ihm glaubst, wenn er Schlaf einfordert, sollte es funktionieren. Mach dir keine Sorgen, dass dein Körper dich betrügt, wenn er um Mitternacht aktiv ist; wenn deine innere Uhr den Zeitplan und das Schlafniveau bestimmt, wird sie dich am nächsten Tag sicher nicht mit der Forderung nach extra Zeit überraschen.

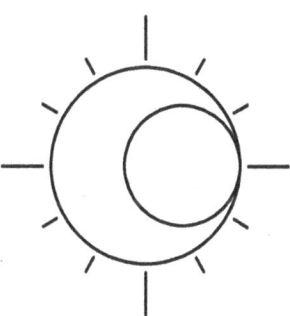

Schlafen bedeutet,
im Bett zu liegen und
den Schlaf kommen
zu lassen, wenn dein
Körper bereit dafür ist.

Die Sorgen abstellen

Viele werden durch ein regelrechtes Gedankenkarussell vom Schlafen abgehalten. Man fühlt sich müde, ist auf der Schwelle zum Schlaf, und dann taucht plötzlich ein Gedanke an die eine schrecklich beunruhigende Sache im Kopf auf. Das kann das Bedrohungssystem unseres Körpers aktivieren, und dann rasen nicht nur unsere Gedanken, sondern unser ganzer Körper gerät in einen alarmierten Zustand, der uns vom Schlafen abhält.

Das bringt uns wieder dazu, wie wichtig es ist, sich in der Gegenwart zu befinden und nicht in seinem Kopf mit den reumütigen Gedanken an die Vergangenheit oder der Angst vor der Zukunft. Am Tag, wenn wir etwas zu tun haben und eine Welt voller Möglichkeiten vor uns liegt, halten Ablenkungen diese Gedanken in Schach – aber nachts, wenn zwischen dir und deinem Kissen nichts mehr ist, drängen sie in unseren Kopf und fordern unsere Aufmerksamkeit. Dieser Moment der Verletzlichkeit ist einer der Hauptgründe, warum die Nacht eine schwierige Zeit für die psychische Gesundheit ist. Es kann erdrückend sein, plötzlich mit all den Dingen konfrontiert zu sein, über die man tagsüber nicht nachdenken wollte und die sich jetzt überschneiden und um Aufmerksamkeit konkurrieren – obwohl man in Wirklichkeit wahrscheinlich nicht viel gegen diese Probleme tun kann, wenn man in der Fötusstellung daliegt.

DEUTE DIE ZEICHEN

Die Qualität deines Schlafs ist oft ein Fenster in deine psychische Gesundheit. Wenn du alles versuchst, was du kannst, und trotzdem nicht schlafen kannst, könnte das ein Zeichen für ein größeres Problem mit deiner körperlichen oder mentalen Gesundheit sein. Dann kann es sinnvoll sein, die Meinung eines Experten oder einer Expertin einzuholen.

Für mich ist das die größte Hürde. Ich hatte Monate, sogar Jahre andauernde Phasen, in denen ich fast schon geschlafen hatte, mich dann aber mein Kopf mit beunruhigenden, schrecklichen Gedanken davon abgehalten hat. Geschlafen habe ich schließlich nur jeden zweiten Tag aus purer Erschöpfung. Glücklicherweise gibt es Dinge, die du tun kann, um solche Gedanken zu stoppen.

Rede darüber – das ist die Nummer eins, die beste Lösung für von Sorgen ruinierten Schlaf. Tagsüber wollen wir nicht über unsere Probleme nachdenken, wenn wir es vermeiden können, aber dann können wir auch eher etwas gegen sie tun oder zumindest mit jemandem über sie reden. Meist sind wir nicht so gut darin, Probleme selbst zu lösen, weil wir sie nur aus unserer eigenen Perspektive sehen. Mit jemandem über unsere Sorgen zu reden kann dabei helfen, sie aufzuschlüsseln und aus einem anderen Blickwinkel zu betrachten. Oft wirkt das Reden auch wie eine Realitätsprüfung, die uns klarmacht, wie groß (oder klein) das Problem eigentlich ist. Selbst wenn es nur für einen Moment am Abend ist, versuche, mit jemandem zu sprechen, vielleicht bist du dann vorbeugend für die Nacht erst einmal beruhigt. Wenn du niemanden zum Reden hast, schreib auf, was dich beunruhigt, oder sprich es laut aus, um es aus deinem Kopf zu bekommen. Wenn das Reden mit jemandem zu einem Plan für die Lösung deines Problems führt, wird dir das hoffentlich für den Moment Ruhe schenken. Und auch wenn dein Problem zu komplex für eine kurzfristige Strategie zu seiner Lösung ist, hilft das Durchsprechen meist, um es aufzuschlüsseln und zu relativieren. Ähnlich wie das Aussprechen des Namens eines angsterregenden Geistes aus einer Geschichte nimmt das Benennen einer Sorge ihr oft die Macht über deine Gedanken. Lass dir nicht deinen Schlaf von der Sorge verderben, indem du sie tagsüber verdrängst und sie dich dann nachts wach hält.

Benutz deine Werkzeuge – alle schon erwähnten Methoden zum Verbessern deiner Stimmung können dir auch helfen, um in den Schlaf zu finden: achtsam sein und deine Gedanken zwar wahrnehmen, aber einfach weiterziehen lassen; deinen Atem verlangsamen und vertiefen; deine Muskeln entspannen, alle Anspannung des Tages loslassen; dich körperlich in deiner Umgebung verankert fühlen, dich darauf konzentrieren, wie schwer du dich fühlst, während du hoffentlich einschläfst.

SCHLAF-SEMESTER-FAZIT

- Geh möglichst immer zur gleichen Zeit schlafen.
- Schaff dir eine Routine, die deinem Körper zeigt, dass Schlafenszeit ist.
- Achte auf das Licht, mit dem du dich am Tag und in der Nacht umgibst.
- Je mehr Energie du tagsüber durch Bewegung verlierst, desto mehr sehnt dein Körper sich nach Erholung im Schlaf.
- Denk dran, wie Essen und andere Substanzen dein Energieniveau beeinflussen.
- Mach aus deiner Schlafzone den bestmöglichen Ort.
- Vermeide abends Tätigkeiten, die stimulierend wirken.
- Wenn du im Bett liegst, schau nicht auf die Uhr und setz dich nicht unter Druck.
- Rede vorm Schlafen über deine Sorgen oder schreib sie auf, damit sie dich nachts nicht belasten.
- Benutz deine Werkzeuge für psychische Gesundheit, um zu entspannen und einzuschlafen.
- Versuche, nicht zu schnarchen.

ESSEN

—

Du bist nicht wirklich, was du isst,
aber definitiv fühlst du es. Was unseren
Körper nährt, nährt auch unser Gehirn
und unsere psychische Gesundheit.

Der Anteil des Gehirns am gesamten Körpergewicht eines Menschen beträgt nur zwei Prozent, es verbraucht aber 20 Prozent der Energie, die ein Mensch sich zuführt. Denken ist harte Arbeit! Bei der Ernährung des Gehirns geht es nicht nur darum, dass wir genug essen, sondern auch darum, *was* wir essen.

Bei vielen hängt es von unserer Stimmung ab, was wir essen möchten. Wenn ich zum Beispiel ängstlich, gestresst oder deprimiert bin, habe ich nicht die geringste Lust auf Gartensalat. Das Verhältnis zum Essen in Bezug auf unsere psychische Gesundheit ist bei jedem anders. Manche bekommen überhaupt nichts runter, wenn sie sich schlecht fühlen, andere überessen sich, wenn sie emotionale Probleme haben – man isst sozusagen seine Gefühle. Das Problem ist, dass es in der Regel völlig kontraproduktiv ist, wenn wir unsere Ernährung von unseren Gefühlen diktieren lassen, um uns besser zu fühlen, und chaotische Blutzuckerwerte sind für unsere Gefühle genauso chaotisch.

Wenn du bemerkst, dass sich dein Essverhalten aus irgendeinem Grund verändert hat, fühl dich deswegen nicht schlecht. Es ist ganz natürlich, dass dein Körper auf deine Gefühle reagieren will. Hier geht es nicht darum, wie die Gesellschaft die »richtige« oder »falsche« Art zu essen definiert. Hier geht es darum zu verstehen, wie Ernährung deine *psychische Gesundheit* beeinflusst – und wie dein emotionaler Zustand beeinflussen kann, was du essen möchtest. Mit diesem Wissen hast du mehr Kontrolle und weißt, was du selbst tun kannst, um dich ausgeglichener zu fühlen.

ESSEN IST LIEBE, / ESSEN IST LEBEN

Unser Gehirn braucht unbedingt Treibstoff, um Entscheidungen zu treffen, sich zu konzentrieren und uns bei Stimmung zu halten. Daneben ist Essen jedoch auch eine Art der Selbstfürsorge. Manchmal ist es gut, sich daran zu erinnern, dass etwas so Grundsätzliches wie Essen auch bedeutet, sich etwas Gutes zu tun – schließlich haben viele Menschen aus den verschiedensten Gründen Mühe, sich gut zu ernähren. Daher sollten wir dankbar sein, wann immer wir in der Lage sind, uns gesund zu halten. Wenn Menschen in unserer Welt Hunger leiden, ist das sowohl ein mentales als auch ein körperliches Problem.

Oft betrachten wir Essen als Belohnung, sodass es eine starke emotionale Macht erhält. Aber Essen ist kein Druckmittel, es ist unbedingt notwendig, um uns am Leben zu erhalten. Wenn wir uns schlecht fühlen und denken, wir verdienen es nicht zu essen oder das zu essen, was wir genießen, sabotieren wir uns selbst emotional und körperlich. Achte darauf, ob du Essen als Strafe oder Preis betrachtest, und erkenne stattdessen an, dass es Nahrung ist, die du immer brauchst.

Eine gesunde Einstellung

Reden wir über das D-Wort. Nein, nicht »Depression« (das hatten wir schon), auch nicht »Dan« – noch einmal, das Buch ist nicht wirklich über mich, es ist über dich. Das Wort ist DIÄT.

Wir sind sehr viel Druck ausgesetzt, nicht nur durch die Schönheitsstandards in unserer Gesellschaft und den ständigen Vergleich mit anderen, sondern auch durch den Anspruch, »gesund zu essen« und gesund zu sein. Der Zusammenhang zwischen Essen und unserer körperlichen Gesundheit ist wohl jedem klar. Doch zu wenige verstehen die Folgen, die der Druck, rundum »gesund« zu sein, für unsere mentale Gesundheit hat.

Diejenigen, die für bestimmte Nahrungsmittel und Ernährungsarten werben, sind oft nicht nur unehrlich, was die Wirkung der Produkte angeht (wie viel Sport oder Operationen haben sie zusammen mit diesem magischen Superfood hinter sich?), sondern sie senden auch subtile Signale, die unsere psychische Gesundheit beeinflussen. Die unterschwellige Botschaft heißt: »Iss wie ich, und du kannst sein wie ich.« Tatsächlich gibt es aber so viele andere Aspekte, die diese Person und ihr Selbstwertgefühl ausmachen. Nur die Ernährungsweise eines anderen zu kopieren gibt einem noch längst nicht dessen Lebensstil oder Persönlichkeit.

Wenn ich persönlich mich emotional selbst fertiggemacht habe, ging es sehr oft um mit Essen verbundene Schuldgefühle. Gott behüte, dass ich zu einer beliebigen

Zeit des Tages Schokolade gegessen hätte – wahrscheinlich wäre eine Stunde tiefsten Schamgefühls und der Versuchung einer Selbstgeißelung gefolgt. Es ist möglich, total zufrieden mit dem, was du isst, und mit deiner körperlichen Gesundheit zu sein und keinen lächerlichen Druck auf dich selbst auszuüben. Du bist keine »schlechte« Person, nur weil du »schlecht« isst. Dein Wert als Person beruht nicht auf dem, was du isst.

Viele unvernünftige Gesundheitspläne und Diäten geben uns die Schuld am Scheitern, wenn wir auch nur ein kleines bisschen von den Vorschriften abweichen. Das führt unausweichlich zu einem schlechten Gewissen. Hundertprozentig gesund zu leben ist einfach nicht realistisch, und wenn wir das versuchen und versagen, können wir frustriert genau in die andere Richtung fallen – oder zumindest nehmen wir uns selbst die Freude am Essen. Manche mögen einfach von Natur aus gesundes Essen. Wenn dein Traum von einem Geburtstagsessen ein Teller mit einem Berg rohem Spinat, bestreut mit Nährhefe, ist – gut für dich! Es ist keine Schande, natürliches, gesundes Essen zu genießen, aber wenn das nichts für dich ist, musst du auch nicht so sein. Wenn wir uns des Inhalts unseres Essens bewusst sind und wissen, wie unsere Ernährung unsere Körper beeinflusst, ist es an uns, informierte Entscheidungen zu treffen, die uns *glücklich* machen. Wenn wir nie etwas Ungesundes täten, wäre unser Leben im Wesentlichen sinnlos. Lasst uns Kuchen essen.

Wenn wir möchten, können wir unsere Ernährung so ausrichten, dass sie vorteilhafter für unseren Geist ist, dass wir den Tag über mehr Energie haben, uns lebendiger fühlen oder einfach sicher sind, mit der richtigen Menge an Vitaminen und Mineralien versorgt zu sein, um unsere Gesundheit zu erhalten. Dafür sollten wir viele »gehirn-freundliche« Lebensmittel wie Obst, Gemüse, Bohnen, Hülsenfrüchte, Proteine und Pflanzenöle zu uns nehmen – und wenig von dem, was unserem Gehirn nicht guttut, wie stark verarbeitete Lebensmittel, Koffein, Alkohol, Zucker und Salz. Tut mir leid, dieses letzte Stück war für mich emotional schwierig zu schreiben.

PLANUNG IST / DAS HALBE ESSEN

Wenn unser Leben sehr geschäftig oder anstrengend ist, und vor allem, wenn wir in einer psychisch schwierigen Phase stecken, schaffen wir es oft nicht, uns auch noch gesund zu ernähren – oder überhaupt zu essen. Wenn man mit jemandem zusammenwohnt, der einem die Mahlzeiten vorbereiten kann, ist das wunderbar. Aber wenn du alles selbst machen musst (und ein so hoffnungsloser Fall bist wie ich), brauchst du alle Hilfe, die du bekommen kannst.

Rezepte für den Erfolg

Je nach deiner Küchenkompetenz kann dein Ziel zwischen einem nicht vollständig verbrannten Toast und Sashimi in Schwanform mit Trüffelsuppen-Nebel liegen – aber wir sollten versuchen, einen Vorrat an Mahlzeiten im Kopf zu haben, die sich ohne Stress zubereiten lassen. Ein Kochbuch hervorzuholen kann entweder ein tolles Abenteuer für einen vergnüglichen Abend sein oder der Tropfen, der das Fass zum Überlaufen bringt, wenn du einen langen Tag hattest und die darin versprochene Zehn-Minuten-Pasta zwei Stunden dauert und du bei der Zubereitung das Haus in Brand steckst.

Das Vorbereiten einer Mahlzeit ist eine lebensnotwendige Fähigkeit – sei nicht überrascht, wenn dir klar wird, dass du essen musst. Man kann seine Mahlzeiten Tage oder eine Woche im Voraus planen und alles dafür einkaufen. Wenn du sehr beschäftigt oder gestresst bist, mach Sachen, die man einfrieren oder ganz schnell zubereiten kann. Wenn du weißt, dass du schlechte Angewohnheiten hast, warte mit dem Einkaufen, bis du gut gesättigt bist, und kauf dann nicht die Sachen, von denen du weißt, dass du dich nach ihrem Verzehr schlecht fühlst. Wenn ich hungrig einkaufen gehe, kaufe ich nur große Mengen ungesunder Sachen. Genau wie die Schnellzugriff-Motivatoren dir den Alltag erleichtern, weil du alles sofort zur Hand hast, sollte es auch mit der Essensplanung sein.

Bleib realistisch

Neben dem Ideal der Gesundheit können wir uns selbst unter Druck setzen, wenn es um die Qualität unseres Essens geht. Es muss nichts Besonderes sein – wenn es dich gut ernährt, reicht das. Solange du keine Dinnerparty für deine superkritischen Freunde schmeißt, geht's beim Essen darum, dass du deinem Körper etwas Gutes tust. Kein Grund für Schuldbewusstsein oder Scham. Das Gleiche gilt für die Kosten des Essens. Ich fühlte mich schlecht, weil ich jahrelang hauptsächlich von Nudeln lebte, als ich meine Miete nicht zahlen konnte – es war nicht sehr gesund für meinen Körper und meinen Geist, aber ich hab's überlebt. Niemand außer mir selbst hat mich verurteilt, und ich habe ordentlich gespart. So wie wir unsere Ernährung nicht mit der von Leuten vergleichen sollten, die ganz anders sind als wir, sollten wir uns nicht gedrängt fühlen, mehr als nötig auszugeben, oder uns selbst für das verurteilen, was wir schaffen können. Du ernährst dein Gehirn, erlaube dir, dich deswegen gut zu fühlen.

Achtsame Mahlzeiten

Je nach Lebensumständen und Zeit können wir uns entscheiden, das Kochen als positive Tätigkeit zu betrachten. Für manche, die nicht mit Küchengeschick gesegnet sind, mag Kochen sich wie ein chaotischer Wach-Albtraum anfühlen, aber wir können lernen, es zu einem vergnüglichen Teil unserer Routine zu machen. Wenn wir gleichzeitig andere Dinge machen, die wir mögen – etwas hören oder anschauen, mit unseren Mitwohnenden zusammen sein, vielleicht sogar einen Wettbewerb daraus machen –, können wir uns auf diesen Teil unseres Tages freuen.

Kochen ist auch eine gute Gelegenheit zur Anwendung unserer Selbstfürsorge-Werkzeuge. Wir können achtsam kochen und uns in unsere Sinne versenken (in eine hoffentlich genüssliche Schmeck- und Riecherfahrung), unsere Gedanken zur Ruhe kommen lassen und uns auf die physische Welt konzentrieren, damit wir uns nicht die Finger abschneiden.

VORRÄTE ANLEGEN

Es ist nichts falsch daran, für härtere Zeiten zu planen. Ob du dich nun mit kiloweise Nudeln auf die nächste Apokalypse vorbereitest oder einfach nur dafür sorgst, dass du an stressigen Tagen Snacks dahast, wir sollten immer das zu Hause haben, was wir unbedingt brauchen, falls wir es irgendwann nicht schaffen, etwas anderes zu besorgen. Horte nur kein Toilettenpapier.

Du ernährst
dein Gehirn.
Erlaube dir,
dich deswegen
gut zu fühlen.

Soll ich dir eine böse Verschwörung verraten? Koffein ist technisch gesehen eine psychoaktive Droge. Das klingt dramatisch, aber nur deswegen, weil #BigCoffee nicht möchte, dass wir unsere Aluhüte aufsetzen, um selbstständig zu denken. Viele illegale Substanzen haben in Wirklichkeit eine viel mildere Wirkung auf unseren Körper als allgemein konsumierte Drogen wie Koffein, Alkohol und sogar Zucker. Daher ist es wichtig, dass wir wissen, was wir lieber nicht in uns aufnehmen sollten – oder wenigstens etwas weniger –, um uns mental besser zu fühlen.

Zucker – wenn wir gestresst sind, schüttet unser Körper ein Hormon namens Cortisol aus, das einen Anstieg unseres Blutzuckers (Glukose) verursacht. Stress kann den Körper auch daran hindern, Insulin auszuschütten, was wiederum zu hohen Glukosespiegeln im Blut führt. Das ist eine Menge Wissenschaft im Zusammenhang mit einer Kugel Eiscreme.

In stressigen Phasen greifen wir gern zu süßen Sachen, weil sie uns sofort ein gutes Gefühl vermitteln. Doch unweigerlich kommt gleich darauf der Absturz und lässt unsere Laune wieder auf den Anfangspunkt sinken. Wir müssen Zucker nicht ganz vermeiden, aber wenn wir ihn verzehren, sollten wir wissen, wie viel davon wir aufnehmen und wie er wirkt. Auch Lebensmittel mit einem hohen Eiweißgehalt wie Nüsse erzeugen eine bessere Stimmung, ohne den gleich darauf erfolgenden Abfall. Sie machen nur nicht so viel Spaß, das sehe ich ein. Wenn du unter Druck lieber Zucker willst, ist das in Ordnung, solange du weißt, was dann passiert.

Es gibt auch die gegenteilige Körperreaktion. Wenn unser Blutzucker zu niedrig ist, werden wir schneller ärgerlich oder ängstlich. Deswegen ist es wichtig, nicht zu lange ohne Nahrung zu bleiben. So halten wir unser Energieniveau aufrecht. (Wir haben natürlich die Wahl, wann und wie wir essen. Wir können zum Beispiel das Frühstück weglassen, aber das hat eine Wirkung auf unsere mentale Gesundheit.)

Das Problem beim Zucker ist, dass er in fast allem steckt – von »gesunden Säften« bis zum Brot. Kein Wunder, dass viele Menschen und vor allem Kinder große Schwierigkeiten haben, über den Tag ein normales Energieniveau aufrechtzuerhalten. Ohne uns dessen bewusst zu sein, treiben wir dauernd unseren Insulinspiegel in die Höhe, nur damit er kurz darauf wieder abfällt. Ich empfehle bei allem Mäßigung – es sei denn, du tauchst wissentlich und mit Genuss tief in diese Hyperventilations-Tüte mit süßem und gesalzenem Butter-Karamell-Popcorn. Gute Reise!

Koffein – neben dem Kaffeebohnen-Energie-Anschub stimuliert Koffein unser zentrales Nervensystem. Wir werden in Alarmbereitschaft versetzt – und wir wissen ja, dass in unserer modernen Gesellschaft keine reale Gefahr droht, weswegen diese Bereitschaft uns unnötigen Stress bereitet. Herzschlag und Blutdruck werden gesteigert, was Symptomen von Angst und Panik gleicht. Bei manchen mit einer hohen Koffeintoleranz mag ein doppelter Espresso das Einzige sein, was sie in Schwung bringt, aber wenn man sehr sensibel ist und Koffein nicht gut verträgt, kann eine einzige Tasse einen in Panik versetzen und zittern lassen. Wenn du eine Koffein-Unverträglichkeit hast, achte darauf, worin es überall versteckt ist, zum Beispiel in Tee, Energieriegeln, Schokolade, Getränken mit Kohlensäure und auch in manchen üblichen Schmerzmitteln. Wenn ich an all die Riesenbecher voll doppelt starkem Kaffee mit Karamellsauce denke, die ich getrunken habe, bin ich sehr dankbar, dass ich in diesem Moment am Leben bin.

Alkohol – während Alkohol unseren Körper und Geist einerseits entspannen kann, kann er andererseits alles sehr schnell noch schlimmer machen. Als »Beruhigungsmittel« bringt er auch negative Emotionen mit sich. Zunächst wirkt er enthemmend, wodurch wir uns selbstbewusster und weniger ängstlich fühlen, aber zu viel davon kann dazu führen, dass wir furchtsam und depressiv werden. Neben dem körperlichen Kater am Tag danach kann unsere Stimmung absacken. Es ist sehr wichtig, dass man weiß, wie man persönlich auf Alkohol reagiert. Das hängt von der genetischen Disposition und der körperlichen Gesundheit ab – aber auch vom mentalen Zustand. Für einige kann Alkohol in Maßen eine wissentlich ungesunde Art sein, Spaß zu haben, für andere kann er immer wieder dazu führen, dass man sich körperlich und mental schlecht fühlt.

Ich schätze mich glücklich, ein vor allem ungeschickter Betrunkener zu sein, der peinliche Flirtversuche unternimmt und schnell mal eine Urne oder eine unbezahlbare Lampe umstößt. Und ich weiß aus Erfahrung, dass ich in negativer Stimmung nicht trinken darf, um dieser zu entkommen oder um meinen Geist zu betäuben – dadurch würde ich mich nur noch schlechter fühlen. Jede Substanz, die unseren mentalen Zustand verändert, ist gefährlich, wenn wir eine psychisch turbulente Phase durchmachen. Und wie viel Spaß diese Substanzen uns normalerweise auch bringen können, wir müssen verstehen, wie wir für unsere eigene Sicherheit sorgen.

Hinweis: Jede dieser Substanzen ist stark suchterzeugend, unser Körper gewöhnt sich an sie und hängt nach und nach immer stärker von ihnen ab. Wenn du plötzlich keinen Zucker mehr isst, mach dich darauf gefasst, dass dein Energieniveau in den Keller rutscht. Hörst du auf, Kaffee zu trinken, bekommst du lähmende Kopfschmerzen und möchtest mitten am Tag schlafen. Alkohol plötzlich abzusetzen kann sehr gefährlich sein – welche Substanz du also auch stärker unter Kontrolle bekommen möchtest, tu es überlegt und nach und nach und sprich mit einem Arzt oder einer Expertin, wenn das nötig ist.

DIE / DURSTFALLE

Wir denken vielleicht, unser großes Gehirn ist das, was uns so klug macht, aber 75 Prozent davon sind nur Wasser, daher müssen wir immer gut hydriert sein. Wasser verlieren wir ständig durch unseren Schweiß, den Atem und dieses praktische Loch, das wir dafür haben. Dehydration kann sehr gefährlich sein, nicht nur für unseren Körper, sondern auch für unsere Fähigkeit, Entscheidungen zu unserer Sicherheit zu treffen.

Schon wenn wir nur ein bisschen dehydriert sind, können wir Kopfschmerzen bekommen, gereizt und müde werden und Schwierigkeiten haben, uns zu konzentrieren, sodass wir nicht mehr so gut mit Herausforderungen klarkommen. Sind wir gut hydriert, fühlen wir uns wacher und klarer, was das Risiko reduziert, Depressionen und Ängste zu entwickeln.

Wenn du bemerkst, dass du Durst hast, ist dein Gehirn bereits dehydriert, also müssen wir vorausschauend trinken. Erwachsene sollten mindestens zwei Liter am Tag trinken, mehr, wenn es heiß ist oder sie Sport machen – aber trink nicht alles auf einmal. Am besten hast du die meiste Zeit des Tages ein Getränk bei dir, wahrscheinlich wirst du dann merken, dass du ganz natürlich dauernd trinkst. Und wir reden hier über ganz normales Wasser. Du kannst nicht um Mitternacht eine Zwei-Liter-Flasche mit etwas Sprudelndem herunterstürzen und erwarten, mit perfekter mentaler Klarheit aufzuwachen. Sag öfter Nein zu diesen Sprudelblasen, Wasser ist etwas Tolles. Lerne, es zu lieben, es zu leben, es über dein Gesicht zu gießen und deinen Kopf in reiner Ekstase zu schütteln – das ist die Freude, gut hydriert zu sein.

Essen beeinflusst Gefühle

So wie wir merken, wie unsere Tätigkeiten und unsere Umgebung unser Fühlen bestimmen, können wir auch lernen zu erkennen, wie das, was wir essen, unsere Gefühle beeinflusst. Wir sind alle unterschiedlich, also egal, was auf der Dose steht, versuche, selbst zu spüren, was welches Essen mit deinen Gefühlen anstellt. Dann merk es dir, und wenn du dich auf bestimmte Art fühlen möchtest (ob das nun ein Wachsein vom Biss in eine Zitrone oder ein Koma von einem überreichlichen chinesischen Büfett ist) – du weißt, was du tun kannst.

Wenn du herausfinden möchtest, wie verschiedene Lebensmittel dich beeinflussen, hab Geduld mit dir selbst und lass dir Zeit. Fühl dich nicht gleich schuldig, wenn du etwas gegessen hast und dich danach nicht gut fühlst – merk es dir einfach und lerne so mehr über dich selbst. Beim nächsten Mal kannst du dein Wissen bewusst einsetzen.

ACHTLOSES / ESSEN

Damit meine ich nicht den Moment um Mitternacht, in dem du im Kühlschrank nach etwas suchst, von dem du selbst nicht genau weißt, was es ist, bis es vor dir liegt. Wir essen oft achtlos, was heißt, wir konzentrieren uns nicht auf unser Essen. Stattdessen sind wir auf dem Weg zur Arbeit, sehen fern oder sind von etwas anderem abgelenkt. Dabei nehmen wir die Signale nicht wahr, die unser Körper uns sendet, und essen oft, obwohl wir gar keinen Hunger haben. Ein gutes Beispiel ist das Leeren eines ganzen Eimers Popcorn, bevor der Film überhaupt anfängt, oder das passive Vernichten einer ganzen Schüssel Chips bei einem sozialen Ereignis, weil sie nun mal neben dir steht. Du achtloses Essmonster!

Auch wenn wir nicht unbedingt »achtsam« essen müssen, wenn wir es langsamer tun, uns darauf konzentrieren und es mit bewusster Absicht anstatt automatisch tun, ist es besser für unseren Körper. Auch hilft es dem Gehirn, diesen Moment an sich zu schätzen und Essen von anderen Emotionen zu trennen. Wenn man sich auf das Essen konzentriert, merkt man eher, wann man satt ist, und nimmt den Geschmack stärker wahr. Wenn ich eine Mahlzeit esse, auf die ich mich gefreut habe (was für mich der einzige Grund ist, die Woche bis zum Samstagabend durchzustehen), nehme ich mir ganz ernsthaft einen Moment, um mich daran zu erinnern, mich auf das köstliche Essen, das ich gleich verzehren werde, zu konzentrieren. Und dann erfreue ich mich wie blöd daran!

DAS ESSEN / FEIERN LERNEN

Über die Tatsache hinaus, dass Essen eine grundsätzliche Notwendigkeit ist, kann es gefeiert und mit anderen geteilt werden. So kann man Geist und Körper verbinden und durch gemeinsames Erleben positive Verstärkung erfahren. In vielen Gesellschaften in der ganzen Welt bringt Essen die Menschen zusammen und hat eine wichtige Rolle bei kulturellen Festen – und das aus gutem Grund! Überleg dir, wie du eine Mahlzeit zu einem gemeinschaftlichen Fest oder sogar einem spirituellen Moment nur für dich selbst gestalten kannst.

Solange du eine gesunde Einstellung zu dem hast, was du isst, kann es auch zu einer Belohnung für dich selbst werden. Essen gehört jeden Tag zu unserem Leben und ist etwas, worauf wir uns freuen können. Für mich ist das Bestellen einer Pizza ein spirituelles Erlebnis.

ÜBUNG: ACHTSAME FESTMAHLE

Gut, um:

- **dein Essen zu würdigen**
- **die Verdauung anzuregen**
- **sich emotional mit dem Essen zu verbinden**
- **den Popcorngenuss zu verlängern**

1. Sei aufmerksam – versuche, kein Multitasking zu betreiben. Nur du, das Essen, vielleicht die Person dir gegenüber, aber vor allem das Geschmackserlebnis. Achte auf jeden Aspekt des Essens, das du gerade genießt – Geschmack, Geruch, Textur, die Kombination der Aromen und das Aussehen (es sei denn, es ist ein Kebab). Der Koch wird es dir danken.

2. Iss langsam – durch das langsame Essen helfen wir unserem Gehirn, mit unserem Körper mitzukommen.

Unser Gehirn braucht etwa 20 Minuten, um zu merken, dass wir satt sind. Geben wir ihm diese nicht, essen wir wahrscheinlich mehr, als wir brauchen oder sogar möchten. Und beim langsamen Essen kann man auch den Geschmack besser genießen. Denk dran zu kauen.

3. Hör auf deinen Körper – die Impulse deines Körpers fordern dich zum Essen auf, wenn du Hunger bekommst – doch dein Geist möchte, dass du isst, wenn du nur gelangweilt, gestresst oder ängstlich bist. Versuche deine Emotionen von dem zu trennen, was dein Körper fühlt. Stimme dich in die Bedürfnisse deines Körpers ein, und meist werden sich als Ergebnis deine Emotionen verbessern.

4. Sei beständig – unser Körper lernt den Zeitplan unserer Mahlzeiten, und jede Überraschung macht ihm Sorge. Wenn du eine Mahlzeit auslässt, denkt dein Körper, etwas ist nicht in Ordnung, und sendet Signale an dein Gehirn, die dir ein schlechtes Gefühl vermitteln. Das gilt auch, wenn du einen guten Grund für die Unregelmäßigkeit hattest. Versuch, so regelmäßig wie möglich zu essen, um dein Energieniveau während des Tages aufrechtzuerhalten, damit auch dein Hirn ausgeglichen bleibt.

5. Mach dir Gedanken darüber – Essen taucht nicht magischerweise einfach auf. Unser Essen ist das Ergebnis der Arbeit von Menschen auf der ganzen Welt, es wurde gepflanzt, gepflegt, gepflückt, transportiert und gepackt (von mir als Teenie um fünf Uhr morgens, als ich im Gang mit

Milchprodukten vor Müdigkeit zusammensackte), nicht zu vergessen die Arbeit derjenigen, die deine Mahlzeit für dich vorbereitet haben. Das Privileg, jederzeit Essen zu haben, und die Tatsache, dass es gut schmeckt und ein Grundbedürfnis erfüllt, ist etwas, wofür man dankbar sein kann. Sich dafür einen Moment zu nehmen kann Ruhe in deinen Tag bringen.

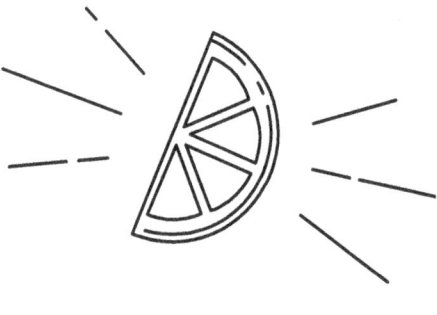

BEWEGUNG

—

Unsere Körper sind dafür gemacht, sich
zu bewegen. Sinnvollerweise reagiert
unser Gehirn auf das, von dem wir denken,
dass unser Körper es braucht – um also
eine Veränderung unseres Gefühls
zu bewirken, müssen wir manchmal
aufstehen und losgehen.

Stell dir dein Gehirn vor, wie es da oben hockt und auf irgendein Signal wartet, um Hormone in deinen Körper oder Emotionen in dein Bewusstsein zu senden, damit du dich einer Herausforderung stellen kannst. Unser Gehirn ist bereit, mit allem fertigzuwerden – von einem Marathon über das Erlegen eines Mammuts bis zum Wegrennen vor diesem Säbelzahntiger (ja, der ist noch da). Aber für manche ist die größte tägliche Bewegungsanforderung, vom Sofa aufzustehen und einen Snack aus dem Kühlschrank zu holen. Die gute Nachricht ist, dass wir keine verrückten Meisterleistungen menschlicher Ausdauer vollbringen müssen, um unserer mentalen Gesundheit mit Bewegung auf die Sprünge zu helfen. Schon ein wenig davon, wenn man sie braucht, kann einen riesigen Unterschied machen.

Sprechen wir über das S-Wort (wenigstens nicht das nächste D-Wort) – Sport. Was man sich selbst antut, um anscheinend irgendetwas dafür zu bekommen. Für Menschen wie mich, die (ironischerweise) ängstlich davor wegrennen, keine Sorge: Für die mentale Gesundheit ist es viel besser, einfach nur »Bewegung« zu denken. Eine Studie hat gezeigt, dass schon eine Stunde Gehen über den Tag verteilt das Risiko einer Depression deutlich senken kann. Du musst nicht für Olympia trainieren, es geht wirklich nur um den Unterschied zwischen gar nichts tun und irgendetwas tun. Für die Behandlung milder bis moderater Depressionen und das Dämpfen von Ängsten kann Bewegung genauso wirksam sein wie die Einnahme von Antidepressiva. Indem Endorphine ausgeschüttet werden, die unseren Schmerz betäuben, werden wir sozusagen high von dem, was wir selbst im

Angebot haben. Diese Gutfühl-Chemikalien helfen, Spannung und Stress abzubauen, aber über die chemische »Lösung« hinaus ist jede körperliche Aktivität auch eine Ablenkung.

Es ist erwiesen, dass Bewegung die Produktivität und Kreativität merkbar fördern kann, was noch zwei Stunden später nachweisbar ist. Sie ist also auch ein guter Start, um eine schwierige mentale Herausforderung anzugehen. Selbst ein Spaziergang, den wir in depressiver Stimmung unternehmen, bietet uns etwas, worauf wir unsere Aufmerksamkeit richten und uns so von unserer Angst ablenken können. Bewegung ermüdet uns und mildert unseren Stress – sie ist einfach die beste Art, aus einem momentanen mentalen Zustand hinauszugelangen und sich wieder frisch zu fühlen! Wer würde sich all das nicht wünschen? Offenbar ich, denn ich streite jedes Mal mit mir selbst, ob ich mich wirklich anziehen und rausgehen möchte.

Wenn du dich sowieso schon viel bewegst – ob du nun in deinem Alltag viel laufen oder dauernd mit dem Hund rausgehen musst oder tatsächlich einer dieser »Gym-Leute« bist –, ist die gute Nachricht, dass du dich schon um deine Psyche kümmerst. Solltest du im Leben je in eine Phase kommen, in der du dich aus irgendeinem Grund nicht mehr bewegst und nicht aus dem Bett kommst, wirst du wahrscheinlich einen großen Unterschied in deiner Stimmung bemerken und spätestens dann die Wichtigkeit von Bewegung erkennen. Für die, die das (noch) nicht tun, gibt es jedoch Methoden, um ihnen auf die Sprünge zu helfen.

Falls du es noch nicht vermutet haben solltest: Ich mag keinen Sport. Meine Beziehung dazu ist historisch nur durch Scham und Konformitätsdruck motiviert. Je mehr ich über die positiven Auswirkungen der Bewegung auf die mentale Gesundheit erfuhr, desto ärgerlicher wurde ich. Ich bin ein Nerd, der als Kind nie dazu ermutigt wurde, Sport zu treiben, und auch nichts mit der Idee anfangen konnte, zur Erholung ins Freie zu gehen. Ich kenne eine Menge Leute, die nicht mehr als zehn Minuten stillsitzen können und morgens erst einmal joggen müssen, um in den Tag zu starten. Aber ich bin besorgniserregend zufrieden, wenn ich einen ganzen Tag damit verbringe, langsam zwischen meinem Bett, einem Stuhl und dem Kühlschrank hin und her zu wandern. Das heißt, mein Fitnessniveau ist etwa so wie das einer empfindungsfähigen Teigkugel.

Als ich erfuhr, dass ich mich selbst aus meiner Depression holen konnte, indem ich die Straße hinunterlief, wollte ich das nicht wahrhaben. Doch tatsächlich fühle ich mich danach mental erfrischt (und körperlich was auch immer das Gegenteil von erfrischt ist) und schlafe die Nacht darauf besser. Die Leute reden gern vom so genannten Runner's High, dem Endorphinrausch, der sich nach langem Joggen einstellen soll. Als jemand, der zweimal versucht hat, für einen Marathon zu trainieren, kann ich sagen, dass ich dieses Hoch nie erlebt habe, anders als eine vielleicht kritische Kurzatmigkeit, die mich zum Hyperventilieren zwang. Ich kann jedoch den positiven Effekt nicht leugnen ... vergleichbar mit dem positiven Effekt, wenn man von einer Abrissbirne in Brust und Extremitäten getroffen wird.

Für Leute mit einer körperlichen Verletzung oder Beeinträchtigung ist das Leben im Allgemeinen und Sport im Besonderen natürlich schwieriger. Was körperliche Bewegung jeglicher Art oder eine Veränderung der Landschaft angeht, gibt es hoffentlich für alle von uns etwas, das wir tun können, wie geringfügig es auch sei. Und diejenigen, die sich selbst als körperlich voll funktionsfähig betrachten, sollten dankbar sein, dass ihnen diese Möglichkeit eines positiven Einflusses auf ihre mentale Gesundheit zur Verfügung steht.

ES GEHT NICHT ⁄ UMS AUSSEHEN

Es ist wichtig, die Vorteile von jeder Art Bewegung für unsere mentale Gesundheit von dem Sport zu trennen, den man treibt, um sein Aussehen zu verändern. Wie auch bei Diäten werden wir in unserer modernen Welt mit Vergleichen bombardiert, die für unseren Geist sehr negative Folgen haben können. Vielleicht haben wir Freunde und Familienangehörige, die eine völlig andere Beziehung zu ihrem Körper und zu Sport haben als wir. Und dann sehen wir all diese glamourösen Promis, die ein völlig unerreichbares Leben führen. Diese Personen mit einem perfekten Körper, die du auf dem Bildschirm siehst, verbringen oft den ganzen Tag mit Sport, assistiert von einem Personal Trainer und Ernährungsberaterinnen. Dann kommt noch die Filmmagie von Licht, Kameralinsen und Nachbearbeitung hinzu, um sie so makellos wie möglich aussehen zu lassen. Tatsache ist, wir können mit Bewegung unsere mentale Gesundheit verbessern und so für uns selbst arbeiten, ohne uns mit anderen zu vergleichen.

Wenn man seinen Körper verändern will, kann das eine Menge Zeit, Engagement und Schmerzen erfordern, bis man den Erfolg sieht – aber die emotionalen Vorteile von nur wenig Bewegung merkt man sofort. Werde nicht körperlich aktiv mit dem Wunsch, gut *auszusehen*. Denk vielmehr daran, wie die Bewegung dir hilft, dich gut zu *fühlen*. Das ist eine viel gesündere Einstellung während des ganzen Marathons des Lebens. Wer weiß, vielleicht wirst du eine dieser Personen, denen Sport Spaß macht, und dann endest du womöglich völlig zufällig bei Olympia, und das nur als Nebenprodukt deines mentalen Wohlbefindens.

Besieg die Bremser

Mit Bremser meine ich Ausreden, die wir uns selbst als Grund zurechtlegen, warum wir etwas nicht tun. Wenn man wie ich nie sportlich gewesen ist, sagt man sich leicht, dass man etwas nicht kann oder schlecht darin sein wird. Versuche, dieser Stimme zu widersprechen. Sag dir, dass du kein Athlet sein musst. Wenn du merkst, dass du nach Ausreden suchst, versuch, eine Lösung zu finden. Du hast nicht die richtige Kleidung oder die nötigen Sportgeräte? Borg dir welche. Du brauchst nicht die neuesten Designer-Lycra-Hosen, um auf dem Fußboden leichtes Stretching zu machen. Halte dich nicht davon ab, dich besser zu fühlen!

Werde nicht körperlich aktiv mit dem Wunsch, gut *auszusehen*. Denk vielmehr daran, wie die Bewegung dir dazu verhelfen kann, dich gut zu *fühlen*.

DAS ABSOLUTE ╱ MINIMUM

Wenn wir uns fünfmal in der Woche 30 Minuten lang so bewegen, dass der Kreislauf angeregt wird, sind wir schon gut. Wir müssen nicht 30 Minuten Berge hochklettern oder über fahrende Eisenbahnwaggons springen, alles von einem flotten Spaziergang an zählt. Es geht darum, in Bewegung zu sein, anstatt als permanente Couch-Potato an einem Ort Wurzeln zu schlagen. Man kann es auch so aufteilen, dass man sich immer nur zehn Minuten bewegt; fang einfach nur an. Je bescheidener die Ziele sind, die man sich setzt, desto mehr kann man seine Erfolge genießen und im Lauf der Zeit die positiven Auswirkungen erkennen.

KEINEN SCHNELLSTART HINLEGEN

Fang mit kleinen Schritten an und sprich mit einem Arzt, wenn nötig, bevor du große Veränderungen bei deiner körperlichen Routine vornimmst. Toll, wenn du dich inspiriert fühlst, aber wenn wir gleich von null auf hundert gehen, riskieren wir Verletzungen und ein Scheitern, das unsere Motivation ausbremst. Beginn klein, bau langsam auf, sei geduldig mit dir selbst und achte darauf, dass deine Gründe die richtigen sind.

Anfangen

Wenn es dir schwerfällt, dich zu Bewegung zu motivieren, fang auf jeden Fall mit etwas an, das dir Spaß macht. Magst du die Natur? Oder gruselige Fotos von den Hunden im Park schießen? Verschiedene Bälle mit verschiedenen Körperteilen treffen? Wandern, Bergsteigen, Mannschaftssportarten – sie sind nicht ohne Grund beliebt. Sie machen Spaß, angeblich. Es muss noch nicht einmal etwas sein, das traditionell als Sport angesehen wird: Tanzen, Gartenarbeit, flotte Hausarbeit und sogar eine Menge heutiger Videospiele können unseren Körper genug in Schwung bringen, um unseren mentalen Zustand zu verändern. Gib dir einen Grund, dich darauf zu freuen! Brems dich nicht selbst aus, indem du dir vorstellst, du müsstest über den Atlantik paddeln; du kannst auch auf einem Stuhl sitzen und wie ein gestresster Seestern mit Armen und Beinen rudern, und das würde gelten. Der Schlüssel ist, wirklich bereit zu sein, Neues auszuprobieren – nicht eine einzige Sache einmal anzutesten, sie zu hassen und zu schwören, nie wieder mit den Zehen zu wackeln. Sei offen für neue Erfahrungen, vielleicht entdeckst du etwas, das dir gefällt.

Für viele mit einem vollen Tagesplan kann es schwierig sein, darin noch eine körperliche Aktivität unterzubekommen. Dann sollte man darüber nachdenken, wie man seine Routine etwas abändern könnte, damit etwas Bewegung hineinpasst. Kannst du vielleicht eine Station früher aus dem Bus steigen? Die Treppe anstatt des Fahrstuhls nehmen? Dem Nachbarn anbieten, seine Schildkröte spazieren zu führen? Bestraf dich nicht selbst, indem du dir sagst, du wirst besonders früh aufstehen, und klau dir nicht einen Abend, auf den du dich freust. Versuch einfach, ohne große Umstände ein wenig Bewegung in deinem Tag unterzubringen, dann wirst du hoffentlich feststellen, dass du dich besser fühlst, und sie beibehalten wollen.

Bei dir gibt es draußen keinen passenden Ort, oder du hast einfach keine Freude an Vögeln und Bienen? Du kannst definitiv immer irgendwie Bewegungen ausführen, auch wenn du an ein Einzelbett gebunden bist – was ich sagen will: Es gibt keine Entschuldigung, leider. Denk einfach dran, Bewegung ist etwas Gutes, du wirst dich besser fühlen, du musst nicht viel tun – und wer weiß, es könnte sogar Spaß machen.

MACH'S DIR / LEICHT

Wir suchen alle immer nach Ausreden, um etwas aufzuschieben. Wenn wir aber den Gewohnheitskreisen unseres Gehirns neue Pfade aufweisen, indem wir etwas so einfach wie möglich machen, werden wir unser Vorhaben eher angehen.

Auslöser – man kann sich Auslöser schaffen, die einen daran erinnern, etwas zu tun. Alles, was dir etwas Zeit einspart und Ausreden zunichtemacht, hilft – wie bei den Schnellzugriff-Motivatoren. Leg deine Sportsachen am Abend zuvor bereit, mach schon mal die Musik an, trink dieses Getränk zu einer bestimmten Zeit – wenn dein Gehirn eine Routine erkennt, wird es diese akzeptieren und sich weniger dagegen sträuben.

Belohnungen – wenn wir lernen, Bewegung mit einer Belohnung in Zusammenhang zu bringen, werden wir sie eher in Angriff nehmen. Anfangen kann man mit dem Gefühl davor und danach. Fühlst du dich also gestresst und merkst, dass du durch Bewegung Stress abbaust, verankere das in deinem Gehirn. Beurteile deine Stimmung auf einer Skala von eins bis zehn vor und nach der Aktivität, spüre nach, wie du dich mental und körperlich fühlst, und nimm dies in dein Gedächtnis auf.

Tu dir etwas Gutes – halte dir die berühmte Karotte an einem Stock vor die Nase (aber gib sie dir dann auch). Es gibt keinen Grund, hier heilig oder altruistisch zu sein – wenn du die Mühe auf dich nimmst, etwas Neues auszuprobieren, versprich dir etwas, worauf du dich danach freuen kannst. Sei es ein dekadentes Bad, ein Snack, die Erlaubnis zu anspruchslosem Trash-TV. Du hast es verdient.

Überleg dir, wie du die Zeit der Bewegung für dich genussreicher gestalten kannst, zum Beispiel durch Musik, durch Gesellschaft oder indem du einen Ort dafür aussuchst, den du magst. Wir wollen unser Leben ja nicht weniger schön machen, indem wir die »Last« sportlicher Bewegung hinzufügen – im Gegenteil. Mach Sport zu einer Sache mehr, für die du dich entscheidest und auf die du dich freust, weil du sie magst. Und was du auch tust, wähle etwas Realistisches und Erreichbares. Wenn du herausgefunden hast, was für dich in Ordnung ist, schaff dir Auslöser und Belohnungen, um es einfacher zu machen, und schon geht's los – und in null Komma nichts kannst du Autos hochdrücken und internationale Voguing-Wettbewerbe gewinnen.

ACHTSAME BEWEGUNG

Jede Art Bewegung ist eine tolle Möglichkeit, Achtsamkeit zu üben. Konzentrier dich auf deine Umgebung, sei mit den Gedanken in ihr (nicht in deinem Kopf) und schalte deine Sinne ein.

Mit Bewegung kannst du viel auf einmal erreichen – eine Veränderung deines Körpergefühls, eine Veränderung deines mentalen Zustands durch Ablenkung –, jedenfalls wenn du etwas findest, was dir Spaß macht und dich motiviert. Bewegung ist ein weiterer Teil des Lebens, der deine Gefühle beeinflusst, und man sollte verstehen, wie das funktioniert. Dann können wir uns entscheiden, das zu tun, was unsere mentale Gesundheit verbessert.

SOZIALLEBEN

—

Ob wir uns nun für Partymäuse halten
oder uns eher Zuhause zurückziehen wie
ängstliche Schnecken, wir Menschen sind
soziale Wesen mit dem uns innewohnen-
den Bedürfnis nach einer Verbindung mit
anderen Leuten.

Einer der mächtigsten Faktoren, um uns mental gesund zu halten, ist unsere Verbindung zu anderen Menschen. Mehr noch als jeder Sport, jeder professionelle Ansatz oder Medikamente – das Gefühl, dass andere uns zuhören und schätzen, kann die beste Unterstützung sein.

Starke soziale Bindungen geben uns ein Gefühl der Zugehörigkeit, schützen vor Stress, fördern Selbstbewusstsein und Selbstvertrauen und stärken sogar das Immunsystem! Körper und Geist sind darauf eingestellt, von anderen Menschen umgeben zu sein, daher kann es eine Abwärtsspirale auslösen, wenn unsere mentale Gesundheit uns dazu bringt, uns zurückzuziehen. Gerade in unserer modernen Welt, in der es immer einfacher wird, hinter verschlossener Tür und nur noch vor dem Bildschirm sitzend zu existieren, müssen wir darauf achten, dass wir von den Menschen in unserem Leben das bekommen, was wir brauchen.

Der Rückzug

Wenn wir durch schwierige psychische Zeiten gehen, ist es natürlich, dass wir uns isolieren wollen. Fühlen wir uns matt und müde, empfinden wir es häufig als zu anstrengend, mit anderen zusammen zu sein. Vielleicht öffnen wir uns auch aus Scham den Menschen nicht, die uns gerne helfen würden. Das mag einem im Moment weniger anstrengend erscheinen, aber letztlich kann eine solche Vermeidungshaltung dazu führen, dass es uns noch schlechter geht und wir uns irgendwann allein mit unseren Problemen fühlen.

Auch wenn ein Treffen mit anderen Menschen das Letzte ist, worauf du gerade Lust hast, kann es sehr wertvoll sein, dich dazu zu zwingen. Schon der Wechsel der Aktivität und der Umgebung kann einen ablenken, und das Zusammensein mit anderen erfüllt ein menschliches Grundbedürfnis. Wir fühlen uns als Teil eines großen Ganzen, wir gehören dazu. Wenn wir unter Ängsten leiden, kann die Gesellschaft anderer uns ein Gefühl der Sicherheit verleihen, weil wir weniger allein mit unseren negativen Gedanken sind.

Wenn ich mich besonders verletzlich fühle, möchte ich oft nicht von anderen gesehen und beurteilt werden oder die emotionale Energie aufbringen, um mich wie ein normaler Mensch zu verhalten – bin ich aber in eine soziale Situation gezwungen, fühle ich mich unerwartet meist besser, sodass es die Mühe wert ist. Ich sitze dann einfach am Ende des Esstisches und schmolle, weil ich es nicht zugeben will.

Aber ich bin anders

Wir sind tatsächlich äußerst verschieden, was die Energie angeht, die wir bei der Interaktion mit anderen aufbringen. Introvertierte strengt das Zusammensein mit anderen eher emotional an, sodass sie sich davon erholen müssen, indem sie eine Zeit lang allein sind. Oft sind sie auch lieber mit wenigen Menschen zusammen. Extrovertierte ziehen Energie aus dem Zusammensein mit anderen, und oft freuen sie sich auf die nächste Möglichkeit, Menschen zu treffen. Es ist ein häufiges Missverständnis, dass diese Persönlichkeitseigenschaften auch damit zusammenhängen, ob jemand Selbstvertrauen hat oder ein guter öffentlicher Redner ist, tatsächlich geht es nur um die Auswirkung von menschlicher Gesellschaft auf das Energieniveau. Es gibt auch die Bezeichnung ambivertiert, womit gemeint ist, dass man etwas von beidem hat. Aber genau wie mentale Gesundheit, wahrscheinlich Sexualität und ganz sicher ein Regenbogen ist soziale Energie mehr wie ein ganzes Spektrum, das sich nicht so leicht vereinfachen lässt. Schließlich hängt unsere Einstellung zu anderen Menschen und sozialen Situationen von allen Aspekten unserer psychologischen Veranlagung ab. Man könnte denken, dass Extrovertierte es leicht haben, weil menschliche Gesellschaft gut für unsere mentale Gesundheit ist – aber sogar der Introvertierteste unter uns (und das bin übrigens ich, ich bin der Gewinner und zertifizierte Introvertierteste) braucht trotzdem gute emotionale menschliche Beziehungen. Introvertierte müssen vielleicht ihre Energiereserven einen Monat auf einer verlassenen Insel wieder aufladen, nachdem sie kurz einem Nachbarn zugewinkt haben, aber ab und zu brauchen wir die Erinnerung, dass wir nicht allein im Universum sind und es andere Stimmen als die in unserem Kopf gibt.

Jedenfalls ist es absolut normal, dass dein sozialer Appetit davon beeinflusst ist, wie du dich fühlst. Du kannst

Phasen haben, in denen du am liebsten von vielen Menschen umgeben bist, und dann den Winter allein im Winterschlaf zubringen – all das gehört zu einem menschlichen Wesen dazu.

Das soziale Netzwerk

Verschiedene Beziehungen in unserem Leben haben für uns unterschiedliche Funktionen. Nicht dass wir andere nur als Werkzeug sehen, die uns geben, was wir möchten, aber tatsächlich ist es doch irgendwie genau so (man ist nicht selbstsüchtig, wenn alle lebenden Wesen das Gleiche tun). Eine Person in deinem Leben kann vor allem zu deiner Zerstreuung da sein, um mit ihr Spaß zu haben und deine Sorgen hinter dir zu lassen. Andere können ein emotionales Unterstützungssystem sein, Leute, denen du vertraust, die dir zuhören und Dinge ins rechte Licht setzen. Oft wenden sich Menschen denjenigen zu, von denen sie lernen können, die ihnen helfen können oder die sie als Trittleiter sehen, um etwas im Leben zu erreichen. Denk an die Menschen in deinem Umfeld und überlege, was du an ihnen schätzt. Wir müssen unsere momentanen Beziehungen auch nicht unbedingt so akzeptieren, wie sie sind. Wir sollten anstreben, uns mit Menschen zu umgeben, in deren Gegenwart wir uns wohlfühlen und die uns helfen zu wachsen. Wenn eine Person dich im Leben zurückhält oder ihre Gesellschaft dazu führt, dass du dich schlechter fühlst, kannst du versuchen, die Beziehung zu verbessern, oder sie beenden. Wenn es sich dabei um deine Großmutter handelt, wird Letzteres schwierig, aber es geht darum zu verstehen, wie unsere sozialen Beziehungen unsere mentale Gesundheit beeinflussen. Dann können wir entscheiden, wie wir damit umgehen, um uns selbst zu helfen.

BEZIEHUNGS ⁄ KREISE

Es kann hilfreich sein, sich die Zeit zu nehmen, die verschiedenen Menschen in deinem Leben zu betrachten und dir klarzumachen, wie viel sie dir bedeuten und was für ein Gefühl sie dir vermitteln.

Um dein Netzwerk in Kreisen darzustellen, setz dich als Erstes in die Mitte. Du bist buchstäblich das Zentrum deiner eigenen Existenz, es ist nicht überheblich, das festzustellen. Die dir am nächsten sind, können Familienangehörige sein, lebenslange Freunde und Freundinnen oder einfach Menschen, denen du wichtige Dinge anvertraust – wie den Ort, an dem du deine Snacks unterbringst, oder deine Passwörter (mutig!). Menschen, die sich in der Mitte zwischen dem Zentrum und dem äußeren Rand befinden, mögen wir sehr, aber nicht auf die gleiche, emotional intime Art. Am äußeren Rand sind dann Leute wie Nachbarn und Kollegen, die wir vielleicht oft sehen, die aber nicht wirklich etwas für uns tun (tut mir leid, Susan).

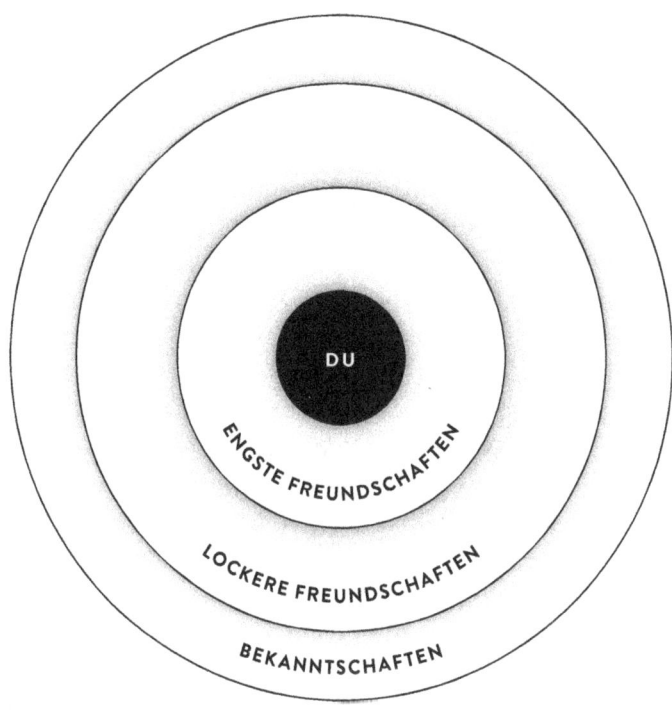

DU

ENGSTE FREUNDSCHAFTEN

LOCKERE FREUNDSCHAFTEN

BEKANNTSCHAFTEN

Beziehungen kosten Zeit. Laut Studien sind mindestens 50 Stunden intensives Beisammensein mit einer Bekanntschaft nötig, damit daraus eine Freundschaft werden kann. Um in den so genannten inneren Kreis aufzurücken, sind 90 Stunden nötig, und für eine lebenslang andauernde Freundschaft braucht es kolossale 200 Stunden! Ich werde schon müde, wenn ich mir das nur vorstelle; ich werde eine Woche lang alle auf allen Kanälen ignorieren! Fazit:

Wichtige Beziehungen kosten Zeit und Energie, was sich anstrengend anhören kann. Sie sind aber ein wichtiger Faktor für einen gesunden Geist.

Ob du nun im Moment chaotische Kreise auf eine Serviette zeichnest oder dir das nur vorstellst, denk darüber nach, wen du auf diese verschiedenen Ebenen der Nähe zu dir setzen würdest. Es ist wichtig, dafür zu sorgen, dass du im inneren Kreis Menschen hast, auf die du dich verlassen kannst, wenn du jemanden zur Unterstützung brauchst. Bist du glücklich mit den Personen, die dir am nächsten stehen, oder gibt es darunter vielleicht welche, die schlecht für dich sind? Befinden sich Menschen auf dem äußeren Ring, die du großartig findest und zu denen du gern eine nähere Beziehung hättest? Es geht hier nicht um Quantität; wenn jemand behauptet, 60 enge Freunde zu haben, hat er wahrscheinlich gar keine. Es geht um Qualität – mentale Gesundheit beruht nicht auf einem Popularitätswettbewerb. Eine gute Nachricht für mich.

Freundschaftsanfragen

Wenn du dein Sozialleben intensivieren willst, kannst du dich entweder darauf konzentrieren, mehr Nähe zu den bereits in deinem Leben vorhandenen Personen zu schaffen, oder versuchen, neue Freunde zu finden.

Es ist absolut normal, dass die Beziehungen in deinem Leben wachsen und sich verändern. Im Leben passiert eine

Menge, und unsere Umstände und Persönlichkeiten verändern sich unweigerlich mit ihm. Vielleicht zieht jemand in einen anderen Ort, verändert seine Arbeit, wird von einer neuen Beziehung beansprucht – all dies kann beeinflussen, was für eine Verbindung zu dieser Person du weiterhin hast. Wenn du dich in eine andere Richtung entwickelst als Menschen in deinem Leben, ist es normal, dass sich damit auch die Beziehung verändert. Man findet neue Freunde, oder die Beziehung zu alten Bekannten wird enger.

Es ist unmöglich, dass du für eine Person an jedes Kästchen in deinem Leben ein Häkchen machen kannst. Wenn wir mit Leuten befreundet sind, die sich emotional nicht gut einlassen können, sollten wir akzeptieren, dass sie dafür nicht die Richtigen sind, anstatt zu erwarten, dass sie sich verändern, oder Druck auf sie auszuüben, damit sie zu unserem Fels in der Brandung werden. Die Beziehung, die wir mit jemandem haben, mit dessen Beziehungen zu anderen zu vergleichen ist ebenso problematisch. Wir könnten uns dann unterlegen oder ausgeschlossen fühlen. Aber wir alle haben Menschen, zu denen wir enge Beziehungen haben, wenn wir aus bestimmten Gründen zusammenpassen. Es geht darum herauszufinden, wer für dich da sein kann.

KONTAKT / AUFNEHMEN

Wenn es in deinem Leben Personen gibt, mit denen du gern näher befreundet wärst, oder vielleicht jemanden, von dem du dich ohne bewusste Absicht entfernt hast – überlege, ob du nicht Kontakt aufnehmen möchtest, um die Verbindung (wieder) zu intensivieren. In unruhigen Lebensphasen ist es natürlich, gelegentlich Personen in unserem Umfeld zu vernachlässigen, aber das ist nicht unbedingt persönlich gemeint.

Zu überlegen, mit wem du gern enger befreundet wärst, ist der leichte Teil – schwierig wird es bei der menschlichen Interaktion. Tatsache ist, dass wir alle viel stärker unter Verfolgungswahn leiden, als wir müssten. Ich fürchte ständig, Leute zu belästigen, sogar wenn ich gar nichts von ihnen will. Wie kann ich meinen engsten Freund anrufen wollen, nur um Hallo zu sagen? Was, wenn er gerade etwas wahnsinnig Wichtiges tut und ich … ihn belästige? Die Wahrheit ist, die meisten fühlen sich nicht belästigt, wenn jemand anruft, um Hallo zu sagen, womöglich sitzen sie sogar herum und warten darauf, dass jemand genau das tut. Also sei diese Person! Das sage ich als derjenige, der sein Handy quer durchs Zimmer wirft, wenn ich ein Klingeln höre, das sich wie die Einladung zu einem sozialen Event anhört – aber wenn ich rangehe, bin ich froh, dass man mich dabeihaben möchte. Wenn du genauso hoffnungslos schüchtern bist wie ich, gibt es einfache Vorschläge für Eisbrecher, von einem einfachen »Wie geht's dir?« bis zu der Erinnerungsstrategie, bei der man einen Song oder ein Foto teilt, das einen an eine schöne Zeit erinnert, die man zusammen verbracht hat. Die andere Taktik ist, ganz geradeheraus zu sein und zu sagen: »Ich habe an dich gedacht und hoffe, dass wir unsere Verbindung wieder erneuern, damit wir die gegenseitigen Vorteile einer sozialen Beziehung genießen können.« Oder etwas in der Art, aber weniger wie ein Alien, das gerade einen menschlichen Körper übernommen hat. Menschen schätzen Ehrlichkeit.

Wenn du jemanden aus dem Bekanntenkreis näher an deinen inneren Kreis locken möchtest, kannst du bei etwas ansetzen, von dem du glaubst, dass ihr beide es gemeinsam habt, und das schön für eure zukünftige bessere Beziehung wäre. Das könnte eine gemeinsame unterhaltsame Unternehmung sein, ein Gespräch über etwas, von dem ihr beide begeistert seid, oder ein vertrauliches Herzausschütten um drei Uhr morgens. Es kann sich wirklich merkwürdig anfühlen, auf diese etwas roboterhafte und nüchterne Art über Freundschaften nachzudenken, aber ein Verständnis dafür, was wir (als komplizierte, T-Shirts tragende Affen) bei anderen suchen und schätzen und wie dies unsere mentale Gesundheit beeinflusst, kann dir vielleicht helfen, deine eigenen Gefühle zu verstehen.

SEI / EHRLICH

Beim Versuch, neue Leute kennenzulernen oder alte Freundschaften zu intensivieren, ist das Wichtigste, ehrlich zu sein. Wenn du dich anders gibst, als du wirklich bist, um jemanden zu beeindrucken, wird die Beziehung dich niemals emotional erfüllen. Das musst du wissen! Es mag aufregend oder erstrebenswert sein, einem Freund hinterherzurennen, weil er beliebt oder attraktiv ist oder dir im Leben oder mit deiner Karriere helfen kann, aber jede soziale Interaktion wird dann emotional auslaugend und stressig. Wenn du abends den Kopf aufs Kissen sinken lässt, möchtest du bestimmt sicher sein, dass du Freunde und Freundinnen hast, die dich wirklich kennen. Wenn du als die Person akzeptiert wirst, die du wirklich bist, kannst du völlig entspannt sein. Eine solche Freundschaft ist eine positive Kraft für deine mentale Gesundheit.

Tatsache ist, dass wir alle viel stärker unter Verfolgungswahn leiden, als wir müssten.

ES IST NIE / ZU SPÄT

Wenn du dich von jemandem zurückgezogen hast und ihr lange nichts voneinander gehört habt, heißt das nicht, dass du nicht wieder Kontakt aufnehmen und eine Verbindung herstellen kannst. Die Reaktion der Leute, wenn du ihnen einfach sagst, dass du sie brauchst, könnte dich überraschen. Stell es dir andersherum vor: Wie würdest du dich fühlen, wenn jemand, den du eine Weile nicht gesehen hast, den Kontakt wieder aufnehmen würde?

NICHTS ZU VERLIEREN

Wenn wir uns schlecht und pessimistisch fühlen, sagen wir uns selbst Sachen wie »Es hat bestimmt einen Grund, warum er/sie sich so lange nicht gemeldet hat« oder »Sie werden mich sowieso nicht mögen«. Aber das sind nur Ausreden, um die Konfrontation mit unseren eigenen Ängsten zu vermeiden. Und was wäre schon dabei, wenn du Zeit mit jemandem verbringst, der dich nicht so sehr mag wie du ihn? Du bist nicht schlechter dran als vorher, du hast nur versucht, dein Leben zu verbessern, und du kannst stolz auf deine Bemühung sein. Gib deinen von Angst geleiteten Impulsen nicht nach – schick deinen zukünftigen Seelenverwandten ein Rauchsignal.

ÜBUNG: SICH SELBST WIDERSPRECHEN

Gut, um:
- **sich Selbstvertrauen zu geben**
- **zerstörerische Gedanken anzuzweifeln**
- **negatives Denken umzudeuten**

Wenn du an dir selbst zweifelst und Gründe findest, um dein soziales Leben zu sabotieren, halte inne und denk nach. Gibt es Hinweise darauf, dass das stimmt? Nur weil du etwas fühlen möchtest, muss es noch lange nicht wahr sein.

Eine der besten Lösungen ist, deine Gedanken umzudeuten:

- Ich möchte jemanden nicht verärgern. → Ich kann einfach fragen, ob derjenige interessiert ist.
- Ich möchte einfach nur still sein. → Ich kann mit dieser Person still sein.
- Ich habe nicht das Gefühl, lustig zu sein. → Ich muss diese Person nicht unterhalten.
- Ich werde die Person runterziehen. → Meine Freunde möchten für mich da sein.

Widersprich deinem ersten Impuls und schau, ob du einen vernünftigeren Weg findest.

Zum Überprüfen deiner Beziehungen schau dir deinen Kreis an und überlege, wer dich aufbaut und wer deine Stimmung verschlechtert.

Geben und Nehmen

Alle Beziehungen sind von einem Auf und Ab bestimmt. Nie sind beide Parteien gleich hilfsbedürftig oder helfend. Je nachdem, was in unserem Leben passiert, erleben wir Phasen, in denen wir für andere da sind oder deren Hilfe brauchen.

Wenn wir in einem ausgeglichenen psychischen Zustand sind, können wir normalerweise mehr in unsere Beziehungen investieren, aufmerksamer und hilfreicher sein und anderen mehr Freude bereiten. Geht es uns nicht so gut, haben wir weniger Energie, um uns um andere zu kümmern. Das ist in Ordnung, solange wir miteinander reden und wissen, wie gleichgelagert und fair die Beziehung insgesamt ist.

Zum Überprüfen deiner Beziehungen schau dir deinen Kreis an und überlege, wer dich aufbaut und wer deine Stimmung verschlechtert. Wenn du dich nach dem Zusammensein mit jemandem glücklich, voller Energie und inspiriert fühlst, ist dies eine Beziehung, in die du deine Zeit und emotionale Energie investieren solltest! Wenn du dich verpflichtet fühlst (oder gezwungen bist), viel Zeit mit jemandem zu verbringen, und dich danach ausgelaugt, traurig oder in schlechter Stimmung fühlst, solltest du dir das bewusst machen und dich selber schützen.

Von einigen Menschen in unserem Leben können wir uns nicht so einfach trennen. Wenn wir dazu verpflichtet sind, mit Menschen, die uns nicht guttun, zu leben, zu arbeiten oder gesellschaftlich zu verkehren, können wir nicht einfach davonlaufen. Auch wenn es schwierig ist, müssen wir um unserer mentalen Gesundheit willen lernen, die negative Wirkung, die diese Menschen auf uns haben, zu minimieren und damit umzugehen. Wir dürfen ihrem zerstörerischen Verhalten gegenüber nicht nachsichtig sein und müssen uns ganz ruhig so weit wie möglich von ihnen distanzieren.

Am schlimmsten ist es, schweigend zu leiden. Wenn eine Person dich also verletzt, musst du sicherstellen, dass es jemanden gibt, mit dem du deine Gefühle teilen kannst. Jeder Mensch, dem wir uns nahe fühlen, ist ein Halt, der uns in der Realität verankert und uns das Gefühl gibt, nicht allein zu sein.

RAUSGEHEN

Wenn wir gern mehr Menschen in unserem Leben hätten – nicht nur Seelenverwandte, die den Ewigkeitstest bestehen, vielleicht einfach nur ein paar nette Bekannte als Gesellschaft –, kann uns das erst mal einschüchtern. Wo fängt man an? Die meisten Beziehungen entstehen an den Orten, an denen man sich zwangsläufig aufhält – in der Familie, der Nachbarschaft, bei der Ausbildung und der Arbeit. Die Vorstellung, dass es für uns alle irgendwo da draußen auf uns wartende, perfekte Seelenverwandte gibt, die wir aber in einem Ozean von Millionen nicht finden, ist nicht realistisch. Nicht deswegen, weil wir sie niemals finden würden, sondern weil so eine märchenhafte Perfektion vermutlich nicht existiert. Aber eine der vielen Personen, mit denen du unweigerlich im Leben zusammenstoßen wirst, wird eine ausreichende Menge an Gemeinsamkeiten haben.

Viele Menschen sind ein Leben lang mit denjenigen befreundet, die sie schon als Kinder kennengelernt haben. Man muss sich nicht unbedingt sehr ähnlich sein, manchmal ergeben die Zeit und stürmische Erlebnisse die beste Verbindung für eine langfristige Beziehung. Wenn man allerdings wie ich ständig seine Umgebung verändert und Mühe hat, in Kontakt mit den Personen aus der Vergangenheit zu bleiben, sind langfristige Beziehungen schwierig. Und mit zunehmendem Alter ist man immer weniger gezwungen, aufgrund von Verpflichtungen den ganzen Tag mit denselben Menschen zu verbringen. Es ist schön, wenn wir uns mit Menschen, die wir jeden Tag in der Schule oder bei der Arbeit sehen, auch anfreunden. Es kann aber genauso gut sein, dass wir durch solche Menschen an unangenehme Dinge erinnert werden oder dass die Umgebung nicht entspannt genug ist, um einander näherzukommen. Dann müssen wir außerhalb unseres Alltags nach neuen Bekanntschaften angeln – es gibt viele Fische in dem Meer da draußen.

BLEIB NICHT STILL

Wenn wir uns in einer Lage befinden, in der wir emotional oder körperlich missbraucht werden, kann uns das sehr verwirren, weil unsere früheren positiven Gefühle für diese Person im Widerspruch zu ihrem derzeitigen Verhalten stehen. Doch wir sollten niemals eine Situation zulassen, in der wir dem Risiko einer Verletzung ausgesetzt sind oder uns das Leben schwer gemacht wird.

Missbrauch in einer Beziehung kann sich sehr subtil vollziehen. Es kann ein Verhalten sein, bei dem die andere Person kontrolliert, wen du triffst oder was du tust, dich für Kleinigkeiten kritisiert, wiederholt deine Meinungen niedermacht oder dich so manipuliert, dass du deine eigenen Gedanken, Erinnerungen und dein Verhalten anzweifelst (vielleicht sogar deine eigene geistige Gesundheit). Letzteres nennt man Gaslighting. Es kann schwierig erscheinen, sich jemandem anzuvertrauen. Oft droht die Person mit etwas, das sie tun wird, wenn man sie verlässt, oder behauptet, dass das Sprechen mit jemandem außerhalb der Beziehung Verrat wäre. Doch sich jemandem anzuvertrauen, sei es eine Person aus dem Freundeskreis oder dem Kollegium, ein Familienmitglied oder jemand in einer Beratungsstelle, kann ein wichtiger erster Schritt sein, um Sicherheit zu finden.

Wir möchten alle gern Menschen oder Beziehungen »retten« können, aber wenn die Last nur bei dir liegt, ist das nicht fair. Ein missbräuchliches Verhalten aus irgendeinem Grund zu entschuldigen könnte die andere Person sogar daran hindern, sich dem zu stellen, womit sie sich auseinandersetzen müsste. Es ist kein Verrat, für sich selbst einzutreten oder sich einer missbräuchlichen Situation zu entziehen. Das kann genau das sein, was die andere Seite braucht.

Deine Sicherheit hat Vorrang. Bleib nicht still. Bitte um Hilfe, wenn du sie brauchst.

Anfangen kann man mit den Dingen, die man gerne tut. Was es auch sei, suche nach einer Gemeinschaft, der du dich anschließen kannst, um mit ihnen ihre geliebte Beschäftigung zu teilen. Wenn du gern Sport machst, geh in einen Verein. Wenn du Musik magst, gib eine Anzeige auf, um die Hobbyband zu finden, die in zehn Jahren weltberühmt wird. Wenn du gerne der Drache in einem Rollenspiel sein willst, gibt es bestimmt irgendwo in einem Keller Leute, die sich darum reißen würden mitzumachen. Durch ähnliche Interessen und gemeinsame Gesprächsthemen ergibt sich sofort eine Verbindung. Und auch wenn du niemanden triffst, mit dem du dich auf persönlicher Ebene verstehst, tust du immerhin etwas, das du gerne machst! Sich einem Team oder einer Gemeinschaft anzuschließen ist auf jeden Fall gut, denn das gemeinsame Ziel verleiht dir ein Gefühl der Zugehörigkeit. Und wenn du nie in deinem Leben einen Fußball gekickt hast, na und? Jemand im Verein muss die T-Shirts entwerfen und warme Getränke verteilen, wenn ihr früh am Morgen in der Eiseskälte auf dem Fußballfeld steht. Auch eine ehrenamtliche Aufgabe ist eine tolle Möglichkeit, sich als Teil von etwas zu fühlen, stolz auf sich zu sein und Leute mit einer ähnlichen Einstellung kennenzulernen.

Für mich gehört es zu den schrecklichsten Vorstellungen überhaupt – aber manchmal müssen wir uns einfach auf unbekanntes Terrain begeben. Als ich angefangen habe, mir ganz bewusst einen festen Freundeskreis zu schaffen, kontaktierte ich andere Performer, die ich bewunderte, und sogar absolut Fremde aus Videospielen, an denen ich teilnahm. Es war nicht immer erfolgreich. Häufig wurde mir gar nicht geantwortet, andere wollten mir weismachen, dass sie zu viel zu tun hätten – ich kannte die Wahrheit. Ohne Namen zu nennen, aber einige wollten eindeutig etwas anderes als nur leichte Konversation und waren plötzlich weniger interessiert, wenn »gleiche Interessen« das Einzige war, was ich anzubieten hatte. Manchmal lernte ich Leute kennen, die mich ganz grundsätzlich erschreckten oder verstörten, was ich nach zwei Drinks oder einer nächtlichen Videospiel-Session herausfand. Dann musste ich mir eine fantasievolle Ausrede einfallen lassen, um mich für alle Zeiten von ihnen zu distanzieren. Insgesamt waren meine Anstrengungen aber die Mühe wert, denn mit der sozialen Flinte, die ich auf die Wand abschoss, fand ich trotz ein paar Fehlschüssen doch eine Gemeinschaft von Gutwetter-Bekanntschaften für nette Unterhaltungen und ein paar Leute, denen ich jetzt vertraue und auf die ich zählen kann – und wer weiß, wann ich sie vielleicht wirklich brauche oder umgekehrt für sie da sein muss.

Offen für Kontakte

Wenn wir uns Konversation und Kommunikation wünschen, muss uns bewusst sein, dass unsere Körpersprache signalisiert, ob wir offen für Kontakte sind oder nicht. Wenn du deine Augen mit einer Sonnenbrille verdeckst, Kopfhörer aufhast und dein Gesicht in irgendwelche Papiere versenkst, signalisierst du, dass man dich nicht ansprechen soll. Hast du einen verletzlichen Psycho-Tag und fühlst dich introvertiert oder hast gerade ein völliges Chaos auf deinem Hemd angerichtet, weil du dein Mittagessen verschüttet hast, kannst du das natürlich als absichtliche und zielführende Vermeidungsstrategie einsetzen. Hauptsache, wir verstehen, welche Signale wir senden.

Als ich ins Studentenwohnheim zog, erhielt ich einen der grundlegendsten Ratschläge, die ich je erhalten habe. Man riet mir, meine Tür offen zu lassen. Ich war schüchtern und nicht sicher, ob ich wirklich Besucher haben oder mein Zimmer als permanenten sozialen Treffpunkt anbieten wollte, aber man versicherte mir, dass alle, die neu in eine Umgebung kommen, im selben Boot sitzen. Das gilt für einen neuen Kurs oder Job oder auch, wenn man in eine neue Stadt zieht. Man ist nervös, aber die anderen sind es auch. Wenn man der Erste ist, der das Eis bricht, verursacht das einen kollektiven erleichterten Seufzer, und anderen zu helfen kann zur eigenen Entspannung beitragen. Ich hatte eine große Tüte Marshmallows, die ich mit Leuten teilte, die vorbeigingen – im Grunde Bestechung –, das war ein sehr guter Eisbrecher, und ich hinterließ einen ersten Eindruck, der definitiv zu viel zu hohen Erwartungen an mich führte.

VER / TRAUEN

Wenn wir mit einer Person unser Leben teilen wollen, geht es nicht nur um zusammen verbrachte Zeit – es geht vor allem um Vertrauen. Um in einer Beziehung Vertrauen aufzubauen muss man sich verletzlich zeigen. Das heißt nicht, dass du sofort diesen Mord zugeben musst, mit dem du davongekommen bist, oder die Tatsache, dass du kompromittierende Fotos vom anderen gemacht und dann aus Versehen in den Müll geworfen hast. Einfach nur ein bisschen Offenheit und Ehrlichkeit zu zeigen signalisiert jemandem, dass er in deiner Gegenwart entspannt und unbesorgt sein kann. Anstatt vorzugeben, dass man genial und kühn und praktisch perfekt ist, kann es einen liebenswerter und ansprechbarer machen, dem anderen gelegentlich seine Sorgen und Schwachstellen anzuvertrauen. Wenn man Höhen und Tiefen geteilt hat, bei Veränderungen durchgehalten und gemeinsam Zeit verbracht hat, wird man das nötige Vertrauen entwickeln, um die Person in den inneren Kreis aufzunehmen.

Wenn du dich in der Vergangenheit »verbrannt« hast, zum Beispiel durch Mobbing, Betrug oder Zurückweisung, ist es verständlich, dass du instinktiv vermeiden möchtest, dich wieder zu öffnen. Aber denk daran, dass jeder Mensch anders ist, und wenn du dich in einer neuen Umgebung aufhältst, mit etwas anderem beschäftigst oder in einer neuen Zeit in deinem Leben bist, sind die Umstände andere, und du kannst es noch einmal probieren. Gib neuen Bekannten eine Chance, nicht die Handlungen von denjenigen aus deiner Vergangenheit zu wiederholen. Für jede freundliche Geste und Handlung, die wir jemandem erweisen können, gibt es eine Person, die sie uns zurückgeben kann.

Gib neuen Bekannten
eine Chance, nicht
die Handlungen von
denjenigen aus deiner
Vergangenheit zu
wiederholen.

SOZIALE ANGST

Es ist ziemlich verbreitet, sich in sozialen Situationen akut gehemmt zu fühlen, wenn wir nervös oder dort neu sind – aber es gibt einen stärkeren Zustand sozialer Angst, der in der Psychologie als Störung klassifiziert wird (soziale Angststörung oder soziale Phobie). Auch diese Angst kann häufig vorkommen, oft bei verlegenen, schlaksigen Jugendlichen. Viele wissen nicht, dass sie ein weit verbreitetes Problem ist, und nehmen deshalb an, dass mit ihnen etwas nicht stimmt. Aber es gibt einen Unterschied zwischen allgemeiner Verlegenheit und sozialer Angst.

Ich bin der Erste, der alles Peinliche, das mir je passiert ist, zugibt. Zum Beispiel habe ich neulich zu einem älteren Nachbarn im Fahrstuhl »nach Ihnen« gesagt und dann den »Tür schließen«-Knopf gedrückt, anstatt die Tür offen zu halten. Er ist fast zerquetscht worden, zum Horror einiger anderer Nachbarn, die jetzt schnell ihre Türen zumachen, wenn ich vorbeigehe. Ich erzähle das nicht nur, weil es mir hilft, Druck abzulassen, offenbar lachen die Leute gern über mein Missgeschick. Es ist in Ordnung, sich über die peinlichen Geschichten anderer zu amüsieren, aber wir sollten niemals über wirkliche Angst lachen. Diese ist nicht nur einfach ein Persönlichkeitsmerkmal; wenn sie dich von wichtigen Dingen zurückhält, hast du ein Problem. Aber man kann etwas dagegen tun.

Das Hauptmerkmal sozialer Angst ist die Furcht, sich peinlich zu verhalten oder beurteilt zu werden. Es ist nicht nur Nervosität, wenn man öffentlich spricht, sondern ein allumfassendes Gefühl, das dazu führen kann, dass Menschen Probleme in ganz normalen sozialen Situationen haben und diese aus Angst ganz vermeiden. Die gute Nachricht ist, dass man dieses Gefühl leicht in den Griff bekommen kann.

Soziale Angst zähmen

- Soziale Angst wächst bei Vermeidung sozialer Situationen, also versuche, dich genau dem auszusetzen, vor dem du Angst hast. Verstecke dich nicht hinter irgendwelchen Mauern aus Humor oder Stille, sei einfach du.
- Überprüfe deine Vorhersagen. Wenn du vorher schon denkst, dass du deine Präsentation vermasseln wirst, erröten wirst wie eine feuerrote Tomate und alle lachen werden, ist das eine überprüfbare Hypothese, von der du lernen oder die du widerlegen kannst.
- In sozialen Situationen, die uns Angst machen, richtet sich unsere Aufmerksamkeit nach innen auf uns selbst. Wir konzentrieren uns mehr darauf, wie verschwitzt wir vielleicht aussehen und was andere von uns denken könnten, anstatt auf die reale Situation. Versuch, präsent zu sein, konzentrier dich auf deine Umgebung, und schon kann die Angst ein wenig nachlassen.
- Denk dran, je älter wir werden, desto weniger lachen die Leute in der realen Welt über soziale Missgeschicke, es sei denn, sie sind Arschlöcher. Denk dich nicht in Ängste aus deiner Vergangenheit zurück, lass die Leute dich mit ihrer Freundlichkeit überraschen – und tun sie das nicht, sollen sie sich zum Teufel scheren.

Wenn deine Angst davor, in sozialen Situationen beurteilt zu werden, dich im Alltag nicht mehr so wie nötig funktionieren lässt oder dich davon abhält, Dinge zu machen, an denen du Spaß hast, könnte deine Angst sich zu einer sozialen Phobie gesteigert haben. Dann solltest du einen Profi zurate ziehen, um Therapien zu diskutieren, mit deren Hilfe du diese Angst überwinden und soziale Situationen wieder genießen kannst, anstatt dich davor zu fürchten.

Soziale Medien

Die Technologie hat die Kommunikation und den sozialen Austausch der Menschen miteinander komplett verändert. Von am Feuer erzählten Geschichten über den Buchdruck und das Fernsehen bis zu unseren Großeltern, die uns in Fremdscham erzeugenden Kettenbriefen markieren, während wir versuchen, in unseren perfekt gestalteten öffentlichen Profilen cool auszusehen.

Mit dem Internet können wir uns in die Welt außerhalb unseres physischen Umfelds begeben, was äußerst hilfreich sein kann – wir finden Informationen, die man sonst nicht entdecken würde, wir finden Gemeinschaften von Gleichgesinnten und Beistand, und wir können sinnvolle Verbindungen aufbauen. Allerdings gibt es einige Dinge, die wir ohne Verbindungen in der realen Welt nicht bekommen können, und letztlich ist die reale körperliche Unterstützung am mächtigsten und tröstlichsten.

Als jemand, der fast gänzlich online lebt, kann ich sagen, dass meine meisten Beziehungen internationale Internet-Beziehungen sind. Die Menschen, mit denen ich texte, chatte, die ich anrufe, deren Bilder und Videos ich anschaue und mit denen ich sogar die meiste Zeit meiner Freizeit digital verbringe, sind ein unglaublich wichtiger Teil meines Lebens und machen mich glücklich. Ich weiß aber auch, dass die Handvoll Leute, die ich in Person um mich habe, diejenigen sind, auf die ich in einer Krise zählen kann.

Wenn wir das Gefühl haben, dass all unsere emotionalen Bedürfnisse online abgedeckt werden, sinkt die Wahrscheinlichkeit, dass wir uns die (viel größere, schwierigere, langsamere, weniger coole) Mühe machen, neue Menschen im echten Leben kennenzulernen. Aber diese Leute brauchen wir auch.

SYSTEM ⁄ ÜBERLASTUNG

Tatsache ist, dass wir nicht dafür gemacht sind, so viele Informationen oder Interaktionen zu verarbeiten. Unser sensibles Gehirn, das geduldig auf eine physische Herausforderung direkt vor uns wartet, um auf sie zu antworten, kann das Bombardement emotionaler Botschaften nicht verstehen, das aus unseren Bildschirmen explodiert und unsere Systeme verwirrt.

Wenn wir uns mit jemandem treffen oder persönliche Aufmerksamkeit erfahren, wird als Belohnung für unser soziales Verhalten Dopamin ausgeschüttet, denn dadurch bleiben wir vermutlich sicher und psychisch gesund. In den sozialen Medien übermittelt jede einzelne Nachricht unserem Gehirn die gleichen Signale, und diese unaufhörliche Fontäne guter Vibes ist suchterzeugend. Warum sollte man riskieren, bei einem Spaziergang im Park vielleicht nur eine einzige Interaktion zu haben, wenn man sogar auf der Toilette auf dem Handy scrollen und stundenlang Aufmerksamkeit bekommen kann?

Der andere Teil unseres Gehirns, der angegriffen wird, ist das Bedrohungssystem. Wenn wir 24 Stunden lang spektakuläre und schreckliche Ereignisse sehen, ist das emotional sehr erschöpfend. Vielleicht können wir auch unserer täglichen Umgebung nicht mehr entkommen, den E-Mails von der Arbeit oder den Leuten aus der Klasse, die Kommentare hinterlassen. Dann kann unser Gehirn niemals von den Zeiten und den Orten abschalten, die mit Stress verbunden sind. Unser Gehirn braucht Pausen, um sich von dieser emotionalen Erschöpfung zu erholen.

Noch eine dystopische Seite dieser Geschichte ist eine aus Einfluss, sozialem Status und allmächtigen Algorithmen gebildete chaotische Zentrifuge, der wir alle ausgeliefert sind. Aber das ist wohl etwas, das du im Moment nicht lösen kannst, also mach dir deswegen keine Sorgen.

SICHER HINTER / DEM BILDSCHIRM

Wir haben alle negative Impulse. Wenn wir uns schlecht fühlen, kann das dazu führen, dass wir andere verletzen, um sie auf unser Niveau herunterzuziehen. Wenn wir eifersüchtig, traurig oder wütend sind, wollen wir Menschen sabotieren, die die Frechheit besitzen, nicht unter dem gleichen Kummer wie wir zu leiden. Das macht uns jedoch nicht glücklich. Sich diesem toxischen Verhalten hinzugeben erzeugt in uns letztlich ein Gefühl der Trauer und Scham. Es kann hart sein, wenn wir das Gefühl haben, wir werden im Leben nicht unterstützt oder kämpfen im Stillen. Aber wir müssen uns die Mühe machen, selbst mit unseren Problemen fertigzuwerden und den Schmerz nicht auf andere zu übertragen.

In der realen Welt sind die Menschen darin meist besser, weil ... nun ja, wegen der Konsequenzen. Man sagt normalerweise einem Kollegen nicht ins Gesicht, was man vielleicht online um drei Uhr morgens einer öffentlichen Person in GROSSBUCHSTABEN (!!11!! >:O etc.) schickt. Je anonymer man handeln kann, desto eher denkt man, dass man mit schlechtem Verhalten davonkommt. Psychologische Studien zeigen, dass wir alle, wenn wir mit der Macht von Anonymität und Straffreiheit ausgestattet sind, eher für andere verletzend handeln, um uns selbst für einen Moment ein besseres Gefühl zu geben. Das Internet verleiht uns allen zu einem gewissen Grad diese Macht und gleichzeitig Verantwortung – aber wir müssen besser sein als unsere schlechtesten Instinkte. Je weniger real die Online-

Identität einer Person ist, desto weniger kann man dem trauen, was sie sagt. Menschen werden zynisch, nur weil sie einen schlechten Tag hatten, sie werden wütend und ungeduldig, weil sie in ihrem Leben ungerecht behandelt werden. Wenn wir sehen, wie Menschen sich gegenseitig online behandeln, kann das bei uns extreme emotionale Reaktionen hervorrufen. Denn unsere Erwartungen richten sich danach aus, wie Menschen sich verhalten, wenn sie als reale Personen mit sozialen Konsequenzen rechnen müssen. Das heißt, wir müssen uns alle immer wieder daran erinnern, alles im Internet mit Vorsicht aufzunehmen. Tritt einen Schritt zurück und denk nach – die Perspektive dieser Person ist wahrscheinlich eher emotional als ehrlich.

Ich habe ein dickes Fell entwickelt, weil ich (wahrscheinlich zu) jung in die Feuer des Internets geriet und unbeaufsichtigt das Einwahl-Internet erkundete. Später wurde ich in eine Karriere katapultiert, bei der Kommentare von Fremden auf mich einprasselten wie ein Sturm grober Meinungen und ungefilterter Emotionen. Das Lesen dieser locker hingeworfenen Beleidigungen und unmoderierten Aggressionen gegen einen anonymen Fremden und das generelle Fehlen von Verantwortung hinterließen bei mir definitiv ihre Spuren. Als mein täglicher Job auch beinhaltete, regelmäßig in Kommentarspalten einzutauchen, passierte es schon mal, dass dort ein Troll meiner Familie den Tod durch einen Skorpionregen wünschte oder jemand mich offensichtlich nur aufziehen wollte, indem er genau die eine Sache sagte, die ich unbedingt vermeiden wollte. »Windup_Merchant_2004xD« hat sicher nicht wirklich gedacht, dass ich mit meinem ungeschickten Emo-Haarschnitt wie eine Hecke aussah, aber er wusste, dass er mich damit ärgern würde, wenn er es jeden Tag sagte – und er hatte Erfolg. Anstatt in irgendeinem Buch die hilfreiche Lektion über das Loslassen dessen, was ich nicht kontrollieren kann, zu lesen, habe ich diese Fähigkeit auf natürliche Weise entwickelt, als Ergebnis jahrelanger Zermürbung. Hey, das ist immer noch Wachstum! Es hat eine Weile gedauert, bis ich begriffen habe, dass die schweigende Mehrheit der Menschen eben keine Kommentare abgibt. Menschen mit vernünftigen Meinungen, mit Respekt vor Gefühlen und dem Wunsch, wirklich produktiv zu sein, sind nicht proportional vertreten. Viel wahrscheinlicher trifft man in Kommentarspalten auf Menschen, die im Schutz eines Bildschirms nach Gelegenheiten suchen, jemand anderen runterzuziehen.

Das heißt, die meisten Menschen sind keine Monster, wie man manchmal glauben könnte, wir sehen nur sehr viel eher psychisch verletzte Menschen bei ihrem schlimmsten Verhalten. Es kann schwer sein, Mitgefühl für die Kämpfe von jemandem zu empfinden, der um sich schlägt, wenn man weiß, dass man selbst nicht das Gleiche tun würde. Aber vielleicht hilft es ein bisschen, wenn man deren Verhalten rational sieht und erkennt, dass diese Menschen vermutlich unglücklich sind.

Es ist wichtig, ein Gespür dafür zu entwickeln, wann jemand nicht ernsthaft handelt, und zu vermeiden, darauf dann zu viel Zeit oder emotionale Energie zu verwenden. Das bedeutet jedoch nicht, dass wir uns in eine Blase zurückziehen sollten, die nur unsere Meinungen bestärkt. Sonst verlieren wir unsere Objektivität und werden nicht in der Lage sein, mit kommenden Konfrontationen und Herausforderungen umzugehen.

Manchmal benehmen Menschen sich online schlecht und verdienen online Konsequenzen. Im Netz herrscht eine gesunde Mischung – genau wie in der realen Welt. Sei dir bewusst, was geschieht und gesagt wird, aber sei entschlossen, das Wesentliche herauszufiltern und zu erkennen, wann du etwas ignorieren solltest. Es gibt gute Menschen da draußen, das verspreche ich dir, man muss vielleicht nur auf dem Bauch durch den Schlamm kriechen, um sie zu finden.

DIE ANGST, ONLINE ETWAS / ZU VERPASSEN

Es ist kein Geheimnis, dass viele der sozialen Websites, die wir täglich nutzen, absichtlich so gestaltet sind, dass wir abhängig davon werden. Sie zeigen uns die spektakulärsten Dinge, um unsere menschlichen Instinkte anzusprechen. Anstatt uns ein realistisches Bild von den Menschen und der Welt um uns herum zu vermitteln, werden uns nur die höchsten Höhen und die tiefsten Tiefs gezeigt. Dieser ununterbrochene Bilderstrom setzt uns unter Druck, unser eigenes Leben als perfekt darzustellen. Wenn es schon schwer ist, einer nahestehenden Person gegenüber seine Schwächen zu offenbaren, kann es noch mehr Angst machen, der Erste zu sein, der sich im Internet als zerbrechlich darstellt.

Das erzeugt einen schädlichen Kreislauf, bei dem wir andere nur mit unseren besten Nachrichten auf dem Laufenden halten. »Ich habe eine Beförderung bekommen! Ich habe geheiratet! Ich mache gerade meinen Traumurlaub!« Es ist weniger wahrscheinlich, dass Leute von Problemen bei der Arbeit oder in ihrer Beziehung erzählen oder ein Bild posten, auf dem sie in ihrer Schreibtischbox sitzen und aus einer fleckigen Kaffeetasse trinken. Das verzerrt unseren Blick auf die Realität. Wir bekommen das Gefühl, die Einzigen mit Problemen zu sein, und müssen uns daran erinnern, dass das, was wir online sehen, oft nur die fragwürdige, retuschierte Oberfläche eines normalen Lebens ist. Hinter dem Bildschirm sind wir alle Menschen, und wir haben alle Probleme.

Als ich mein 45-minütiges Epos »Also, ich bin schwul« hochgeladen habe, war ich auf einiges gefasst. Ich rechnete nicht nur mit Missverständnissen, falschen Darstellungen, Zynismus und Zweifeln an meiner Sexualität und meiner Geschichte (und den problematischen Meinungen der Leute über die Rechte queerer Personen) – ich ging davon aus, dass es im Internet auf Ablehnung stoßen würde, ehrlich zu sagen, dass man sich schlecht fühlt. Zum Glück war das nicht der Fall. Was die Sexualität betrifft, hat sich die Welt seit meiner Kindheit zweifellos sehr zum Besseren verändert – und das Internet ist sogar ein viel netterer Ort als zu Zeiten der Einwahlverbindung. Es kam mir vor, als ob meine offene Verletzlichkeit die Illusion der Internetpersönlichkeiten der Menschen durchbrechen würde und wir wirklich miteinander verbunden waren. Als ich erzählte, wie ich mich all die Jahre insgeheim gefühlt und warum es so lange gedauert hatte, bis ich auf diese Reise ging, waren die Leute unterstützend und einfühlsam. Bestimmt hätte ich auch ein paar Arschlöcher gefunden, wenn ich lange genug gesucht hätte, aber warum sollte ich? Es ist immer nett, wenn die Menschheit einen positiv überrascht.

Digital Detox

Wenn wir das Gefühl haben, dass wir soziale Medien mit negativen Emotionen wie Neid, Minderwertigkeitsgefühlen, Stress über Nachrichten und Politik oder Erschöpfung durch soziale Dramen in Verbindung bringen, müssen wir entweder unsere Beziehung zur Technologie verändern oder wahrscheinlich eine Pause einlegen.

Es ist wie in Zeiten schlechter psychischer Gesundheit, wenn wir zu viel Zeit »in unserem Kopf« verbringen und uns in einer ständigen Schleife beängstigender negativer Gedanken befinden. Ähnlich kann zu viel online verbrachte Zeit dazu führen, dass wir uns mehr auf diese digitale Welt der vorgestellten Stimmen konzentrieren als auf unsere reale Umgebung. Diese Aufspaltung ist nicht natürlich, deshalb ist es wichtig, uns daran zu erinnern, in der physischen Welt präsent zu sein und unsere Zeit online zu reglementieren.

Du musst nicht gleich all deine Endgeräte in ein brennendes Fass werfen und allein im Outback leben, um der negativen Seite der sozialen Medien zu entkommen – grenze sie nur ein wenig ein. Als einer der weltweit führenden Experten darin, kein Leben zu haben und zu lernen, nicht nur integriert mit der Technologie zu leben, sondern ein Jahrzehnt lang mitten im digitalen Panoptikum, habe ich (auf die harte Tour) gelernt, mir selbst zu helfen.

HEILENDER ╱ INHALT

Ich weiß, es klingt wild, aber im Gegensatz zu unserer physischen Welt ist der Vorteil der digitalen Welt, dass wir kontrollieren können, was wir sehen. Wenn etwas bewirkt, dass du dich schlecht fühlst, sieh dir weniger davon an. Wenn du dich mit etwas gut fühlst, mache es zu einer ständigen Kraft in deinem Leben. Das klingt einfach, aber wir sind alle ein Haufen masochistischer Perverser, die nicht anders können, als in die Büchse der Pandora zu schauen.

Wir haben Angst, etwas zu verpassen, das populär ist. Aber wenn schlechte Nachrichten und noch schlimmere Politiker zu viel deines Gehirns in Anspruch nehmen – drück die Stummschalttaste. Es ist keine gezielte Ignoranz, seinen Feed so auszuwählen, dass man sich gut fühlt. Du kannst die Nachrichten schauen, wenn du wirklich einen Blick in das Chaos werfen willst, aber du musst sie dir nicht den ganzen Tag vor Augen führen. Genauso wenig musst du dich verpflichtet fühlen, Freunden, Prominenten oder beruflichen Kontakten zu folgen, die dich frustrieren oder verärgern. Handelt es sich um eine Person, die du nicht so einfach abbestellen kannst (wie damals, als ich meine Oma »entfreundet« und damit für etwa einen Monat ein Familienzerwürfnis verursacht habe), kannst du sie jederzeit stummschalten. Stummschalten ist fantastisch. Anders als beim Blockieren, das einem Troll Aufmerksamkeit verschaffen kann oder den Konflikt offensichtlich macht, wird die Person nie erfahren, was du getan hast, um dich vor dem zu schützen, was sie zu sagen hat – egal, ob es sich um einen ganz besonderen Idioten oder einen Freund handelt, der dir auf die Nerven geht.

Gib dir selbst die Erlaubnis, die Dinge zu ignorieren, die schlecht für deine mentale Gesundheit sind. Nur weil alle besessen von einem skandalösen Drama sind, heißt das nicht, dass auch du deine Hirnzellen schädigen oder dich diesem emotionalen Gift ausliefern musst. Es gibt eine Menge Dinge da draußen im Netz, und eine Menge davon sind gut für dich. Nicht nur Sachen, die dramatisch und sensationell sind – überleg, was dich lächeln lässt. Was interessiert dich? Was inspiriert dich? Was hinterlässt dich mit mehr Energie und Hoffnung? Such Inhalte aus, die die Dinge feiern, die du im Leben spannend findest, die dich neugierig machen und dich wachsen lassen. Ende nur nicht in dieser Blase unrealistischer Perfektion, die deine schlechtesten Verhaltensweisen fördert.

Wie bei allen anderen Aspekten deines Lebens kannst du jetzt etwas ändern, um deine mentale Gesundheit zu verbessern. Nimm dir die Zeit, deine Beziehung zu den sozialen Medien zu analysieren. Was gibt dir ein gutes oder schlechtes Gefühl? Hält der Dopamin-Kick der Aufmerksamkeit an, oder verpufft er und du fühlst dich schlechter als vor dem Anschauen?

DU MACHST DIR SELBST ╱ VIERECKIGE AUGEN

Wenn mir jemand sagt, ich solle weniger Zeit online verbringen, verdrehe ich die Augen, denke »Okay, Boomer« – und dann vergleiche ich mich wieder mit perfekten Supermodels und fühle mich schlecht. Die Wahrheit ist, dass wir alle ein bisschen süchtig nach unseren Geräten sind. Wenn wir die Bildschirme mal weglegen und die Welt um uns herum sehen, ist das nicht nur eine Möglichkeit, das Nörgeln dieser älteren Person zu stoppen. Es kann auch eine große Hilfe für unsere geistige Gesundheit sein und uns helfen, die Werkzeuge zu entwickeln, mit denen wir uns besser fühlen können. Man kann nicht achtsam sein, wenn man über die aktuellen Nachrichten oder den neuesten Diskurs in der Popkultur liest; man ist körperlich nicht anwesend, wenn man völlig absorbiert ist von einer Trend Timeline mit Tausenden Menschen, die sich gegenseitig anschreien. Das ist eine Informationsüberlastung für unser armes Gehirn, das manchmal einfach eine Pause braucht.

Selbst wenn du dir für deine Geräte Zeitlimits setzt oder Regeln aufstellst, zu welcher Tageszeit du darin versinkst, versuche, ab und zu der Erzählung in deinem Kopf eine Pause zu gönnen und die Erfahrung zu machen, ein reales, körperliches Wesen zu sein. In der nahen Cyberpunk-Zukunft wird unser Bewusstsein in Avatare heruntergeladen werden, also sollten wir Dinge wie Kopfschmerzen und Insekten schätzen, solange wir es noch können.

Um zu verstehen, wie sich die Technologie auf dich auswirkt, solltest du eine Auszeit nehmen und beobachten, wie anders du dich fühlst. Nachdem ich eine Weile weder online geschaut noch gepostet hatte, war ich ruhiger, weniger ängstlich und produktiver. Ich kann nicht wirklich darauf verzichten, da meine Karriere und mein Leben sonst in einen bedeutungslosen Abgrund stürzen würden. Also habe ich akzeptiert, dass ich mich an diesen nicht enden wollenden Albtraum gebunden habe. Ich habe gelernt, meine Inhalte auszuwählen, mit meinen Erwartungen an die Menschheit zurechtzukommen und zu wissen, wann ich den Bildschirm weglegen und einfach real sein sollte.

Geteiltes Leid ...

Ob online oder im wirklichen Leben, es gibt viele Menschen, die bereit sind zuzuhören und zu helfen – um Hilfe zu bitten ist oft der schwierigste Teil, weil das Stigma psychischer Probleme uns zurückhält. Denk daran, dass wir alle Emotionen haben, schwierige Gedanken und Zeiten im Leben, in denen es uns schlecht geht und wir Hilfe brauchen. Wenn du Hilfe brauchst, bitte darum. Was auch immer du durchmachst, die Menschen werden es verstehen, und wir sollten keine Verlegenheit oder Scham verspüren, wenn wir über etwas so weit Verbreitetes sprechen.

Deine Geschichte
gehört dir. Es ist deine
Entscheidung, wie viel
du mit anderen teilst.

Wenn man es nicht gewohnt ist, um Hilfe zu bitten, kann es einschüchternd sein, sich zu öffnen und in eine verletzliche Position zu begeben. Ich gehöre zu den Menschen mit Vertrauensproblemen, deshalb sage ich nur sehr selten meine Meinung. Es ist wichtig, Menschen zu finden, denen ich vertrauen kann, denn ich lasse mir nicht in die Karten schauen – abgesehen von den völlig zufälligen Fremden, denen ich in meinem täglichen Leben scheinbar intime Details meiner »Geschichte« erzähle (»Hi, wie geht's dir?«). Doch die Angst, andere zu belästigen oder von ihnen verraten zu werden, macht uns unfähig, für unsere Bedürfnisse einzustehen. Wenn wir zu viel Zeit damit verbringen, es anderen recht zu machen oder Dinge »für andere« zu tun (so glücklich uns das Geben auch macht), aber nie etwas für uns selbst tun, dann wird uns das langsam unsere Energie rauben, unser Unmut wird wachsen, und letztlich werden wir uns schlechter fühlen. Deshalb ist es wichtig, offen mit den Menschen zu reden, und zwar auf eine Weise, die sich für dich richtig anfühlt.

Gibt es jemanden, mit dem du gern reden würdest, dem du vertrauen kannst? Überlege, wie viel du mit dieser Person teilen möchtest – du musst keine Details preisgeben, um zu sagen, dass es dir nicht gut geht. Deine Geschichte gehört dir, es ist deine Entscheidung, wie viel du mit anderen teilst.

Für mich ist das ein Tanz, zu dem ich mich schon oft überwunden habe. Angefangen damit, dass ich einem Studienberater von meinen psychischen Problemen erzählte, die meine Studienambitionen beeinträchtigte, über die Bitte um Hilfe bei Ärzten und Therapeutinnen für meine intimen Probleme bis hin zum öffentlichen Teilen meiner Geschichte über meinen Kampf mit Depressionen. Und dann kam »mein größter Moment« – mein Coming-out als nicht ravender Schwuler. Es ist vielleicht nachvollziehbar, wenn auch nicht sehr hilfreich zu wissen, dass mir all das nicht leichtfällt. Das gilt für jedes Szenario im Leben, in dem man »schwierige Gespräche« führen muss, sei es das offene Reden über psychische Gesundheit, Sexualität, Geschlechtsidentität oder auch das Beenden einer Beziehung oder das Kündigen eines Jobs. Zu tun, was für dich richtig ist, auch wenn du mit der Reaktion eines anderen umgehen musst, ist eine überlebenswichtige Fähigkeit. Finde jemanden, sprich mit ihm, und du wirst spüren, wie eine Last von dir abfällt.

DEN RICHTIGEN / MOMENT WÄHLEN

Damit es dir leichterfällt, den Mut aufzubringen, kannst du dir die beste Zeit und den besten Ort überlegen. Wenn du versuchst, mit einem Freund über deine Ängste zu sprechen, während er gerade seine Haustür abschließt, hat er wahrscheinlich keine Zeit, sich damit zu beschäftigen. Finde die richtige Zeitspanne, einen sicheren und ruhigen Ort (nicht gerade kurz vorm Abwärtsfahren auf einer Achterbahn), an dem du dich entspannt fühlst.

EIN GESPRÄCH BEGINNEN

Ob du eine Nachricht schreibst, anrufst oder ein Gespräch im realen Leben führst, es gibt Möglichkeiten, wie du bequem in ein womöglich unbequemes Thema einsteigen kannst:

- »Hättest du heute einen Moment Zeit? Ich würde gern mit jemandem reden.«
- »Ich hab seit Kurzem irgendwie das Gefühl, nicht mehr ich selbst zu sein.«
- »Ich habe gerade eine schwierige Zeit.«
- »Ich weiß gar nicht, wie ich anfangen soll, aber ich hab ziemliche Probleme. Ich glaube, es würde mir helfen, wenn ich mit dir reden könnte.«

Rede nicht um den heißen Brei herum, sei klar mit deinen Gefühlen und deinen Wünschen und denk dran, dass diese Momente uns einander meist näherbringen und du dich danach besser fühlst. Also trau dich.

FANG / KLEIN AN

Du musst nicht sofort ins Thema springen und ganz direkt mit etwas herausplatzen, du kannst das Eis mit etwas anderem brechen, zum Beispiel erst einmal etwas texten. Auch wenn du dir dabei komisch vorkommst, es ist einen

Versuch wert, wenn du es dir emotional zutraust. Die Antwort kommt vermutlich etwas verzögert, wenn du es nicht persönlich ansprichst – also hinterlass keine Voicemail, wenn du dringend Hilfe brauchst. Aber ansonsten kann eine »unpersönliche« Kontaktaufnahme den Verlegenheitsfaktor deutlich senken.

Der Anfang ist normalerweise der schwierigste Teil, denk also nicht zu viel darüber nach, wie du ihn hinbekommst. Auch der unbeholfenste Start bringt dich in die richtige Richtung.

Schließlich solltest du versuchen, nicht zu viel von anderen Menschen zu erwarten – denk daran, dass sie auch nur Menschen und nicht in der Lage sind, deine Gedanken zu lesen oder mit magischen Lösungen aufzuwarten. Du musst ihnen dein Problem also vielleicht deutlich klarmachen und ihnen eventuell sogar sagen, was du von ihnen erwartest. Und nicht jeder weiß, wie er reagieren soll, wenn er sieht, dass es anderen schlecht geht. Interpretiere also ein Schweigen oder eine unbeholfene Antwort nicht sofort als Gleichgültigkeit – vielleicht weiß dein Gegenüber einfach nicht, was er oder sie sagen soll.

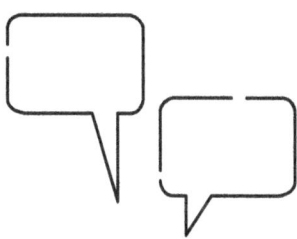

Wie wir nun alle wissen, habe ich mich meiner Familie gegenüber per E-Mail geoutet. Ich fand, ich schulde meiner Familie den Respekt eines privaten Gesprächs, bevor ich es der ganzen Welt erzähle. Ursprünglich hatte ich vor, es meinen Leuten über die Weihnachtsfeiertage zu sagen, und so kam mein Moment am Tag nach Weihnachten, als die ganze Familie zusammensaß und Käse knabberte. Und ich konnte es einfach nicht tun. Verständlicherweise hatte ich, wie bei allen Dingen, mit denen man zu kämpfen hat, Angst davor, meine Verletzlichkeit zu zeigen. Ich war unsicher, wie die anderen reagieren würden, und ich wollte vor allem niemandem den Festtag verderben, denn es würde ja dann nur noch um mich gehen. An einem Geburtstag und zu Ostern versuchte ich es wieder, und irgendwann wurde es mir zu albern, also habe ich diese E-Mail mit dem Wortlaut »Also, ich bin schwul« geschickt, und das war's. Es war völlig lächerlich, aber es hat funktioniert! Das Eis war gebrochen, tatsächlich eher ein implodierender Gletscher, und die sofortigen Anrufe, nachdem ich auf Senden gedrückt hatte, zeigten mir, dass ich die erste Hürde erfolgreich genommen hatte. Vermeide es nicht, um Hilfe zu bitten oder mitzuteilen, was dir auf dem Herzen liegt, nur weil du nicht weißt, wie du anfangen sollst. Wirf einen zu einem Papierflieger gefalteten Zettel und renne aus dem Zimmer, wenn es sein muss. Hauptsache, du fängst an.

REVANCHIER / DICH

Je mehr du über mentale Gesundheit lernst, desto mehr hast du hoffentlich das Gefühl, dass du für andere Menschen in deinem Leben da sein kannst. Um sich selbst gut zu fühlen, ist eine der besten Möglichkeiten, den Menschen zu helfen, die wir lieben, oder etwas für die Gemeinschaft zu tun. Achte auf Anzeichen dafür, dass Menschen, die du kennst, vielleicht Probleme haben, und hilf ihnen so, wie du dir wünschst, dass man dir helfen würde. Aber denk daran, dass du anderen nicht helfen kannst, bevor du dir selbst geholfen hast. Wie mit der Sauerstoffmaske im Flugzeug – du bist zu nichts zu gebrauchen, wenn du keine Luft mehr bekommst, weil du die Bedürfnisse der anderen über deine eigenen gestellt hast. Wenn du anderen wirklich helfen willst, musst du die am besten funktionierende und produktivste Version deiner selbst sein. Wir alle kennen Menschen, die alles für andere tun und sich nie einen Moment für sich selbst nehmen – zwing sie in ein verdammtes Spa. Wenn ich gerade dich beschrieben habe – echt toll, dass du so nett bist. Jetzt geh weg und denk zur Abwechslung mal als Erstes an dich.

Inzwischen hast du hoffentlich das Gefühl, dass du die wichtigsten Werkzeuge hast, um daran zu arbeiten, wie du dich fühlst, wenn du eine sofortige Veränderung brauchst. Und du solltest den Einfluss deiner Lebensbereiche verstehen, die du kontrollieren kannst. Wenn du die Beziehung zwischen den Dingen, die du jeden Tag tust, und deinen

Gefühlen kennst, dann kannst du kleine Veränderungen herbeiführen, die schließlich alle zusammen ein starkes Fundament in deinem Leben bilden werden.

Während du versuchst, Veränderungen vorzunehmen, gib dir Zeit, sei geduldig und gestatte dir zu experimentieren und zu lernen, wie eine Veränderung dieser Dinge deine Gefühle beeinflusst. Konzentrier dich auf das, was dir am meisten auffällt, damit du lernen kannst, deine Gedanken besser zu steuern.

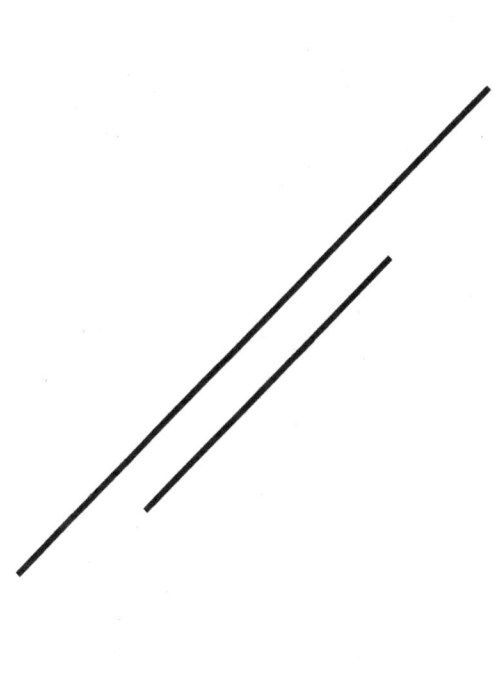

TEIL 3

DIE TAGE DANACH

TEIL 3
DIE ∕ TAGE
DANACH

Nun besitzt du die Werkzeuge, um in einem schwierigen Moment für dich selbst zu sorgen, und hast die Welt um dich herum so verbessert, dass du selbst darin die besten Möglichkeiten hast. Das schafft Zeit und Raum, um über die größeren Dinge nachzudenken, die dich auch langfristig mental gesund halten.

Unsere Psyche ist das Ergebnis unserer lebenslangen Erfahrungen, Emotionen, Gedankenmuster und Gewohnheiten, und sie diktiert uns, wie wir auf die in unserem Leben stattfindenden Ereignisse reagieren. Wenn wir einen Schritt zurücktreten und uns fragen, warum wir auf eine bestimmte Art funktionieren, wie wir unsere Gewohnheiten erlernt haben und auf welche hilfreiche Art wir am besten mit uns selbst umgehen können, sind wir besser gerüstet, um unseren Herausforderungen mit einer lösungsorientierten Einstellung zu begegnen.

Auf meinem Weg, mich selbst besser verstehen zu lernen, habe ich schließlich erkannt, was für ein unglaublich talentierter Saboteur ich bin, der verlässlich in jeder gegebenen Situation die am wenigsten hilfreichen Reaktionen zeigt. Die meisten meiner emotionalen Reaktionen auf Situationen stammen von Einstellungen, die ich von sehr früher Kindheit an entwickelt habe – nämlich mich generell zu schämen, Missbrauch zu tolerieren und meine Bedürfnisse nicht anzumelden. Meine Reise begann in dem Moment, als ich zum ersten Mal darüber nachdachte, warum ich so bin. Sobald du anfängst, über deine eigene Beziehung zu deiner Psyche nachzudenken, eröffnen sich dir neue Perspektiven, und das kann den entscheidenden Unterschied machen.

Wir sind alle in Versuchung, uns mental durchs Leben treiben zu lassen, kümmern uns hauptsächlich um den Druck des Alltags und machen uns nicht die Mühe, ein wenig tiefer zu graben. Es ist nicht gerade verlockend, nach einem anstrengenden Tag seine Freizeit damit zu verbringen, tief in den Spiegel seiner Psyche zu starren und zu versuchen, sich selbst zu analysieren wie ein verwirrter Labrador, der gerade mit der Schnauze gegen eine Fliegengittertür gelaufen ist. Man kann sich leicht an die Vergangenheit erinnern und über all das jammern, was man bedauert, viel schwieriger ist es, daraus zu lernen und weiterzumachen. In diesem Teil geht es nicht um schnelle Lösungen, sondern um den langwierigen und schmerzhaften Prozess, der uns echte Durchbrüche bescheren kann, wenn wir uns hindurchkämpfen.

WAS DENKE ICH?

—

Wenn wir ein negatives Gefühl bemerken, ist die Ursache meist ein negativer Gedanke. Diese Gedanken entstehen automatisch, oft ohne dass wir überhaupt merken, wie sie im Hintergrund lauern und schlechte Vibes ausstrahlen. Aber wir müssen lernen, den Moment bewusst wahrzunehmen, in dem wir beginnen, uns schlecht zu fühlen. Und dann müssen wir uns fragen, was habe ich gedacht, woher kommt dieses negative Gefühl?

Wir glauben alle gern, dass wir uns selbst völlig unter Kontrolle haben, aber meist funktionieren wir auf Autopilot. Ich nehme an, dass du nicht bewusst dein Herz schlagen lässt, während du dies liest? Selbst wenn wir aktiv über unsere mentale Gesundheit nachdenken, ist nur ein kleiner Teil unserer Psyche auf der Oberfläche erfassbar. Der größte Teil unserer Hirntätigkeit geschieht als ein Prozess im Hintergrund, der uns von Weitem diktiert, wie wir uns fühlen. Wenn wir die Tastenkombination »Strg+Alt+Entf« unserer Psyche drücken würden, wären wir wahrscheinlich schockiert, was alles Gedächtnis- und Verarbeitungsleistung in Anspruch nimmt. Die immer wiederkehrende Gedankenschleife des peinlichen Moments, als du dieser Person, die im Kino arbeitete, »auch viel Spaß beim Film« wünschtest? Wir selbst müssen diese Aufgabe beenden, weil mentaleGesundheit.exe nicht reagiert.

DIE GEDANKEN VERÄNDERN

Unser Gehirn hat eine beruhigende Macht, die »Neuroplastizität« genannt wird – was im Prinzip heißt, dass es sich ständig verändert und dazulernt.

Es enthält Milliarden und Abermilliarden Nervenzellen (Neuronen), die unser Bewusstsein bilden. Früher war es wissenschaftlicher Konsens, dass unser Gehirn sich im Alter nicht mehr weiterentwickelt, aber in den letzten Jahrzehnten wurde entdeckt, dass unser Gehirn immer neue Verbindungen schafft, während wir uns an unsere Umgebung anpassen und neuen Erlebnissen ausgesetzt sind. Für unsere mentale Gesundheit heißt das: Sie ist nicht in Stein gemeißelt. Wir haben die Macht, unser Gehirn neu »zu verdrahten«, damit wir Herausforderungen begegnen und über unsere alten, nicht hilfreichen Gewohnheiten hinauswachsen können. Auch wenn wir negative Erfahrungen gemacht haben, können wir uns neuen Gegebenheiten anpassen und uns ändern. Was dafür nötig ist, ist die bewusste Entscheidung, damit anzufangen, und dann müssen wir dranbleiben. Wir halten die Macht in unseren Händen.

Unser Geist befindet sich in einem ständigen Zustand der Wachsamkeit (potenziell stressig, aber er versucht, hilfreich zu sein) und neigt dazu, auf das zurückzugreifen, was wir aus vergangenen Ereignissen gelernt haben. Das Problem ist, dass nicht jede Situation im Leben so intensiv ist wie dieses besonders schlimme Ereignis, von dem das Gehirn seine Lektion gelernt hat. Wenn das Gehirn also eine Situation wiedererkennt und zu deiner Sicherheit die erste Reaktion in Gang setzt, könnte das zu einer völlig unangemessenen Überreaktion führen. Noch bevor du dir dessen bewusst bist, weinst du im Club, weil dein Gehirn unterbewusst an den Moment erinnert wurde, als dir als Kleinkind ein Clown Wasser ins Gesicht gespritzt hat. Erst wenn wir uns von diesen alten Reaktionen befreit haben, können wir versuchen wahrzunehmen, was jetzt gerade passiert, und uns fragen, ob wir wirklich auf diese Art denken oder fühlen müssen.

Diese Reaktionen werden **kognitive Verzerrungen** genannt, und vermutlich ist niemand von uns gegen sie immun. Hast du erst einmal gelernt, sie zu erkennen und dich von ihnen zu lösen, kann das negativen Gefühlen die Spitze nehmen. Falls du bisher noch erfolgreich jede sich bietende kognitive Verzerrung mitnimmst: Gratulation! Du bist am besten … darin, all deine Energie darauf zu verwenden, deine Gedankenspiralen nicht ins Unendliche wachsen zu lassen. Viel Glück, Leute. In der Praxis ist das alles gar nicht so schwer.

EMOTIONALE ⁄ SCHLUSSFOLGERUNG

Erinnerst du dich an Sandra und ihr dummes Lotterielos? Nur weil du dich wegen einer Sache schlecht fühlst, ist noch lange nicht bewiesen, dass die Situation so schlimm oder stressig ist, wie dein Gefühl meint.

- Du **fühlst** dich eifersüchtig, also nimmst du an, dass du betrogen wirst.
- Du **fühlst** dich ängstlich vor einem Ereignis, also überzeugst du dich selbst, dass dort etwas Schlimmes passieren wird.
- Du **fühlst**, dass niemand dich mag, also glaubst du es und triffst dich lieber nicht mit Freunden.

Wir müssen das Fühlen vom Denken trennen. Gewinn Abstand und sieh dir die Fakten an. Wird das, worüber du dir

Sorgen machst, wirklich eintreten? Wie wahrscheinlich ist das? Was könnte sonst passieren? Wie würdest du die Situation sehen, wenn du dich gut fühlen würdest? Lass nicht zu, dass deine ängstlichen oder pessimistischen Reaktionen dich zurückhalten. Erkenne das Gefühl als ein schützendes Signal von deinem Gehirn – und dann überwinde es, um die Wahrheit zu sehen.

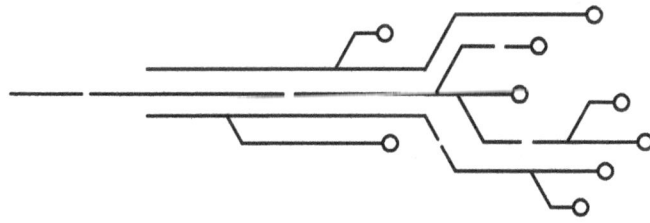

GEDANKEN / LESEN

Wir können wahrscheinlich nicht hellsehen, aber wir verhalten uns alle manchmal, als könnten wir es. Es ist reiner Selbstschutz unseres Gehirns, in anderen das Schlimmste zu vermuten, falls sie uns verletzen. In Wahrheit wissen wir meist nicht, was andere denken oder was sie tun werden, wir prophezeien nur unser eigenes Unheil, um uns selbst zu schützen. Wenn wir jemanden beurteilen, bevor wir mit ihm sprechen, soziale Anzeichen falsch deuten oder das Ziel haben, eine Situation zu vermeiden, können wir uns selbst ohne einen Beweis von etwas überzeugen.

Wenn du das nächste Mal denkst: »Ich bin ihnen lästig«, »Er will mich nicht sehen«, »Sie will mich nicht im Team haben« – frag dich, welchen realen Beweis du dafür hast. Wenn jemand nicht auf deine Nachricht antwortet und du dich deshalb nicht gemocht fühlst, stimmt das wahrscheinlich nicht. Wenn mehrere Leute dir erzählen, dass João bei einem schrecklichen Dreiradunfall sein Handy verloren hat, dann hast du etwas Reales, um dich zu beruhigen.

– Sie will mich nicht im Team haben. → Tatsächlich hat sie mich gefragt, was ich von den Testspielen halte, weil sie mich wohl dabeihaben will.

KATASTROPHEN / DENKEN

Mein Favorit! Wenn du dir wegen etwas Sorgen machst, mit diesem Gefühl davonläufst und dir den ganzen Tag die schlimmste, verheerendste Sache, die überhaupt passieren kann, vorstellst. Du gibst deinen negativen Gefühlen total nach und lässt zu, dass sie dich auf einen wilden Ritt des Unheils und der Finsternis mitnehmen. Wenn du einen kleinen Fehler machst, bist du absolut überzeugt, dass du ihn nicht in irgendeiner Form in Ordnung bringen kannst, sondern dass es eine unwiderrufliche Katastrophe ist, dass alle dich hassen, dein bisheriges Leben vorbei ist und die einzig vernünftige Lösung darin besteht, als blinder Passagier auf einem Frachtschiff in den mittleren Pazifik zu reisen und dich einer Schule Delfine anzuschließen.

Frag dich, was alles passieren könnte – nicht nur das schlimmste Szenario, auch das beste und vor allem das wahrscheinlichste, wenn du jetzt tust, was du tun kannst. Vermutlich kannst du diesen von dir verschütteten Drink einfach aufwischen, du hast die Bar-Mizwa nicht ruiniert. Je größer das Bild, das du zu sehen versuchst, desto weniger wirst du dich von deinen Sorgen eingenommen fühlen.

– Wenn ich dort nicht pünktlich ankomme, ist mein Leben vorbei. → Ich kann einiges tun, um schneller dort anzukommen, es ist in Ordnung, etwas zu spät zu kommen, auch wenn ich das tue, ist es okay.

ALLES-ODER- / NICHTS-DENKEN

Nachdem wir uns beim Katastrophendenken auf den schlimmsten Ausgang konzentriert haben, müssen wir einsehen, dass das Leben nicht nur aus Extremen besteht. Als chronischer Perfektionist neige ich dazu, mir einen »perfekten« Ausgang von etwas vorzustellen, und die einzige andere Möglichkeit ist das Szenario katastrophaler Zerstörung. Es ist nicht nur wenig hilfreich, sich den schlimmsten Fall vorzustellen, es ist auch ungesund, sich an einen Standard zu halten, bei dem die Dinge entweder perfekt oder automatisch ein Scheitern sind. Wir müssen unsere Erwartungen im Leben so handhaben, dass wir mit dem Mittelweg zufrieden sind, weil zu viel Druck uns erdrücken kann. Mein Perfektionismus hat den Vorteil, dass er mich motiviert und mir Sicherheit gibt (weil ich mich ständig hypothetisch für alles wappne, was schiefgehen könnte), aber er ist in jedem einzelnen Moment stressig und kann einen auf Dauer zermürben. Wir sind nicht alle in allem großartig. Dein Wert als Mensch basiert nicht auf dem, was du erreichst. Locker deine Regeln für die Welt und dich selbst.

– Wenn mein Buch kein Bestseller wird, ist es völlig wertlos. → Wenn auch nur eine Person mein Buch liest und das Gefühl hat, gelernt zu haben, wie sie selbst zu ihrem Glück beitragen kann, habe ich etwas Gutes getan. Ich hoffe, sie hat einen schönen Tag.

MENTALES / FILTERN

Das ist wie selektives Sehen für den Verstand. Eine der tiefgreifendsten Erkenntnisse, die ich über die Menschheit im Allgemeinen gewonnen habe, ist, dass wir uns oft auf das Negative konzentrieren. Das klingt ziemlich beunruhigend, besagt aber auch, dass es im Leben genug Positives gibt, das wir nicht interessant finden, was wiederum beruhigend ist. Je nach unserer Lebenseinstellung haben wir eine bestimmte Grunderwartung, und wenn plötzlich etwas Schockierendes auftaucht, ist das natürlich interessanter als das normale Leben. Das Problem ist, dass wir uns oft auf eine kleine negative Sache konzentrieren, während das Gesamtbild eigentlich in Ordnung ist. So wird unser gesamtes Erleben heruntergezogen.

Ein nachvollziehbares Beispiel aus dem modernen Leben ist, wenn wir etwas Gemeines im Internet sehen. Wir könnten den ganzen Tag damit verbringen, Beiträge von interessanten Menschen zu lesen, uns schöne Fotos von unseren Freunden anzusehen und über die Dinge zu lachen, die wir uns suchen, um uns besser zu fühlen. Aber wenn wir auch nur über einen einzigen fiesen Kommentar von einer bestimmten verärgerten Person stolpern, die uns unbedingt die Laune vermasseln will, bleibt das eher im Gedächtnis hängen. Wir müssen uns selbst daran erinnern, dass das Leben nicht vollkommen perfekt ist; es wird auch schlechte Momente geben. Und anstatt dann schockiert und verletzt zu sein, schlüsseln wir ihn auf und versuchen zu verstehen. Hat die Person das, was sie gesagt hat, überhaupt ernst gemeint, oder hatte sie nur einen schlechten Tag? Weiß sie nicht mehr weiter und ist verwirrt? Wird ihre Nachricht überhaupt etwas anderes als deine Stimmung beeinträchtigen? Vor allem aber: Ist diese eine negative Sache an deinem Tag es wert, dass du deine gesamte emotionale Energie darauf verwendest? Wahrscheinlich nicht. Akzeptiere, dass das Leben nicht frei von schlechten Ereignissen ist, versuche, den größeren Zusammenhang zu sehen, und lass nicht zu, dass sie deinen Tag bestimmen. Schau dich um und schätze die vielen guten Dinge, für die du dir nicht so viel Zeit nimmst. Wie sieht das große Ganze aus? Wahrscheinlich gut.

– Ein Kunde hat meinen Kuchen mit nur einem Stern bewertet. → Dieser eine Kunde hat das Schild nicht richtig gelesen und kannte den Unterschied zwischen einem Macaron und einer Makrone nicht. Er hat auch gesagt: »Es schmeckte wie ein Albtraum«, was man eindeutig nicht ernst nehmen kann. Und er stolperte, als er aus dem Laden ging, und fühlte sich vielleicht blamiert. Außerdem sagten hundert andere Leute, sie hätten den Kuchen ihres Lebens gegessen. Es war eigentlich ein sehr lohnender Tag für mein Pop-up-Frettchen-Café.

PERSONALISIERUNG

In gedrückter Stimmung sind wir typischerweise besonders talentiert, die Verantwortung zu übernehmen, wenn etwas Schlimmes passiert. Es ist nicht fair, all die Last oder Scham auf unsere Schultern zu laden, wenn wir nur zum Teil damit zu tun hatten oder das Geschehen gar nicht hätten vermeiden können. Es geht nicht darum, dich von jeder Verantwortung freizusprechen (wenn du das zu oft tust, hast du ein anderes Problem), es geht nur darum, dich selbst nicht für etwas zu bestrafen, das außerhalb deiner Kontrolle liegt.

Ein häufiges Beispiel, das ich erlebt habe, ist ein Streit der Eltern, den man als kleines Kind mit ansieht. Das Kind gibt sich selbst dafür die Schuld, weil es noch nicht erkennt, dass die Eltern für ihre Handlungen selbst verantwortlich sind. Frag dich selbst, ob du wirklich verantwortlich bist, was sonst noch hätte getan werden können und wie viel davon tatsächlich deine Sache war.

– Ich bin nicht bei der Geburtstagsparty ihrer Katze gewesen und habe sie enttäuscht. → Tatsächlich haben sie mir die falsche Adresse gegeben, das Auto brach zusammen, eine Gänsefamilie überquerte zehn Stunden lang die Straße, und es gab einen Tornado, also ist es nicht ganz und gar meine Schuld.

ÜBERTRIEBENE / VERALLGEMEINERUNG

In dem Bemühen, die Dinge einfach zu machen, nehmen wir eine einmal passierte Sache und übertragen sie auf alles, was jemals passiert. Bei solchen Gedanken finden sich oft Begriffe wie »immer« und »niemals«. Schlösse man in der Wissenschaft aus einem Einzelfall auf die Allgemeinheit, würden wir in einer gefährlichen, hochexplosiven und wahrscheinlich ansteckenden Welt leben. Geh wissenschaftlich mit deinen Gedanken um – nur weil etwas einmal passiert ist, heißt das nicht, dass es noch einmal genauso passieren wird. Das ist eine Verkürzung des Denkens, meist entstanden aus Angst davor, sich einer Herausforderung zu stellen. Aber wenn wir das nicht tun, erkennen wir vielleicht niemals die Wahrheit.

Wenn du ein schlechtes Date hattest, heißt das nicht, dass du nach dem nächsten Schlossturm suchen und dich dort einschließen musst. Sei bereit, etwas härter zu arbeiten und tiefer zu graben – was war besonders an diesem Katastrophen-Date, das wahrscheinlich nie wieder passieren wird? Was könnte anders sein? Wie immer, nimm dein erstes Gefühl von einer Situation und überlege, wie sie sich in Wahrheit dargestellt hat.

– Ich habe ein Fußballspiel verloren, ich werde nie wieder gewinnen. → Die andere Mannschaft war das beste Team der ganzen Welt, also war ein Sieg nicht realistisch. Außerdem werde ich nächstes Mal daran denken, Schuhe zu tragen.

Wenn wir dieses übertriebene Verallgemeinern auf andere Personen übertragen, fallen wir in ein anderes grundsätzliches menschliches Verhalten: das Etikettieren. Wenn du Sätze denkst wie »Sie ist egoistisch« oder »Er kommt immer zu spät«, überlege, ob du genügend Beweise dafür hast oder ob du einen Vorfall nimmst und ihn auf die gesamte Existenz eines anderen Menschen projizierst. Vielleicht ist es nicht fair, jemanden voreilig auf diese Art abzustempeln, und dir könnte sogar eine gute Beziehung entgehen, wenn du die Tür zuschlägst.

Sehr wahrscheinlich werden sich wenigstens ein paar dieser Gedankenmuster in deinem Kopf abspielen, schließlich will er dich vor Bedrohungen schützen wie ein extrem wachsamer Hund, der deine Nachbarn angreift. Aber manchmal solltest du den Postboten seinen Briefumschlag abliefern lassen. Es gibt keinen Grund zu beißen.

Abhängig von unserer psychologischen Veranlagung machen wir verschiedene charakteristische Denkfehler. Vielleicht kommen dir einige in dieser Liste bekannt vor, und du versuchst, diese unguten Denkschleifen in Zukunft zu umgehen. Wenn wir sie nicht in den Griff bekommen, können sie uns wirklich zermürben, uns mehr stressen, als nötig wäre, und langfristig unsere psychische Gesundheit beeinträchtigen. Das kann im Laufe der Zeit zu Selbstzweifeln, Depressionen und Angstzuständen führen. Als ich zum ersten Mal mein Denken auf diese Weise hinterfragte, fühlte ich mich sofort besser und weniger bedrängt von den Gefühlen, die in meinem Kopf aufpoppten. Wenn wir unsere Gedanken bemerken und hinterfragen, sind wir besser in der Lage, auf uns selbst aufzupassen, rational zu denken und die Kontrolle zu behalten.

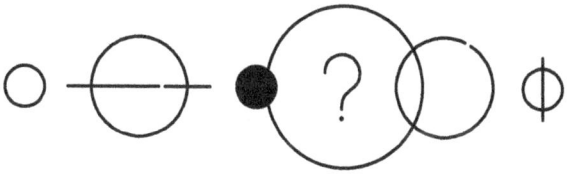

ÜBUNG: DEINE GEDANKEN HERAUSFORDERN

Gut, um:

- **negativen Gefühlen die Spitze zu nehmen**
- **den Blick zu erweitern**
- **dich um deine langfristige mentale Gesundheit zu kümmern**

1. Bemerke ein negatives Gefühl und suche den Gedanken dahinter.
2. Beschreibe, was du denkst.
3. Welche Anzeichen stützen diesen Gedanken?
4. Welche kognitiven Verzerrungen trüben dein Urteil?
5. Versuche, die Situation vernünftiger zu betrachten.
6. Betrachte das Gesamtbild. Was steht wirklich auf dem Spiel?
7. Was denkst du jetzt, nach diesen Überlegungen, und wie fühlst du dich damit?

Situation	Sie hat nicht auf meine Nachricht geantwortet.
Emotion	Traurig, einsam, verärgert
Gedanke	Sie hasst mich./Sie findet mich langweilig.
Was für den Gedanken spricht	Das hat sie schon mal gemacht. Als wir das letzte Mal zusammen waren, hat sie viel gegähnt.

Was gegen den Gedanken spricht	Normalerweise antwortet sie auf meine Nachrichten – dies ist nur eine von hundert.
Alternative Sicht	Sie arbeitet in letzter Zeit sehr viel, also hat sie meine Nachricht wahrscheinlich einfach noch nicht gesehen.
Ergebnis	Weniger traurig, einsam und verärgert. Entspann dich und warte auf eine Antwort, mach dir Pasta.

REGELN UND VORSCHRIFTEN

Indem wir aus der Welt um uns herum, aus unseren Fehlern und aus dem Umgang mit anderen Menschen lernen, entwickeln wir eine Reihe von Überzeugungen und Ideen, wie die Welt unserer Meinung nach funktioniert und welche Erwartungen wir an die Menschheit haben.

Jede und jeder von uns hat eigene Regeln – wie einen stillen Leitfaden, um durchs Leben zu kommen, in der Annahme, dass er uns vor Negativem schützt. Wenn du also glaubst, dass du nicht liebenswert bist, hast du vielleicht die Regel, niemanden dein »wahres Ich« sehen zu lassen, oder wenn du glaubst, dass andere grausam sind, hast du vielleicht die Regel im Kopf, alle auf Abstand zu halten, um dich selbst zu schützen.

Diese Regeln in unserem Kopf bestimmen, wie wir uns verhalten, auf Situationen reagieren und wie wir das, was um uns her geschieht, einordnen. Wenn wir aufgrund unserer Lebenserfahrung glauben, dass die Menschen vertrauenswürdig und freundlich sind, dann haben wir vielleicht eine sonnigere Einstellung zum Leben, könnten aber beim ersten Mal, wenn wir enttäuscht werden, sehr verletzt werden. Wenn wir umgekehrt *erwarten*, dass Menschen unzuverlässig und wenig hilfreich sind, sind wir vielleicht besser darin, uns vor Verrat zu schützen, lassen aber andererseits keine Intimität zu, die für uns schön sein könnte. Unser Ziel sollte es sein, unsere erlernten Regeln zu hinterfragen und offen für neue Erfahrungen zu sein, die unsere Sichtweise verändern!

Diese eigenen Regeln können hilfreich sein, um in einer Situation schnell zu reagieren, uns Mühe zu ersparen oder vor Schaden zu bewahren – aber wenn wir nicht flexibel sind, können sie uns zurückhalten und dazu führen, dass wir uns niedergeschlagen fühlen. Zum Problem werden sie, wenn sie extrem sind, mit absoluten Einstellungen wie *immer*, *niemals*, *muss* und *sollte*. Wenn du, aus welchen

Gründen auch immer, mit dem Gedanken »Ich darf nie Fehler machen« oder »Ich muss immer alles dafür tun, dass die Leute mich mögen« durchs Leben gehst, übst du unweigerlich zu viel Druck auf dich aus und setzt dir unerreichbare Ziele.

Viele feste Ansichten, die wir über uns selbst haben – zum Beispiel, dass wir »falsch« sind, wenn wir uns schlecht fühlen –, sind einfach nicht wahr. Sie sind nur das, was man uns vielleicht eingeredet hat. Handeln wir nun nach diesen erlernten Überzeugungen und den von ihnen geprägten Regeln, besteht die Gefahr, dass genau die Dinge passieren werden, die unsere Überzeugungen noch verstärken. Im Grunde schüren wir damit das Feuer des inneren Hasses. Das klingt dramatisch, weil es tatsächlich superdramatisch ist.

Wir sollten es uns alle zur Aufgabe machen, nicht nur für unsere psychische Gesundheit (sondern zum Beispiel auch was Vorurteile angeht oder Dinge, von denen wir nichts wissen) unser Standardprogramm zu überwinden, zu lernen, zu wachsen und eine ehrliche und glückliche Version unserer selbst zu werden – für uns selbst und für andere.

SICH ANDEREN / ÖFFNEN

Eine allgemeine Regel, die unser Verhalten beeinflusst, ist unser Verhältnis zu unserer eigenen Verletzlichkeit. Für eine gute psychische Gesundheit ist es wichtig, dass man anderen sagen kann, wie man sich fühlt, dass man um Hilfe bittet, wenn man sie braucht, und dass man versteht, dass das völlig normal ist und man sich nicht dafür schämen muss. Das Problem ist, dass es unser natürlicher Überlebensinstinkt ist, Stärke zu zeigen und Einmischung von außen abzulehnen, da diese uns schaden könnte.

Wir alle verspüren den Druck, so zu erscheinen, als kämen wir immer gut zurecht und wären glücklich. Wie oft beantworten wir die beiläufige Frage »Wie geht es dir?« mit absoluter Ehrlichkeit? Zugegeben, die Antwort könnte vielleicht etwas zu viel Information für den Sechzehnjährigen sein, der dir auf einer eiskalten Straße eine Pizza reicht, aber es ist doch so.

Als Brite kenne ich die steife Mentalität, mit der immer versucht wird, Ruhe zu bewahren und weiterzumachen, als vorherrschend in der Gesellschaft, in der ich aufgewachsen bin und heute lebe. Am Anfang dieser Reise haben wir darüber gesprochen, wie Prioritäten psychisches Wohlbefinden in den Hintergrund drängen können und dass das Verbergen von Verletzlichkeit für extreme Situationen ein nützliches Werkzeug sein kann. Ich erlernte Verhaltensweisen von meinem Dad, und er erlernte sie von seinem Royal-Air-Force-Pilotenvater – die Haltung, die mein Großvater annahm, um zu überleben, wurde an Generationen weitergereicht, die sie nicht unbedingt brauchten.

Der Zweite Weltkrieg hinterließ eine tiefe Narbe in der Kultur des Vereinigten Königreichs, vor allem durch die Anstrengungen der Soldaten, die ihr Leben im Kampf geopfert haben, und der Menschen zu Hause, die geschuftet und durchgehalten haben, um sie zu unterstützen und um zu überleben. Wenn man sich in einer so extremen Situation befindet, ist es sinnvoll, diese unerschütterliche Haltung einzunehmen, um standzuhalten – allerdings ist sie nicht für die Dauer eines ganzen Menschenlebens tragfähig, denn langfristig fordert sie mental und körperlich ihren Tribut.

Auch wenn die Feindseligkeiten, denen ich im Leben begegnet bin, zugegebenermaßen nicht so unmittelbar gefährlich waren wie eine Flugabwehrkanone, habe ich diese Denkweise geerbt. Es hat mir geholfen, mich vor der Gewalt anderer Kinder zu schützen, indem ich nach außen hin ein Bild von Stärke zeigte und nie emotional reagierte – aber als Erwachsener wurde mir klar, welchen Schaden mir das zufügte. Denn ich fühlte mich allein, ohne Unterstützung, und empfand der ganzen Gesellschaft gegenüber einen Groll, weil sie mich im Stillen leiden ließ. Das hat definitiv dazu beigetragen, wie ich mich in meinem dunkelsten Moment fühlte und die Welt sah. Vielleicht müssen wir alle unter widrigen Umständen den Kopf einziehen, aber wir müssen verstehen, dass dies nur eine vorübergehende Lösung sein sollte und auf keinen Fall eine erstrebenswerte Einstellung für das Leben.

Diese Denkweise zu verherrlichen, wenn sie nicht notwendig ist, schadet grundsätzlich. Die Vorstellung von einer Person mit einem harten Exoskelett, die sich nicht beklagt, nicht um Hilfe bitten muss und unerschütterliche Stärke ausstrahlt, ist großartig, um kollektives Durchhaltevermögen zu zeigen und den Feind einzuschüchtern. Aber wenn man sich nicht in einer Situation befindet, die diese extreme Mentalität erfordert, ist der einzige Feind vielleicht man selbst. Wir können die Stärke von Menschen, die mit Widrigkeiten konfrontiert waren, respektieren, aber solange wir ihren Kampf nicht selbst durchmachen müssen, sollten wir diese Einstellung nicht hochhalten, denn das lässt uns nur ein schlechteres Leben führen!

WEISST DU NICHT, / DASS DU TOXISCH BIST?

Mein Vater war ein typischer »Macho«, der sein ganzes Leben lang darauf bestand, sich stark zu verhalten und alles unter Kontrolle zu haben. Er war unglaublich stolz und fühlte sich angegriffen, wenn seine Fähigkeiten infrage gestellt wurden. Das Problem ist, dass er wie wir alle nicht immer recht hatte, nicht immer gewann und es ihm auch nicht immer gut ging. Ich erlebte aus erster Hand, wie peinlich es ihm war, als er körperlich nicht mehr so fähig wie in jüngeren Jahren war, als er wegen Kleinigkeiten um Hilfe bitten musste – wenn ein Autoreifen platzte oder auch als er mir sogar sagte, wie er sich wirklich fühlte –, anstatt dem Bild des Familienoberhaupts zu entsprechen. Heute schaue ich mit Mitleid zurück und sehe einen Menschen, der auf so viele Arten zu kämpfen hatte. Vor allem sein Kampf mit der Scham hinderte ihn daran, sich den Problemen in seinem Leben zu stellen.

Es ist verständlich, dass Menschen im Allgemeinen keine Kritik mögen, erst recht wenn sie uns unterstellt, dass wir uns falsch verhalten, obwohl wir tun, was uns unser Leben lang beigebracht wurde. Plötzlich soll das falsch sein, und man erwartet, dass wir uns sofort verändern. Das kann sich wie eine Bestrafung anfühlen, und das führt oft zu Widerstand, selbst wenn wir mit der Zeit verstehen, dass unser Verhalten schädlich sein kann. »Toxische Männlichkeit« ist definitiv ein Begriff, der bei vielen Männern Abwehr auslöst. Wahrscheinlich kämpfen sie – wie mein Vater – gerade wegen der typisch männlichen Rollenbilder in der Gesellschaft mit ihrer mentalen Gesundheit. Sie haben nie das Gefühl gehabt, um Hilfe bitten zu können – und ärgern sich jetzt darüber, unrecht zu haben.

Männer müssen erkennen, dass auch sie in einer patriarchalen Gesellschaft Opfer von Geschlechterrollen-Klischees sind, die ihnen vorschreiben, nicht auf ihre mentale Gesundheit zu achten. Eine der häufigsten Todesursachen bei jungen Männern ist Selbstmord. Die Menschen wurden in der Familie und durch unsere Kultur dazu erzogen, keine Verletzlichkeit zu zeigen. Archaische Stereotype von Männern, die körperlich stark sein oder ohne Klagen die finanzielle Last für eine Familie schultern müssen, führen unweigerlich dazu, dass sie unter dem Druck leiden, wenn es keine Entlastung gibt. Das Mantra »Jungs weinen nicht« funktioniert nicht. Wenn sie nicht weinen dürfen, geben sie womöglich auf und sterben.

Ich bin der erste Radikale in der Schlange, um die Geschlechterrollen in unserer Gesellschaft aufzubrechen, aber es gibt auch eine gute Nachricht für den besorgten traditionellen Mann, der diese Zeilen liest: Fühl dich nicht angegriffen – dies ist eine Gelegenheit, dich selbst zu befreien. Wenn du dich zu mir in die Schlange stellst, kannst du dein Leben weiterleben, aber mit dem zusätzlichen Bonus von

Ehrlichkeit, Unterstützung und besserer mentaler Gesundheit.

Ich habe »Männlichkeit« als persönliches Beispiel gewählt, das mich betrifft, aber analysiere deine eigene Identität, Kultur und Geschichte und frage dich, ob es Stereotype oder gesellschaftlichen Druck gibt, der dich zurückhält – ohne einen verdammten Grund! Halte dich nicht länger zurück, lass den Damm brechen.

Mutig und ehrlich
zuzugeben, dass etwas
nicht stimmt, und
um Hilfe zu bitten –
das ist Stärke.

LET IT / SNOW

Der Begriff »Generation Snowflake« (Achtung, Hirn betäubende, deprimierende und sinnlose Diskussion im Anmarsch) wird immer beliebter, um Millenials zu beschreiben, die mit ihrer Verletzlichkeit offen umgehen und daher bei Problemen angeblich gleich »schmelzen wie eine Schneeflocke«. Ich lehne das Abwertende in diesem Begriff völlig ab, da der Versuch, seine Verletzlichkeit zu verbergen, eindeutig ein Zeichen von Angst ist (was ich als langjähriger Einsiedler verstehe). Mutig und ehrlich zuzugeben, dass etwas nicht stimmt, und um Hilfe zu bitten – das ist Stärke. Es zeigt nicht nur, dass du deine Angst besiegst und über den Grundinstinkt deines Gehirns erhaben bist, sondern du wirst auch ein besserer und stärkerer Mensch, wenn du überwindest, was dich hemmt.

Wenn junge Leute heute diese positive Haltung zu ihrer eigenen Verletzlichkeit einnehmen, wird es unserer Gesellschaft in Zukunft meiner Meinung nach besser gehen, und sie wird insgesamt glücklicher sein. Am schwersten ist es, wenn du dich von dieser Vorstellung angegriffen fühlst, da du dein Leben unter der Last alter Regeln verbracht hast. Gib dir selbst die Erlaubnis, jederzeit diese selbst auferlegten Fesseln und die damit verbundene Scham abzulegen. Du bist kein Narr, es ist vielleicht nicht deine Schuld, und du hast deine Zeit nicht verschwendet. Du hast nichts zu verlieren, wenn du deine Einstellung so veränderst, dass du glücklicher bist. Es ist nicht leicht, aber ich habe es angesichts des ganzen homophoben Hasses, den ich erlebt habe, getan. Und glaub mir, es gab eine Menge Ballast, der aus der Welt zu schaffen war. Ich komme mir sehr dumm vor, weil ich so viel Zeit damit verbracht habe, ein falsches Bild von Undurchdringlichkeit auszustrahlen, während ich dahinter leise zitterte. Aber die Angst, Fehler einzugestehen und »ein bisschen dumm dazustehen«, ist ein ganz schlechter Grund, sich gegen ein gesünderes und glücklicheres Leben zu entscheiden.

Egal was man dir vielleicht beigebracht hat, sodass du nicht um Hilfe bitten magst – wenn du dich besser fühlen und besser sein willst, akzeptiere deine Verletzlichkeit, akzeptiere deine Schwäche, und dann kannst du ehrlich beginnen zu heilen.

DIE REGELN / BRECHEN

Du möchtest also deine Standardprogrammierung überwinden? Herzlichen Glückwunsch, sich der eigenen Simulation bewusst zu sein ist der erste Schritt. Nun zur Analyse.

Denk an die verschiedenen Bereiche deines Lebens: Arbeit, Beziehungen, Familie. Frage dich, welchen Regeln du dich verpflichtet fühlst. Welche Art Dinge akzeptierst du oder tolerierst du nicht?

Kommt eine dieser Wenn-dann-Regeln dir bekannt vor?

– Wenn ich nicht immer ... dann wird dies passieren: ... (z. B.: Wenn ich nicht immer sehr gute Zensuren bekomme, halten die Leute mich für dumm.)
– Ich muss immer ... sonst ...

(z. B.: Ich muss die Leute immer zum Lachen bringen, sonst werden sie sich von mir abwenden.)

– Ich darf nie … um mich vor … schützen.

(z. B.: Ich darf nie zugeben, dass ich ein Furry bin, um mich vor Cyber-Mobbing zu schützen.)

Sind diese Regeln gut für dich oder eher ungesund? Überlege, ob sie unrealistisch oder unfair dir gegenüber sind, ob sie dich stressen oder andere negative Folgen haben.

Vielleicht ahnst du schon, vor welchen Ängsten deine »Regeln« dich schützen sollen, aber mach dir keine Sorgen, dass du sie von heute auf morgen ändern musst (vielleicht hast du sie im Laufe deines ganzen Lebens gelernt!), sondern sei dir ihrer nur bewusst, damit du die Kraft hast, dein Denken zu hinterfragen.

Anstatt die Regeln über Nacht zu verändern, versuch sie erst einmal etwas netter zu gestalten:

- Ich muss immer der Beste sein. → Ich versuche, mein Bestes zu geben, aber es ist in Ordnung, wenn ich nicht immer an der Spitze bin.
– Ich darf niemals jemanden mein wirkliches Ich sehen lassen. → Es ist in Ordnung, ich selbst zu sein, auch wenn mich nicht alle mögen.

Scheitern ist keine Katastrophe. Wenn du deine Lebenseinstellung infrage stellst, um insgesamt glücklicher zu werden, ist es in Ordnung zu experimentieren. Dann kann auch mal etwas nicht funktionieren. Manchmal kann man nur durch einen Vertrauensvorschuss herausfinden, ob die vorgefasste Meinung einen zurückhält. Glaube ich.

ÜBUNG: GEDANKENEXPERIMENT

Gut, um:
- **mentale Barrieren zu überwinden**
- **etwas über dich selbst zu lernen**
- **dich deinen Ängsten zu stellen**

Mentale Barrieren zu überwinden kann sich sehr viel schwieriger anfühlen, als reale Hindernisse anzugehen. Wenn man einen Hügel sieht, über den man steigen muss, weiß man wenigstens, was gefordert wird. Dagegen sind die mentalen Probleme in unserem Leben oft nicht so leicht zu definieren, können uns aber am Erreichen von so vielem hindern.

Hier kannst du ein »Gedankenexperiment« durchführen, das dir eine Distanz von deinen ursprünglichen Gefühlen verschafft, und wie ein Wissenschaftler auf dich selbst schauen. Erstelle eine Vorhersage, überprüfe, ob sie sich bewahrheitet, und dann entscheide, ob deine negativen Gedanken und Gefühle es wert waren, sie zu beachten.

1. Wähle etwas aus, worüber du dir Sorgen machst, oder eine Situation, von der du denkst, dass sie schiefgehen

könnte. Das kann ein Ereignis, eine bestimmte Arbeit oder eine soziale Interaktion sein.

2. Notiere deine Angst in Bezug auf das, was passieren könnte.

3. Bewerte, wie wahrscheinlich es ist, dass das wirklich passieren wird. Wenn es keine hundert Prozent sind, gibt es die Möglichkeit, dass es besser ausgeht, als du denkst!

4. Überprüfe deine Vorhersage, indem du das tust, worum es ging. Dann schau dir an, welche Sorgen du dir gemacht hast, und frage dich: War es wirklich so schlimm? Meist findet man bei diesem Experiment heraus, dass die Vorhersagen nicht eintreffen. Entweder lag man komplett falsch, oder die Realität war viel weniger schlimm, als man dachte!

Experimentiere aber nicht mit etwas, das wirklich gefährlich oder in deinem Leben wichtig ist. Und bedenke: Es ist in Ordnung, wenn du scheiterst, denn du versuchst ja, etwas über dich zu lernen und zu wachsen. Alles für die Forschung!

DANS FANTASIE-EXPERIMENT

Gedanke oder Meinung	Ich bin in Gesellschaft schrecklich unbeholfen und werde mich bei diesem Ereignis blamieren. Wahrscheinlichkeit: 99 Prozent.
Experiment	Mich selbst dieses Wochenende an der Hotelbar mit einem völlig Fremden bekannt machen.
Vorhersage	Ich werde etwas ganz Merkwürdiges sagen, und er wird mit den Augen rollen und schweigend davongehen. Wahrscheinlichkeit: 98,9 Prozent.
Ergebnis – was passierte tatsächlich?	Ich habe etwas Merkwürdiges gesagt, aber er lachte. Es war zufällig ein Eisbrecher, wir brennen jetzt durch, um heimlich zu heiraten.
Lektion – wie passt das Ergebnis zur ursprünglichen Erwartung?	Vielleicht war ich unbeholfen, aber es gab keinen Grund, deswegen solche Angst zu haben. Ich nehme mir vor, mit mehr Menschen zu reden und mir vorher nicht solche Sorgen zu machen. Es ist den Versuch wert!

WENIGER STRESS

Stress ist in deinem Leben vermutlich
relativ regelmäßig an der Tagesordnung –
es sei denn, du lebst an einem Strand und
tust ... fast nichts. Wir empfinden Stress,
wenn eine Situation uns so viel abverlangt,
dass wir glauben, damit nicht zurechtkommen zu können. Es ist wie ein
Warnsignal, damit wir aus der Situation
hinausgehen oder uns ausruhen.

Wir haben alle eine unterschiedlich hohe Stresstoleranz. Einige blühen bei Stress auf und scheinen ständig am Rande der Katastrophe zu leben. Für sie ist Stress ein zu ihnen gehörender Motivator, der als Werkzeug dient, um viel leisten zu können und die Sinne in hoher Reaktionsbereitschaft zu halten. Für andere kann Stress schnell sehr erschöpfend sein, und zu viel davon schadet unserer körperlichen und mentalen Gesundheit. Das Leben ist kein Wettbewerb, bei dem es darum geht, den meisten Stress zu ertragen, bis man explodiert. (Es ist nichts Erstrebenswertes daran, ohnmächtig zu werden, während man im Büro umherrast.) Es geht darum, für uns zu entscheiden, mit wie viel Stress wir klarkommen. »Akuter Stress« tritt wahrscheinlich im Lauf unseres Lebens immer mal wieder auf. »Chronischer Stress« entsteht durch einen Lebensstil oder ein Umfeld, in dem man ständig Stress ausgesetzt ist, und kann einem ernsthaft schaden.

Wir sind nicht dafür geschaffen, permanent unter Stress zu stehen, das ist, als wenn ständig ein Alarm schrillt. Wenn wir ihn zu lange ignorieren, schaden wir uns langfristig selbst. Die gute Nachricht ist, dass man Stress in den Griff bekommen kann. Da er eine Reaktion auf das ist, was um uns herum geschieht, haben wir ihn besser unter Kontrolle als einige der tiefer liegenden und schwieriger zu diagnostizierenden emotionalen Probleme. Stressbewältigung ist ein Projekt für dein ganzes Leben. Achte auf dein Stresslevel und versuche, es nicht zu lange zu hoch werden zu lassen.

Akut – kurzfristiger, momentaner Stress (Mist, ich merke gerade, dass ich meine Hausschlüssel vergessen habe./Ich hab heute einfach zu viel zu tun.)

Chronisch – langfristiger Stress, der ständig da ist, vor allem wenn man dem Problem immer ausgesetzt ist (anhaltende finanzielle Probleme, toxische Umgebung/Diskriminierung)

Die Stressoren bestimmen

Stressoren sind die Dinge, die uns Stress verursachen, falls du dir das nicht schon gedacht hast. Dazu gehören Situationen, die unsere gewohnten Abläufe verändern und die eine verstärkte Kontrolle durch andere Menschen mit sich bringen. Es können aber auch Dinge sein, die wir eigentlich gut finden sollten, wie ein Umzug, eine Hochzeit oder der Beginn eines neuen Jobs. Wenn dir deine Hochzeit jedoch mehr als nur mäßigen Stress bereitet und du den großen Tag schon elfmal aufgeschoben hast, könnte das ein Warnsignal sein. Lauf weg.

DER STRESS-EIMER

Am besten kann man sich das Gleichgewicht zwischen Stress und seiner Bewältigung mit einer Situation als Eimer deiner Psyche vorstellen, der sich mit der blubbernden Flüssigkeit namens Stress füllt. Läuft der Eimer über, beginnt die Flüssigkeit sich in die anderen Bereiche deines Lebens zu verbreiten – du schläfst nicht mehr gut, verlierst schnell die Geduld und am Ende noch Haare. Den Stresspegel im Eimer musst du regeln, indem du metaphorisch gesprochen den Stresshahn zudrehst (indem du die Anforderungen stoppst, die ihn verursachen) oder ein Loch in den Boden des Eimers machst (indem du dir eine Aktivität gönnst, die Stress abbaut). Das ist wieder ein Beispiel, wie du proaktiv etwas für deine mentale Gesundheit tun kannst – warte nicht, bis du plötzlich ausrastest; versuche zu merken, wann du dich zu gestresst fühlst, und werde aktiv, indem du einen Gang runterschaltest oder eine Auszeit nimmst, um den Stresspegel unter Kontrolle zu halten.

Wenn du eine schwierige Zeit durchmachst, ist deine Fähigkeit beeinträchtigt, mit stressigen Situationen umzugehen. Vielleicht hast du sogar Mühe, die tagtäglichen Dinge zu schaffen, mit denen du normalerweise kein Problem hast. Denk daran, dass du während herausfordernder Zeiten vielleicht besonders vorausschauend auf dein Stressniveau achten musst!

Stressoren sind nicht unbedingt einzelne Ereignisse – sie können eine Anhäufung alltäglicher Schwierigkeiten sein, die den Platz in deinem Gehirn anfüllen, bis du nicht mehr kannst. Es stimmt, dass ein schlechter Tag dir den Rest geben kann, wenn er mit einem angebrannten Toast beginnt und damit endet, dass eine bösartige Maus dir in die Brustwarze beißt, während du versuchst zu schlafen.

Beurteile dein Leben, wie es jetzt gerade ist. Was wird im Moment von dir gefordert? Was setzt dich unter besonderen Druck oder ist eine Herausforderung? Gibt es Bereiche in deinem täglichen Leben, die dir zu viel Stress bereiten? Hast du erst einmal herausgefunden, worum es sich handelt, kannst du beginnen, diese Stressoren abzuschwächen.

STRESS / SYMPTOME

Wie merkt man, wann man gestresst ist? Die meisten wissen es einfach. Wenn ich dich aber bitten würde, den Zustand zu beschreiben, hättest du Schwierigkeiten, ihn genau zu schildern? Die Symptome von Stress kann man in drei Bereiche mit einigen klassischen Anzeichen einteilen, die du vielleicht zu verschiedenen Zeiten schon erlebt hast:

Körperlich – Kopfschmerzen, Müdigkeit, Schlafprobleme, angespannte Muskeln, schmerzende Gelenke, Verdauungsprobleme, Herzrasen, Veränderung von Appetit/Gewicht/Lust auf Sex

Emotional – leicht reizbar, unruhig, niedergeschlagen, unmotiviert, deprimiert, ängstlich

Verhalten – überessen/nicht genug essen, sich überarbeiten, Gesellschaft vermeiden, Konzentrationsschwierigkeiten, Entscheidungsschwierigkeiten, Vergesslichkeit, Hinwenden zu Substanzen wie Alkohol oder Drogen

Als ich meine Live-Show im Radio produzierte, verlor ich einfach den Durchblick, wie wenig Unterstützung ich hatte, wie stressig die Situation war und welchen Preis ich dafür zahlte. Als wir zwei Wochen vor der ersten Show erfuhren, dass wir den Auftrag bekommen hatten, mussten wir wie verrückt loslegen. Und mein eigener kreativer Ehrgeiz machte das, was ich erreichen wollte, fast unmöglich. Wenn ich mit der letzten U-Bahn nach Hause fuhr, erlebte ich jedes einzelne der oben beschriebenen Symptome auf einmal. Ich wünschte, ich hätte (anstatt der Nachrichten in der weggeworfenen Zeitung mit dem Abdruck des Hinterns eines Geschäftsmannes drauf) lesen können, woran ich erkenne, dass ich gestresst bin, und dass es viele Möglichkeiten gibt, damit zurechtzukommen.

Bewältigungsarten

»Stress bewältigen« bedeutet, dass man ein Gleichgewicht findet zwischen den Belastungen des Lebens und der Art, damit umzugehen. Es gibt zwei grundsätzliche Ansätze, mit stressigen Zeiten umzugehen.

PROBLEMBEZOGENE / BEWÄLTIGUNG: WENN ES EINE LÖSUNG GIBT, DIE DU KONTROLLIEREN KANNST

Damit ist gemeint, proaktiv und praktisch vorzugehen, um Stress abzubauen oder die Belastungen zu minimieren, die dir aufgebürdet werden – dies kann dir helfen, in zukünftigen Stresssituationen widerstandsfähiger zu sein.

Versuche, die Anforderungen an dich durch problemlösende Konzepte zu reduzieren, indem du um Hilfe bittest oder Dinge weglässt, die Stress hervorrufen.

– Wenn du zu viel Arbeit hast: Teile deine Zeit nach Prioritäten ein, konsultiere deine Kollegen, bitte um eine Verlängerung oder renn weg, um in einer weit entfernten Holzhütte in Alaska zu leben, und freunde dich mit ein paar Bibern an.
– Wenn du laute Nachbarn hast: Bitte sie, ruhig zu sein, schreib einen zurückhaltend aggressiven Brief, ruf die Polizei, installiere schallisolierende Wände, bring die Nachbarn um.

Okay, es gibt verschiedene Niveaus an Intensität, um Problemlösungen durchzuführen – entscheide dich einfach für die netten, mittleren Wege, die bei dir funktionieren und keine Fahndung beim FBI auslösen.

PROBLEMBEZOGENE STRESSBEWÄLTIGUNG

- Was kann ich tun, um meinen Stress zu minimieren oder zu bewältigen?
- Gibt es etwas, das ich vermeide, mit dem ich mich vielleicht befassen sollte?
- Welche persönlichen Stärken kann ich hier nutzen?
- Wie bin ich in der Vergangenheit mit ähnlichen Situationen umgegangen?
- Wie kann ich die Aufgaben in kleinere, besser zu bewältigende Schritte herunterbrechen?
- Kann ich jemand anders ins Boot holen, um mir zu helfen?

EMOTIONSBEZOGENE BEWÄLTIGUNG:
FÜR SITUATIONEN, DIE DU NICHT KONTROLLIEREN KANNST

Wenn du das, was dir Stress verursacht, nicht unter Kontrolle hast, kannst du versuchen, dich davon zu distanzieren und dadurch den emotionalen Druck zu reduzieren. Das kann auch bedeuten, dass du dir Zeit nimmst, um zu entspannen und Energie zu tanken. Damit ist das Problem nicht gelöst, aber du kannst es danach mit frischer Energie angehen.

Um anschließend besser mit den Stressoren umgehen zu können, solltest du eine »gesunde« Bewältigungsstrategie wählen. Wenn du dir Zeit nimmst, um dich mit Freunden zu treffen, in der Sonne zu sitzen oder ein Buch zu lesen, wirst du hoffentlich harmlos entspannen (wenn du das hier liest, während du mit einem Skateboard die Seitenwand eines Vulkans hinunterfährst, ist das wohl okay). Wenn du dich hingegen zu sehr auf »ungesunde« Dinge wie Alkohol oder Drogen verlässt, können sie zwar eine schnelle Lösung bieten, langfristig wirst du dich aber schlechter fühlen. Denk nicht nur daran, wie du dich im Moment fühlst, sondern auch, wie du dich später fühlen wirst und ob du dich genug erholt haben wirst, um dich der stressigen Herausforderung wieder zu stellen.

Wichtig ist auch, die Emotion nicht zu unterdrücken, denn dieser Versuch stellt nur einen weiteren Stressfaktor dar, der dich innerlich auffressen und daran hindern kann, eine echte Lösung zu finden. Nimm die Stressoren in deinem Leben in Angriff, bevor es zu spät ist und sie sich auftürmen. Handelt es sich um etwas außerhalb deiner Kontrolle, kümmere dich um deine Emotionen, indem du dir eine Auszeit nimmst und Dinge machst, die dir helfen, zu entspannen und dich zu erholen.

Auf die körperlichen Symptome kannst du mit Bewegung, gesunder Ernährung, gutem und ausreichendem Schlaf und deiner Achtsamkeitstechnik Einfluss nehmen.

Das Praktizieren der verlangsamten Atmung kann deinen Körper beruhigen und in der Gegenwart erden, sodass dein Geist sich auf die Lösung des Problems oder die Bewältigung deiner Emotionen konzentrieren kann.

Denk daran, dass Stress normal ist und nützlich sein kann, aber wir sollten ihn niemals beständig im Hintergrund köcheln lassen. Wie auch bei allem anderen schon Gesagten ist es wichtig, dass man lernt wahrzunehmen, wie man sich fühlt, und damit bewusst umzugehen – zu erkennen, was man kontrollieren kann und was nicht, und auf sein eigenes Gefühl einzuwirken, um langfristig für ein gesundes Stressniveau zu sorgen. Aber bitte, iss gerne so viel Pizza, bis du nicht mehr kannst, und trink eine Kiste Bier, das wird dich erst einmal ablenken – solange du die dröhnenden Kopfschmerzen in Kauf nimmst, die dich am nächsten Tag erwarten. Ansonsten atme einfach.

EMOTIONSBEZOGENE STRESSBEWÄLTIGUNG

- Akzeptiere ich meine Gefühle, oder verdränge ich sie?
- Kritisiere ich mich selbst für meine Gefühle?
- An wen kann ich mich für Unterstützung wenden?
- Muss ich mir eine Auszeit von dem nehmen, was meinen Stress verursacht?
- Was kann ich tun, um meinen Stress zu mildern und mir Erholung zu verschaffen?
- Wie kann ich im Moment Selbstfürsorge leisten?

GESPENSTER AUS DER VERGANGENHEIT

Für manche ist es im Moment einfach zu
viel, an die Wurzel unserer emotionalen
Probleme und unserer psychischen
Verfassung vorzudringen.

So viele Möglichkeiten man auch kennt, achtsam und im Moment zu leben, seinen Alltag und sein Umfeld zu verbessern und sogar auf seine Einstellungen und Emotionen einzuwirken, es kann doch immer noch ein größeres Problem geben, das einem das Leben schwer macht. Vielleicht schleppst du etwas aus der Vergangenheit mit dir herum, das dein heutiges Selbstbild beeinflusst? Oder du bemerkst in deinen jetzigen Beziehungen wiederkehrende Muster und Verhaltensweisen? Es gibt einen Teil in deiner Lebensgeschichte, mit dem du nicht im Reinen bist? Dann könnte es sich um ein Trauma handeln.

Psychologen und Psychologinnen achten zunehmend auf die andauernden Auswirkungen von Traumata auf die psychische Gesundheit. Dabei kann es sich um ein größeres, einmaliges Ereignis handeln, wie einen Unfall oder eine Naturkatastrophe, aber Traumata können auch subtiler Natur sein oder sich über eine längere Zeit entwickeln, zum Beispiel in toxischen Beziehungen, bei finanziellem Stress, vernachlässigender Erziehung oder Mobbing. Wenn wir ein Trauma erleben, hat unser Gehirn oft Mühe, dem Geschehen einen Sinn zu geben.

Weil es schwer sein kann, an traumatische Ereignisse überhaupt zu denken, verarbeitet unser Gehirn die Erinnerungen möglicherweise nicht auf dieselbe Weise wie andere Erinnerungen. Es ist, als wenn alles in deinem Gehirn ordentlich kategorisiert ist, Zitate aus deiner Lieblings-Sitcom oder deinen PIN-Code kannst du nach Bedarf abrufen (jetzt, wo ich deinen PIN-Code erwähnt habe, wirst du ihn vergessen, wenn du ihn das nächste Mal benutzen musst, tut mir leid). Traumatische Ereignisse wollen sich in diese Ordnung jedoch nicht einpassen lassen und tauchen immer wieder zufällig auf, obwohl man das gar nicht will.

Traumata erschüttern häufig unseren Glauben an die Welt, die Menschlichkeit oder verletzen uns zutiefst, daher können wir sie nicht einfach unter den Teppich kehren und weitermachen.

Trauma-Trigger

Bei uns allen gibt es bestimmte Auslöser, die aufwühlende Erinnerungen oder Emotionen hervorrufen. Diese Trigger sind uns selbst nicht unbedingt bewusst, zum Beispiel kann es das Hupen eines Autos sein, das einen an einen Autounfall erinnert, ein Geruch oder ein Lied, das die Erinnerung an einen schlechten Tag wachruft, oder sogar die Handlung von jemandem, die einen daran erinnert, wie jemand anders einen in der Vergangenheit behandelt hat. Erlebt man einen solchen Flashback, kann man das gleiche intensive Gefühl wie zum Zeitpunkt des Traumas haben, oft begleitet von lebhaften Bildern dessen, was damals passiert ist.

Wenn man merkt, dass zufällige Momente alte Erinnerungen und die mit ihnen einhergehenden Gefühle auslösen oder dass die emotionale Reaktion definitiv nicht im Verhältnis zu der Situation steht, kann das ein Zeichen für ein ungelöstes Problem sein, das man angehen muss.

Natürlich sollten wir auf diese Auslöser auch bei anderen achten und mit ihnen fühlen, vor allem wenn wir die Kontrolle darüber haben, was diese sehen oder erleben. Daher können Triggerwarnungen vor bestimmten Inhalten hilfreich sein, wenn darin ein spezifisches Problem behandelt wird. Auch in diesem Buch werden einige Themen angesprochen, die für manche in ihrer momentanen Situation vielleicht schwer zu verarbeiten sind. Deshalb gibt es auf den einführenden Seiten einen Hinweis dazu. Ebenso muss man manchen Menschen an »sicheren Orten« Schutz bieten, damit sie sich dort ohne drohende Gefahr entspannen können. Das ist kein lächerliches Konzept, wie manche meinen, das zu viel Rücksicht auf Verletzlichkeiten nimmt. Manche Menschen benötigen solche Orte dringend.

Das Erleben eines Traumas führt nicht immer zu einer ausgeprägten posttraumatischen Belastungsstörung (PTBS), bei der man schreckhaft ist, bei Gefahren extrem alarmiert reagiert und oft Flashbacks und Albträume hat. Die Folge kann sehr viel subtiler sein und zum Beispiel ein Gefühl der Verletzlichkeit oder Scham hinterlassen. Oder man meint, von etwas bedroht zu sein, ohne dass man diese Gefahr genau bestimmen kann.

In der Vergangenheit feststecken

Lange Zeiten problematischer Situationen während Kindheit oder Jugend oder Schwierigkeiten bei der Suche nach der eigenen Identität können bleibende Wunden hinterlassen. Setzt man sich mit deren Ursachen nicht auseinander, kann man in der Vergangenheit feststecken oder immer wieder zurück in einen verletzlichen Zustand geworfen werden. Wenn dich Gedanken an Ereignisse in der Vergangenheit quälen oder du alles versucht hast und dich noch immer schlecht fühlst, ist es vielleicht an der Zeit, mehr in die Tiefe und die Vergangenheit zu schauen und dir dafür professionelle Hilfe zu suchen.

Das Leben ist hektisch und fordernd, und der Normalzustand für die meisten ist, unablässig weiterzumachen. Dabei können wir uns gezwungen sehen, schwierige Geschehnisse aus der Vergangenheit zu ignorieren, weil wir uns mit so vielen anderen Problemen herumschlagen müssen und uns darauf konzentrieren, Dinge für unsere Zukunft zu erreichen. Aber das Problem ist, dass die Vergangenheit uns immer dann einholt, wenn wir besonders verletzlich sind. Man kann den alltäglichen Schwung vielleicht eine Zeit lang aufrechterhalten, aber niemand sollte mit dem Gefühl leben müssen, von früheren Ereignissen verfolgt zu werden.

In meinen Zwanzigern war auch ich in der Situation, immer weitermachen zu müssen. Alles war darauf konzentriert, dass ich meinem Umfeld entkam, ein Leben für mich selbst aufbaute und versuchte, mir meine Freiheit zu sichern – finanziell und emotional. Mir war immer klar, dass ich irgendein »Gepäck« mit mir trug, aber ich hatte definitiv nicht die Zeit, die Energie oder den Willen, mich damit zu beschäftigen. Ich hatte eine Mission zu erfüllen. Tatsache war jedoch, dass die Art und Weise, wie ich als junger Mensch behandelt worden war, weder normal noch akzeptabel war. Ich hatte gelernt, Missbrauch zu tolerieren, um zu überleben, und die unablässigen Botschaften, dass ich minderwertig oder gar wertlos sei, sickerten in mich ein und machten mich zutiefst traurig und unsicher. Ich entwickelte eine unglaublich paranoide und zynische Weltanschauung – was in mancher Hinsicht für mich von Vorteil war, denn ich kritisierte und prüfte alles, was ich in die Welt gab, bis es so perfekt war, wie ich es nur schaffen konnte. Das forderte seinen Tribut. Ich war ständig erschöpft, körperlich und emotional. Ich wurde zu einem Perfektionisten mit unmöglich hohen Standards und aufgrund der Angst, die ich mir dauernd selbst machte, gleichzeitig zu einem extremen Prokrastinator.

Ich maß meinen eigenen Wert nicht daran, wie glücklich ich war oder wie sehr ich mein Leben genießen konnte, sondern nur daran, wie ich von anderen wahrgenommen wurde, und am sichtbaren »Erfolg« meines Lebens und meiner Karriere. Nicht meine Gefühle standen im Vordergrund, sondern Zahlen und Lob. Ich konnte nicht aufhören zu rennen, konnte nicht aufhören aufzusteigen, denn ich wusste, dass da etwas hinter mir stand und ich sonst zurückgehen und wieder auf die Gnade anderer Menschen angewiesen sein würde. Erst in den

Momenten, in denen ich erkannte, dass es um meine mentale Gesundheit nicht gut bestellt war oder ich vielleicht mit Depressionen zu kämpfen hatte, oder wenn ich beschloss, dass ich mich mit meiner Sexualität auseinandersetzen musste und damit, wie ich als junger Mensch behandelt worden war, verspürte ich schließlich Erleichterung. Diese Dinge anzugehen war am Anfang eine einschüchternde und unglaublich schwierige Aufgabe, eine Reise, an deren Ende ich definitiv noch immer nicht angelangt bin. Aber sie war absolut notwendig, damit ich meine mentale Gesundheit verbessern und glücklich sein konnte.

Niemand sollte mit dem Gefühl leben müssen, von Dingen aus der Vergangenheit verfolgt zu werden.

Bewältigung der Vergangenheit

Der Beginn dieser Reise ist für dich vielleicht, dass du die Augen nicht mehr vor deiner Vergangenheit verschließt. Ich wusste zwar immer, dass ich irgendwie nicht heterosexuell war, aber es gibt einen Unterschied zwischen einem vagen, merkwürdigen Gefühl im Hintergrund und dem Anerkennen und Akzeptieren dessen, worum es geht. Bei dir kann es etwas geben, das du lösen, oder etwas, mit dem du dich auseinandersetzen musst – aber es ist wichtig, dass du dich selbst schützt. Wenn du das Gefühl hast, dass du nicht allein mit dem Problem fertigwerden kannst, wende dich an jemandem, dem du vertraust. Sollte es womöglich sehr verstörend oder gefährlich sein, ist es vielleicht nötig, es mit einem Arzt oder einer Therapeutin durchzusprechen.

Traumatische Ereignisse oder andere im Leben erfahrene Nöte können sich zu einer klinischen Depression oder zu Angststörungen entwickeln. Diese sollten unbedingt mit professioneller Unterstützung bearbeitet werden. Solche Probleme mögen sich auf dem Papier sehr extrem anhören, aber tatsächlich erlebt jeder vierte Erwachsene im Laufe eines Jahres ein mentales Gesundheitsproblem. Die gute Nachricht ist, dass es viele Möglichkeiten der Behandlung gibt, daher ist es der richtige Weg, sich Hilfe zu suchen – je früher, desto besser. Hoffentlich weißt du, ob dein Problem etwas ist, das nur die Unterstützung einer anderen Person braucht, und kennst jemanden, dem du etwas so Persönliches anvertrauen kannst. Braucht man professionelle Hilfe, müssen wir alle wissen, wie wir dazu Zugang bekommen.

Der Gedanke daran, sich wegen seiner psychischen Gesundheit an einen Fachmann oder eine Fachfrau zu wenden, kann sehr belastend sein. Wahrscheinlich hast du Angst vor dem Unbekannten, davor, was du erleben oder entdecken wirst, und möglicherweise fühlst du auch Scham darüber, dass jemand anders von deiner Verletzlichkeit erfährt und dich deswegen verurteilen könnte. Tatsache ist aber, dass diese Ängste und die Kämpfe mit der psychischen Gesundheit so weit verbreitet sind, dass sich das alles in deinem Kopf bestimmt viel dramatischer anfühlt, als es in Wirklichkeit ist.

Denk daran, dass das ganze Berufsleben der Profis sich darum dreht, die Geschichten anderer Menschen zu hören und ihnen zu helfen – also vertrau mir als jemandem, der ein Dutzend Ärzte und mehr als eine Handvoll Therapeuten konsultiert hat (mit all diesen Ängsten jedes Mal), sie haben alles schon gesehen und gehört, und sie sind da, um dir zu helfen. Du kannst vorher anrufen, einen Brief oder eine E-Mail schreiben, einen Zettel unter ihrer Tür durchschieben, auch einen Freund als Unterstützung mitnehmen, wenn das nötig ist – was auch immer dich über diese Türschwelle bringt, um Hilfe zu bekommen.

ÜBERLASS
ES DEN PROFIS

—

Wenn du das Gefühl hast, Probleme
mit deiner psychischen Gesundheit
nicht mehr selbst lösen zu können,
such dir professionelle Hilfe. Das kann
beängstigend sein, aber daran ist nichts,
wovor man Angst haben müsste.

Therapie

Als ich zum ersten Mal einen Therapeuten aufsuchte, war ich enttäuscht. Nicht von dem, was ich erlebte – das war tiefgreifend und wohl lebensverändernd –, ich meine den Raum. Ich saß nicht in einem großen Bibliothekszimmer, zurückgelehnt auf einer Couch, während ein Mann mit einem bodenlangen Bart jedes Mal etwas brummelte, wenn ich sprach. Der Raum war sachlich, und der Mann war eine nette Frau. Es war viel zwangloser, ruhiger und hilfreicher als alles, was ich je gesehen oder gehört hatte.

Das Ziel einer Therapie ist es, deine Probleme durchzusprechen. Typischerweise beginnt sie mit einer »Einschätzung«, die sich wie ein lockeres Gespräch zum Kennenlernen anfühlen kann, damit die Therapeutin dein Leben, deine momentane Situation und die Probleme, bei denen du Hilfe benötigst, versteht. Therapeuten sind darin ausgebildet, dem, was du fühlst, einen Sinn zu geben, zu verstehen, was du dir von der Therapie wünschst (und was du erreichen möchtest), manchmal die Vergangenheit mit einzubeziehen und dir zu helfen voranzukommen.

Es gibt viele verschiedene Ansätze, und ein guter Therapeut wird dich kennenlernen und herausfinden, wie er am besten mit dir arbeiten kann, damit es dir besser geht. Wahrscheinlich wird er dir helfen, deine negativen Gedanken und Gefühle zu verstehen, um den Ursprung der Probleme zu finden, die deinen Fortschritt blockieren. Er wird Zusammenhänge aufdecken, sodass du das Gefühl bekommst, deine Probleme lösen zu können.

Einer der tiefgreifendsten Aspekte einer Therapie ist die Erkenntnis, dass allein der einfache Akt, mit jemandem zu sprechen und ihm mitzuteilen, wie man sich fühlt, der hilfreichste Weg sein kann, um sich aus einer Situation zu befreien, in der man sich gefangen fühlt. Wenn wir das Gefühl haben, einem Profi vertrauen zu können – der ja nicht nur aufgrund seiner Qualifikationen und seiner Integrität verpflichtet ist, die Gespräche vertraulich zu behandeln, sondern auch durch seine Ausbildung weiß, wie er uns am besten schützen und mit unseren Emotionen umgehen kann –, dann können wir über Dinge sprechen, die immer in uns verschlossen waren, weil wir uns vielleicht nie sicher genug gefühlt haben.

NICHT NUR DAS ALLERSCHWERSTE

Therapie ist nicht nur etwas für Menschen, die mit schwerwiegenden Problemen wie einem Trauma zu kämpfen haben – sie kann jedem helfen! Auch wenn du dich generell etwas zu ängstlich oder gestresst fühlst oder mit einem kleinen Problem in deinem Leben nicht zurechtkommst, ist es eine ungeheure Hilfe, jemanden zu haben, mit dem man reden kann und der einen qualifiziert berät. Wenn wir in einer Welt leben würden, in der dies für jeden erschwinglich und zugänglich wäre, würde ich ehrlich alle zu einer Beratung zwingen, wie ein gütiger Diktator für psychische Gesundheit. Die Gesellschaft würde sich über Nacht tiefgreifend verändern, wenn die Menschen verpflichtet wären, ihre Gefühle in einem vertrauensvollen Umfeld mitzuteilen, und ermutigt würden, über ihre Psyche nachzudenken und ihre Probleme zu lösen.

Es gibt keinen richtigen oder falschen Grund, sich in Therapie zu begeben, es geht nicht darum, ob man es wert ist oder sich schlecht genug fühlt – jedes Bemühen, um sich selbst besser zu fühlen, verdient Anerkennung.

Auch wenn du keine Therapie machen kannst (oder willst), mach dir klar, dass es ein großartiger Weg ist, mit deinen Problemen im Leben fertigzuwerden, wenn du diese Probleme und deine Gefühle mit anderen teilst und andere in den Prozess, dir selbst zu helfen, mit einbeziehst.

Einem anderen
Menschen mitzuteilen,
wie man sich ehrlich fühlt,
kann der hilfreichste Weg
sein, um sich aus einer
Situation zu befreien, in
der man sich gefangen
fühlt.

Tatsächlich haben viele die Macht, sich selbst und anderen zu helfen, wir wissen vielleicht nur nicht, wie, oder haben zu viel Angst vor den Risiken. Eine Therapie bietet eine sichere Umgebung mit der richtigen Person, die jegliche Probleme mit dir durchspricht, von denen du meinst, dass du damit Hilfe brauchst.

Wenn es um ein Trauma geht, spielt es keine Rolle, welchen Ansatz die therapierende Person verfolgt, sie wird dir helfen, es zu verstehen und die damit verbundenen Emotionen zu bearbeiten. Auch wenn es nicht leicht ist, an ein Trauma zu denken, die Hilfe durch eine Therapie kann ein echter Wendepunkt sein. Viele fühlen sich danach, als wäre eine große Last von ihnen abgefallen. Wichtig ist, das Trauma in einer sicheren Situation anzuerkennen und sein Zustandekommen zu verstehen. Auch wenn man sich nicht ganz davon befreien kann, so kann man doch wenigstens lernen, wie man damit im Leben zurechtkommen kann, anstatt ständig allein diese große Last tragen zu müssen.

DEN ODER DIE / RICHTIGE/N FINDEN

Wie bei jeder Beziehung im Leben wird der Erfolg der Therapie von deiner Kompatibilität mit der therapierenden Person abhängen. Menschen verbringen ihr ganzes Leben damit, ihren besten Freund zu suchen, Künstlerinnen suchen den produktivsten kreativen Partner, Sportler suchen nach einer Traumphysiotherapeutin. Mit Therapeuten ist es nicht anders. Du suchst keinen Freund, mit dem du gut lachen kannst, obwohl es das einfacher machen könnte – es geht darum, wem du vertrauen kannst und wessen Energie dich ermutigt, die Dinge zu teilen, die du nur schwer aussprechen kannst. Ich habe in meinem Leben mehrere Therapeuten gehabt, und erst nachdem ich bei einigen war, habe ich eine Situation gefunden, in der ich gerne bleiben wollte. Manche waren zu mitfühlend, manche zu ernsthaft, manche erschienen durcheinander – aber ich ließ mich nicht entmutigen, und es war die Hartnäckigkeit wert, um diese Unterstützung im Leben zu bekommen.

Ein anderer wichtiger Faktor ist, sich zu vergewissern, dass die therapierende Person einer fachlichen Institution angehört und ausreichend qualifiziert ist. Nur weil deine Tante eine lange Couch hat und Zeugin dieses prägenden Moments war, als du dir im Sandkasten in die Hose gemacht hast, heißt das noch lange nicht, dass du ihrem Rat vertrauen kannst.

Medikamente

Wir haben viele Möglichkeiten behandelt, wie wir versuchen können, unsere eigene mentale Gesundheit zu verstehen und zu verbessern, aber manchmal braucht man vielleicht noch zusätzliche Hilfe. Zwar sollte man nicht gleich nach Medikamenten greifen, um sich »in Ordnung zu bringen«, sondern zuerst selbst probieren, Aspekte in seinem Leben positiver zu gestalten (es sei denn, ein Arzt oder eine Ärztin rät uns etwas anderes). Aber manchmal, wenn man alles andere versucht hat, kann es doch geraten sein, auch Medikamente zu Hilfe zu nehmen.

Unsere »Biochemie« hat enorme Auswirkungen auf unsere psychische Gesundheit. Wir alle werden von Hormonen beeinflusst, ob wir nun als Teenager Stimmungsschwankungen haben oder unsere Menstruation bekommen. Wenn wir während der Menstruation mit Depressionen oder Angstzuständen zu kämpfen haben, können sich die hormonellen Auswirkungen je nach Zeitpunkt des Zyklus verschlimmern. Und für viele bringt der Beginn der Menopause eine Reihe von körperlichen Veränderungen mit sich, die mit emotionalen oder gesellschaftlichen Konnotationen einhergehen, die die psychische Gesundheit ernsthaft beeinträchtigen können. Zu den häufigen chemischen Einflüssen gehören Antibabypillen und Potenzmittel, die viele Menschen einnehmen, ohne sich ernsthaft mit den hormonellen Auswirkungen zu beschäftigen.

Die Verfügbarkeit und der Zugang zu einer Therapie oder zu medizinischer Hilfe bei psychischen Problemen (und allgemein die Einstellung/Offenheit gegenüber diesen) hängt davon ab, wo auf der Welt du lebst.

Wenn du das Glück hast, in einem Land mit kostenloser Gesundheitsfürsorge zu leben (wie wir das in dieser modernen Welt des Überflusses eigentlich alle sollten), kannst du diese Dienste in der Regel umsonst in Anspruch nehmen. Schwierig kann die Verfügbarkeit sein. Es könnte sein, dass es in deiner Region einen Mangel an Diensten oder sogar Wartelisten gibt, die zu einer längeren Wartezeit zwischen der ersten Einschätzung und der Behandlung führen. Sei dir dessen bewusst, und wenn dir klar ist, dass du Hilfe brauchst, kümmere dich möglichst schnell darum, bevor deine Probleme kritisch werden.

Private (kostenpflichtige) Therapien sind immer eine Option, aber die Preise können stark variieren, es lohnt sich also, sich zu informieren und sich umzuschauen. Die Kosten spiegeln jedoch nicht immer die Qualität wider, und die Sitzungen sind teurer, wenn sich die Therapieräume in einer repräsentativeren Gegend befinden. Ein 20-Pfund-Therapeut in Edinburgh kann millionenfach besser sein als ein 2.000-Dollar-Celebrity-Coach in Los Angeles. Finde also heraus, was für dich funktioniert. Manchmal gibt es auch einen Preisnachlass auf die Kosten, zum Beispiel für Studierende, Arbeitslose oder Menschen mit geringem Einkommen. Oder Gesundheitsdienst oder Regierungsbehörden helfen mit einem Teil der Kosten, forsche also immer nach, welche Möglichkeiten du hast. Ein neuerer Trend sind Online-Therapien, die entweder nur über Sprache, über Video oder sogar Text erfolgen. Diese können billiger und in deiner Situation vielleicht eher zugänglich sein. Achte aber darauf, dass du ausgebildete Therapeuten konsultierst und dir nicht die Meinung von der elften Seite irgendeines Online-Forums holst. Und schließlich gibt es viele Wohltätigkeitsorganisationen, die Beratung und manchmal sogar finanzielle Unterstützung anbieten – es lohnt sich also zu prüfen, wer dir helfen kann.

In einigen Ländern der Welt wird die psychische Gesundheit noch immer nicht ernst genommen. Entweder aus mangelndem Verständnis oder aufgrund kultureller Einstellungen. Wie schwierig deine Reise auch sein mag, wenn du erkennst, dass du Hilfe brauchst, und versuchst, diese zu finden und mehr zu lernen, dann tust du das Richtige für deine Gesundheit und dein Glück.

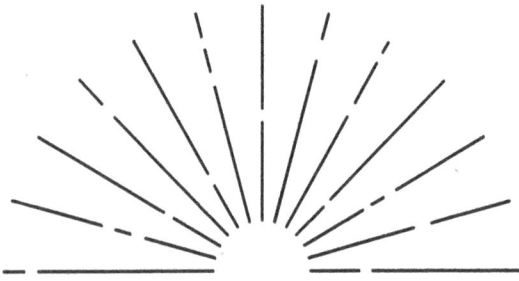

Wenn du einen Mangel an wichtigen chemischen Stoffen hast, können Medikamente helfen: zum Beispiel Antidepressiva bei Serotoninmangel. Manchmal dienen Medikamente dazu, den Mangel eines chemischen Stoffes auszugleichen, oder man nutzt ein Medikament, um seine Stimmung so weit zu stabilisieren, dass man in seinem Leben Veränderungen durchführen kann und wieder zurechtkommt. Es sind auch neuere, experimentellere medikamentöse Behandlungen in der Entwicklung. Zum Beispiel haben einige Studien gezeigt, dass psychedelische Drogen in Fällen nützlich waren, in denen andere Behandlungen nicht wirkten. Die Erkenntnisse in diesem Bereich ändern sich schnell (ebenso wie die medizinischen Leitlinien), aber es ist spannend, sich vorzustellen, was wir vielleicht in Zukunft lernen und behandeln können!

Das Wichtigste bei der Einnahme von Medikamenten ist, dass jeder Mensch je nach seiner körperlichen Veranlagung andere Erfahrungen machen wird, und daher sollte man sich auf jeden Fall ärztlich beraten lassen. Es kann gefährlich sein, auf die Erfahrung anderer Menschen mit verschiedenen Medikamenten zu hören, besprich deine Situation immer mit einem Experten oder einer Expertin, damit du über alle Vor- und Nachteile aufgeklärt wirst und alle Informationen hast, die du brauchst.

Es gibt viele Mythen über Medikamente, vor allem über Nebenwirkungen und Abhängigkeit. Auch wenn einige Nebenwirkungen auftreten können, würde ein Arzt in der Regel mit einer niedrigen Dosis beginnen und diese nur langsam erhöhen, während er die Folgen überwacht. Und wenn es Zeit ist, die Einnahme zu beenden, würde der Arzt die Dosis auf verantwortungsvolle Weise allmählich verringern, anstatt einen kalten Entzug zu machen, der gefährlich sein kann. Lass dich nicht durch eine Horrorgeschichte von etwas abhalten, das du vielleicht brauchst, damit es dir besser geht. Hör dir an, was ein Arzt zu sagen hat.

Ich war eher gegen Antidepressiva, nachdem ich verschiedene Horrorgeschichten gehört hatte, von Menschen, die dadurch in einen katatonischen Zustand gerieten, bis zu der Einschätzung, dass sie einfach eine Zeitverschwendung wären. Ich ging zu meiner Ärztin, und sie erläuterte mir alle Möglichkeiten, bevor wir einen Plan machten. Bei ihr fühlte ich mich sicher und hatte Vertrauen in sie und ihre Qualifikation. In einer Zeit meines Lebens, in der ich unglaublich viel zu tun hatte, überarbeitet war und mir nicht genug Zeit nahm, um mich um meine psychische Gesundheit zu kümmern, half mir die Einnahme von Medikamenten zur Stabilisierung meiner Stimmung. So war ich wieder in der Lage, mir Zeit und Raum zu nehmen, um meine Umgebung und meinen Lebensstil gesünder zu gestalten. Ich fühlte mich weniger niedergeschlagen, war zwar etwas weniger in der Lage, Hochs zu erreichen, nahm etwas zu – aber am Ende der von meiner Ärztin verordneten Reise hatte ich erreicht, was ich mir vorgenommen hatte. Das war meine Erfahrung. Deine kann völlig anders aussehen. Manche verwenden Medikamente für eine kurze Zwischenzeit, andere als Teil ihres täglichen Lebens, um mit verschiedenen körperlichen und psychischen Beschwerden klarzukommen. Wichtig ist, mit einer vernünftigen Einstellung an Medikamente heranzugehen, einerseits keine Angst vor ihnen zu haben und sie nicht ganz auszuschließen, aber sich andererseits auch nicht zu vertrauensselig auf sie zu verlassen. Triff vernünftige Entscheidungen und vertraue auf die Wissenschaft!

INFORMIERE DICH

Wie auch bei einer Therapie hängen Zugang und Kosten der Medikamente davon ab, wo du wohnst, beeinflusst sowohl durch die geografische als auch die politische Lage. Je nach der Kultur deines Landes können Medikamente teuer oder schwer zugänglich sein, oder du wirst zu ihrer Einnahme gedrängt, bevor andere anerkannte Methoden zur Verbesserung deiner psychischen Gesundheit probiert wurden. In der westlichen Welt kann eine übermäßige Verschreibung von Medikamenten ein Problem darstellen, wenn diese als »schnelle Lösung« angesehen werden.

Sprich regelmäßig mit deinem Arzt oder deiner Ärztin, um deine Dosierung zu überprüfen und auch andere Therapiemöglichkeiten zu erwägen.

Bedenke auch andere Aspekte deines Lebens, auf die die Einnahme von Medikamenten sich auswirken könnte. Natürlich hat deine Gesundheit Priorität, aber bei z. B. Versicherung, Sport und bestimmten Berufen können strenge Regeln in Bezug auf verschiedene Medikamente gelten. Wie bei allem, forsche nach und triff dann informierte Entscheidungen, die für dich richtig sind.

Eins der größten Hindernisse, mit denen man in Bezug auf Medikamente konfrontiert sein kann, ist deren Stigma. Immer wieder in der Geschichte der Menschheit, die nichts über psychische Gesundheit wusste, veraltete Wissenschaft und rückständige medizinische Methoden betrieb, findet sich das Klischee von »Pillen für Verrückte«. Das ist völlig ignorant und falsch. Tatsächlich sind Antidepressiva unglaublich weit verbreitet, werden aber gleichzeitig unverhältnismäßig oft verurteilt. Multivitamine, Fischölkapseln mit einem abscheulichen Nachgeschmack und Schmerztabletten sind nicht mit einem Tabu belegt – und das sollten auch die Medikamente nicht sein, die bei der Regulierung von Stimmungen und Hormonen helfen. Die gute Nachricht ist, dass die Welt weniger ignorant wird, was die Behandlung psychischer Gesundheit angeht, die Diskussionen darüber werden heute offener und verständnisvoller geführt. Jemand, der Schritte unternimmt, um gesünder und glücklicher zu werden, sollte nicht verurteilt, sondern ermutigt werden. Lass dich nicht von der Ignoranz oder Angst anderer davon abhalten, die Hilfe zu bekommen, die du brauchst.

Lass dich nicht durch
eine Horrorgeschichte
von etwas abhalten, das
du vielleicht brauchst,
damit es dir besser geht.

MIT GEFÜHLEN ARBEITEN

—

In Teil 1 haben wir Techniken behandelt,
die wir anwenden können, um mit
erdrückenden Gefühlen umzugehen,
die wir im Moment bewältigen müssen.
Aber wie gehen wir mit Gefühlen um,
die eine Weile anhalten oder
regelmäßig wieder auftauchen?

Denk daran, dass Gefühle grundsätzlich keine Tatsachen sind; sie bedeuten nicht, dass uns etwas Schlimmes, Gefährliches oder Furchterregendes passieren wird – sie sind nur Signale dafür, dass wir spüren, dass etwas nicht in Ordnung ist und unserer Aufmerksamkeit bedarf. Sie sind da, um uns auf ein Problem aufmerksam zu machen und uns zum Handeln zu bewegen. Es ist schön, wenn unser Verstand beruhigende Signale für hilfreiche Verhaltensweisen wie Liebe, Aufregung oder Spaß abfeuert. Weniger schön ist es, wenn wir uns traurig, wütend oder ängstlich fühlen. Aber dein Gehirn versucht nur, dich zu schützen – auch wenn du aus irgendeinem Grund Angst vor Schmetterlingen hast und alle über dich lachen, lässt dein Gehirn dich in bester Absicht vor Angst schreien.

Eine Macht, die wir alle kultivieren sollten, ist die Fähigkeit, sich seinen negativen Emotionen zu stellen. Nicht vor ihnen davonzulaufen oder sie zu unterdrücken, sondern zu akzeptieren, dass sie da sind, und mit ihnen zu arbeiten, indem man nach den Gedanken hinter den Gefühlen sucht. Manche Gefühle sind schwerer anzunehmen als andere. Gefühle wie Wut und Scham können besonders schwer anzuerkennen sein (es hört sich so leicht an!), aber durch ihre Akzeptanz kann man erkennen, was man im Leben verändern sollte, damit es einem besser geht.

Als einfacher erster Schritt, um Macht über seine Gefühle zu bekommen, sollte man seine Fähigkeit trainieren, sie wahrzunehmen. Das Schreiben eines Tagebuchs könnte zu einem besseren Verständnis der Gefühle und ihrer Ursprünge führen. Es kann auch bewirken, dass man seine

Emotionen als normaler empfindet, sodass es weniger tragisch ist, wenn man sich traurig fühlt. Es ist dann etwas, das man aus einem bestimmten Grund eben fühlt. Eine andere gute Möglichkeit, seine Gefühle zu normalisieren, ist, sie kreativ zu kanalisieren, wie zum Beispiel eine Musikerin, die melancholische Songtexte schreibt, oder ein Maler, der einen verzweifelten Schrei auf die Leinwand bannt. Oder wie ich, der einen unpassenden Witz macht, für den ich eine heftige Reaktion bekomme.

Ich kann mit Gewissheit sagen, dass ich im Laufe der Jahre, in denen ich zur Unterhaltung der Leute über meine diversen Emotionen gesprochen habe (willkommen, ihr Geier!), mit meinen emotionalen Reaktionen immer besser zurechtkam und mich weniger von ihnen kontrollieren ließ. Wenn ich erzähle, was mich am meisten ängstigt (Motten – total legitim, anders als Schmetterlinge), über das Witze mache, was mich aufregt, wie zum Beispiel die politische Lage, oder auch nur über eine Geschichte oder einen gesellschaftlichen Vorfall spreche, die mich traurig machen, fühle ich mich frei und offen – wie ein für mentale Gesundheit arbeitender Exhibitionist im Trenchcoat. Zu sehen, dass andere sich mit meinen Geschichten identifizieren können, gibt mir das Gefühl, gesehen und akzeptiert zu werden, und ich verstehe mich selbst besser. Meine Karriere ist im Wesentlichen ein öffentliches Tagebuch, das ich aufgrund eines inneren Drucks ständig aktualisiere und in dem ich den Leuten anzügliche Inhalte zum Konsumieren anbiete … aber ich denke, es gibt dabei doch auch eine gute Seite? Wenn man lernt, von seinen Gefühlen nicht schockiert zu sein, und ihre Ursache versteht, dann erkennt man vielleicht, was man in seinem Leben verändern kann, um mit diesen Gefühlen klarzukommen.

Wut

Wir werden wütend, wenn wir das Gefühl haben, ungerecht behandelt oder nicht respektiert zu werden, oder wenn wir Ungerechtigkeit wahrnehmen. Wenn etwas deinen Wertvorstellungen, dem, was du für »richtig« hältst, widerspricht, dann macht es dich natürlich wütend, jemanden zu sehen, der sich »falsch« verhält. So viele unserer emotionalen Reaktionen beruhen auf unseren »Regeln« im Leben und darauf, wie wir sie selbst nicht immer befolgen, aber trotzdem an ihnen kleben, und wie gut oder schlecht unser Leben mit ihnen verläuft, vor allem in Beziehungen.

Wut muss kein Gefühl sein, vor dem man Angst hat – manchmal signalisiert sie uns einfach nur, was richtig und was falsch ist, und bewegt uns zum Handeln. Die meisten der wichtigen Revolutionen in der Geschichte hatten ihre Ursache in gerechtfertigter Wut und wollten aus der Welt einen besseren, gerechteren Ort machen. In Urzeiten sorgte Wut für unsere Sicherheit, als wir um knappe Ressourcen kämpften oder schließlich entschieden, gegen diesen Tiger zu kämpfen. Ein Problem mit Wut entsteht, wenn wir Mühe haben, sie loszulassen, nachdem die auslösende

Situation vorüber ist, oder wenn sich die Ungerechtigkeiten in unserem Leben so sehr anhäufen, dass schon eher belanglose Situationen zu starker Wut führen.

Und wie weiß man nun, ob man Wut in sich trägt? Sobald sie ausbricht, ist es offensichtlich, aber oft ist es eine unterschwellige Wut über alltägliche Ärgernisse wie andere Fahrer im Straßenverkehr oder unerträglich langsame Computer. Wenn deine Wut in keinem Verhältnis zu der Situation steht und du plötzlich den langsamen Computer aus dem Fenster wirfst, dann ist das ein mögliches Anzeichen dafür, dass mehr dahintersteckt – wahrscheinlich bist du auf etwas oder mehrere Sachen wütend, die viel größer und vielleicht auch persönlicher sind, und du projizierst diese Wut auf die gegenwärtige Situation. Wenn wir eine Möglichkeit sehen, bei der wir unsere Wut mit weniger Konsequenzen herauslassen können als bei der eigentlichen, größeren Ursache, setzen wir vielleicht unbeabsichtigt in dieser unangemessenen Situation eine ganze Flutwelle an Wut frei. Solltest du merken, dass du eine solche Art Wut an Leuten auslässt, die sie nicht verdient haben, ist es Zeit, etwas zu unternehmen.

Oft ist Wut durch andere Emotionen begründet, die vielleicht nicht so stark sind, die man aber nicht zugeben möchte. Gefühle wie Scham, Angst oder allgemeine Verletzlichkeit könnten viel emotionalen Raum einnehmen, daher ist es einfacher, wütend zu sein, um ein viel schwieriger zu lösendes Problem zu vermeiden. Man sollte sich daher immer fragen, ob es etwas gibt, das unter der Wut köchelt, und sich dann gegebenenfalls mit diesem anderen Gefühl verbinden und es bearbeiten, wenn man kann.

Wenn du sehr wütend auf eine Person bist oder Mühe hast, diese Wut loszulassen, frage dich, wem diese Wut hilft oder wer durch sie verletzt wird. Fast immer wirst du feststellen, dass die verletzte Person nicht die andere ist, sondern dass das nur du selbst bist. Du verlierst Zeit und fühlst dich schlecht, während die andere Person einfach mit ihrem Leben weitermacht. Die Wut loszulassen, wenn es keinen Weg gibt, um eine Situation zu lösen, kann ungeheuer befreiend sein. Wenn du die Wurzel des Problems lokalisierst, das dich so fühlen lässt, kannst du später an die Problemlösung gehen und zunächst versuchen, deine Wut körperlich auszuagieren – ganz gleich, ob du in Kissen schlägst, Sport machst oder an Post-Hardcore-Gesangsaufnahmen arbeitest.

Der erste Schritt ist im Allgemeinen, dir selbst zu erlauben, nicht mehr wütend zu sein. Es ist schwer loszulassen, wenn wir denken, dass die Ungerechtigkeit dann nicht angeprangert wird, dass wir uns nicht mehr genug um die Ursache kümmern, wenn wir nicht mehr wütend sind. Das ist aber nicht der Fall, und so funktioniert Wut auch nicht. Wenn du tief im Innern weißt, dass nur du unter deinem Festhalten an der Wut leidest, dann erlaube dir, sie loszulassen, und du wirst wahrscheinlich besser in der Lage sein, das Problem zu lösen.

Achte darauf, dass du deine Wut auf sichere Art verarbeitest oder ableitest, um dich danach nicht schlechter zu fühlen. Gefährlich schnell mit dem Rad in Richtung Sonne zu fahren ist wahrscheinlich nicht so sicher, und deine Freunde anzublaffen wird dich nur traurig machen.

Obwohl ich notorisch nicht-aggressiv bin – als Kind forderte mich anscheinend jemand zum Kampf auf, und ich bezog mich völlig ohne Ironie auf »Pu der Bär« und sagte »Tut mir leid, ich bin kein Kämpfertyp« –, habe ich in meinem Leben eine Menge Wut verspürt. Während vieler Jahre schlimmen Mobbings blieb ich als Überlebensstrategie äußerlich ruhig und cool und unterdrückte die angesichts der ungerechten Erfahrungen gerechtfertigte Wut, nur damit sie unter der Oberfläche in mir brodelte. Als ich älter wurde, war mir oft danach, dramatisch etwas zu werfen, zu schreien oder an das Fieseste zu denken, das ich zu jemandem sagen könnte. Es gab Zeiten, in denen sich meine körperliche Anspannung im Internet explosionsartig in deutlicher, verbaler Beleidigung entlud. Und auch wenn dies in der Situation einem Fanatiker oder Troll gegenüber zweifellos gerechtfertigt war, fühlte ich mich danach wie ein Riesenarsch und war schließlich enttäuscht von mir selbst. Man muss die Spannungen auf die richtige Art und Weise abbauen und daran arbeiten, die Probleme unter dem kochenden Wasser zu lösen. Lass es erst einmal abkühlen.

Eifersucht

Es ist verständlich, dass wir Angst davor haben, etwas zu verlieren, das wir lieben. Ob es sich um eine Person handelt, eine Beförderung, für die wir kämpfen, oder um ein kleines Kind, das das letzte bisschen Eiscreme aufisst, das man für eine harte Zeit im Tiefkühlfach aufgehoben hat. Diese Eiscreme war so wichtig, und das irgendwie unschuldige Kind hat definitiv deinen ganzen Tag komplett ruiniert – das kannst du allerdings niemals sagen. Aber in dir brodelt die Eifersucht.

Als ein Signal unseres Gehirns macht Eifersucht uns bewusst, was wir für unser Überleben für wichtig halten. Sie führt dazu, dass wir uns schlecht fühlen, wenn die Gefahr besteht, dass wir es verlieren. Und sie treibt uns dazu, etwas zu tun, damit wir es behalten. Solche Verhaltensweisen können sehr destruktiv sein. Hat man seine Eifersucht nicht im Griff, kann sie irrational, unvernünftig und herrschsüchtig machen.

Das häufigste Szenario ist die Bedrohung durch eine andere Person, die in einer unserer Beziehungen auftaucht. Dabei muss es sich nicht um eine skandalöse Affäre handeln, es kann auch einfach nur ein neuer Freund sein, der sich deiner Gruppe anschließt. Oder es wird ein neues Geschwisterkind geboren, und man hat das Gefühl, dass man für die Familie nicht mehr so wichtig ist. Wenn das für dich gilt, stell dir einfach einen schlecht gelaunten Golden Retriever vor, der nicht mehr im Mittelpunkt der Aufmerksamkeit steht, nachdem ein Baby auf der Bildfläche erschien – du kannst es besser als ein beleidigter Hund.

Das Problem bei Eifersucht ist, dass die Bedrohung noch nicht einmal real sein muss. Es reicht, wenn wir uns die Möglichkeit nur *vorstellen*, um in einen paranoiden Haufen zusammenzufallen. Wenn wir gerade wenig Selbstvertrauen haben oder sehr im Stress sind, werden wir eher eifersüchtig, weil wir dann verletzlicher sind.

Der erste Schritt zur Bewältigung der Eifersucht, die einen quält, ist, sie anzuerkennen. Es mag uns peinlich sein zuzugeben, dass wir eifersüchtig auf etwas sind, aber wenn wir es erst einmal akzeptiert haben, können wir versuchen, die ihr zugrundeliegende Angst herauszufinden. Und wenn wir wissen, vor welchem Verlust wir Angst haben, können wir vernünftig überlegen, ob diese Gefahr wirklich besteht. Musst du vielleicht selbst etwas verändern, um die Situation zu verbessern? Oder bist du krankhaft misstrauisch, und könnte dein Verhalten das Ganze noch verschlimmern?

Das ist ein schwieriges Gespräch, das du da mit dir führen musst, aber wenn du ehrlich bist, bekommst du einen klareren Blick auf die Welt. Unsere Emotionen senden uns oft Signale, die die Wahrheit überdecken, über die wir eigentlich nachdenken sollten. Wir wollen vielleicht nicht glauben, dass wir ein schlechter Freund oder eine schlechte Freundin sind, aber wenn du eifersüchtig wirst, erkennst du möglicherweise, wie du dich besser verhalten könntest. Genauso schwer ist es, über Eifersucht mit anderen zu sprechen, dabei kann es helfen, deine Gefühle mit den Personen zu besprechen, um die es geht, weil sie dich überzeugen und dir deine Ängste ausreden können. Dieses Gefühl offen einzugestehen (möglichst in einem netten Gespräch und nicht, indem man in der Backwarenabteilung eine dramatische Szene verursacht) kann Menschen einander näherbringen. Es ist verlockend, seine Eifersucht wütend zu offenbaren, aber besser ist es, wenn man sich zusammennehmen und seine Gefühle ruhig und ehrlich zugeben kann. Dadurch vermeidet man, dass alles noch schlimmer wird, und vielleicht löst sich sogar das Problem, vor dem man ursprünglich Angst hatte.

Es ist auch möglich, Eifersucht zu stärken, anstatt sie zu heilen. Es ist nämlich verlockend, seine Eifersucht zu nähren, indem man genau nach dem sucht, vor dem man Angst hat (Nachrichten lesen, hinterhältige Kommentare abgeben, Eisbecher horten) – überlege vorher, wie du dich danach fühlen wirst. Manchmal verdienen Menschen ihre Privatsphäre, und dann sollte man ihnen nicht nachspionieren; auch wird dadurch das Problem nicht gelöst. Anstatt die Angst zu schüren, denk lieber über eine Lösung nach.

Wenn du ganz besonders zu Eifersucht neigst, kann es sein, dass deine momentane Situation zwar in Ordnung ist, du aber Probleme mit deiner Fähigkeit zu vertrauen und deinem Selbstwertgefühl hast. Den Ursachen dafür auf den

Grund zu gehen und Selbstvertrauen und Widerstandsfähigkeit aufzubauen wird dich stärken und befähigen, dich in Zukunft zu schützen.

Trauer

Trauer ist unsere natürliche Reaktion auf einen Verlust. Das könnte der Tod eines Haustiers sein (Ruhe in Frieden, Norman der bejahrte Betta-Fisch) oder eines geliebten Menschen, aber auch andere Verluste, zum Beispiel von Zukunftschancen, einer Beziehung oder sogar einfach einer Situation, die man genossen hat und die sich nicht wiederholen wird. Es ist die Angst, dass sich die Dinge verändert haben und nicht mehr zu dem schönen Zustand zurückkehren werden, an den man gewöhnt war. Meist ganz plötzlich spüren wir, dass wir einen Weg finden müssen, uns an ein neues Leben ohne die Person oder das, was wir verloren haben, anzupassen. Dies ist einer der größten Schocks, die wir erleiden können, sowohl psychisch als auch körperlich.

Trauer kann einen körperlich völlig erschöpfen und die Konzentrationsfähigkeit beeinträchtigen. Auch Schlaflosigkeit und Appetitmangel können die Folge sein. Wenn der Verlust plötzlich eintrat oder wir mit unbeantworteten Fragen zurückbleiben, kann es sein, dass wir einfach nicht mehr weiterwissen.

Die natürlichen menschlichen Reaktionen auf Trauer sind bei jedem anders. Jeder Mensch geht auf seine eigene

Art damit um, daher sollte man sich nicht vergleichen und womöglich verurteilen. Manche Menschen fühlen sich emotional völlig betäubt und depressiv, während andere von ihren Emotionen total überwältigt werden – beide Reaktionen sind völlig normal und in Ordnung. Wie auch bei anderen Gefühlen sollten wir uns nicht in der Trauer verlieren, sie aber auch nicht ignorieren. Trauer zu unterdrücken kostet sehr viel Kraft, und völlig darin einzutauchen kann unser ganzes Leben einnehmen, daher sollte man eine Balance finden, um die Reise durch die Trauer und aus ihr heraus zu bewältigen.

Bei vielen Dingen im Leben, die wir verlieren, sei es ein großer persönlicher Verlust oder ein beiläufiges, ganz alltägliches Ende (wie dein Lieblingsbuch, wenn du die letzte Seite gelesen hast – auf Wiedersehen ihr fiktionalen Charaktere, um die sich mein Leben kurzfristig drehte und die für mich enge persönliche Freunde waren), durchlaufen wir einen Prozess, in dem wir akzeptieren müssen, dass wir etwas verloren haben.

Wenn wir den Schmerz verdrängen, kann uns das helfen, unmittelbare schwierige Situationen zu bewältigen, aber dafür werden wir immer die Rechnung bekommen. Der Moment der Akzeptanz ist der Moment, in dem die Emotionen wie ein Damm durchbrechen können, und es ist wichtig, andere Menschen zu haben, die sehen und akzeptieren, was man fühlt. Wir können die Tränen zurückhalten, wenn es nötig ist, aber Weinen hat eine kathartische Wirkung. Sieh dir den Film an, höre das Lied. Und weine dich ordentlich aus.

Wenn man versucht, einen Verlust zu akzeptieren, ist es wichtig, das ganze Bild zu sehen. Fixiere deine Trauer nicht auf eine einzige Perspektive, die vielleicht ein Bedauern oder eine perfekte Version von etwas ist, aber nicht das wiedergibt, was du in Wirklichkeit erlebt hast. Es ist in Ordnung, sowohl das Gute als auch das Schlechte zu akzeptieren, sich daran zu erinnern, wie man sich wirklich gefühlt hat, und darüber nachzudenken, wie dein Leben in Zukunft tatsächlich aussehen wird. Weiterzumachen heißt nicht, zu vergessen oder die Erinnerung an das Verlorene nicht zu respektieren. Es heißt, dass du lernst zu überleben. Und es lohnt sich, darüber nachzudenken, wie du das Verlorene ehren kannst, indem du ein sinnvolles Leben führst, auf das du stolz sein kannst.

Die Zeit der Trauer ist eine der Zeiten im Leben, in der man am härtesten geprüft wird. Deine Fähigkeit, Krisen zu bewältigen, die Qualität deiner regelmäßigen Routine und deines Umfelds sowie deine Fähigkeit, mit deinen Emotionen umzugehen, werden darüber entscheiden, wie gut du dich von dem Verlust erholst. Viele Dinge können uns an das erinnern, was wir verloren haben – Gegenstände, Daten im Kalender –, und du kannst proaktiv deine Trauer vorhersehen und damit zurechtzukommen versuchen, genau wie mit den anderen Emotionen, die du hoffentlich nun verstehst. Denk immer daran, dass alle Gefühle vorübergehend sind. Auch wenn der Prozess schmerzhaft ist, du bist es dir selbst schuldig, ihn durchzustehen und es auf die andere Seite zu schaffen.

Scham

Scham ist wahrscheinlich das am schwersten zu ertragende Gefühl und kann sehr schmerzhaft sein. Scham ist mehr als Schuldbewusstsein, mit dem wir uns selbst dafür verurteilen, etwas falsch gemacht zu haben. Wir haben dann das Gefühl, dass unser ganzes Selbst falsch ist, das allumfassende Gefühl, dass etwas mit uns nicht stimmt. Scham kann dazu führen, dass wir glauben, wir verdienen keine Empathie, kein Mitgefühl und keine Liebe. Wenn wir uns schämen, sind wir sehr empfindlich gegenüber der Meinung anderer Menschen und fühlen uns schnell kritisiert oder abgelehnt.

Manche tragen noch aus ihrer Kindheit Scham mit sich herum, wenn ihnen das Gefühl gegeben wurde, unzulänglich oder minderwertig zu sein – oder aufgrund eines miterlebten Traumas, für das man sich irgendwie selbst die Schuld gibt, auch wenn man mit dem Verstand weiß, dass man nichts anders hätte machen können. Scham kann auch daher rühren, dass wir das Gefühl haben, nicht in die Gesellschaft zu passen oder von ihr verurteilt zu werden – aufgrund eines Aspekts unserer Identität, sei es unser kultureller Hintergrund, unsere Sexualität oder körperliche Verfassung.

Als queerer Teenager litt ich unter der mir auferlegten internalisierten Homophobie, ich fühlte praktisch jeden Moment eine tiefe Scham darüber, wer ich war. Das zerstörte mein Selbstbewusstsein und mein Selbstwertgefühl, weil ich mich von Natur aus falsch fühlte – obwohl ich selbst nichts getan hatte, um das zu verursachen. Ich erduldete viel Ausgrenzung und schrecklichen Missbrauch, sogar von Menschen, die ich als Freunde betrachtete, weil ich auf eine Art glaubte, dass ich für mein Schwulsein bestraft werden müsste. Wenn jemand in einem Raum voller Menschen ganz beiläufig einen schwulenfeindlichen Witz machte, ließ ich resigniert den Kopf hängen, anstatt mich zu wehren. Damals hätte eine emotionale Reaktion das Eingeständnis einer unbequemen Wahrheit bedeutet, die zu verarbeiten ich noch nicht bereit war. Also schloss ich sie in mir ein.

Wir neigen dazu, Scham zu verheimlichen. Das ist jedoch selbstzerstörerisch, da Scham durch Geheimhaltung nur noch größer wird, was ihr mehr Macht über uns gibt, sodass wir uns erst recht einer Bedrohung ausgesetzt fühlen. Scham zu lange im Geheimen zu ertragen kann zu ernsthaften Angstzuständen oder Depressionen sowie zu einem gefährlich niedrigen Selbstbewusstsein führen.

Wenn man sich aus irgendeinem Grund von Scham geplagt fühlt, ist eine der besten Bewältigungsstrategien – wie bei fast allen anderen Problemen auch –, sich einer vertrauten Person zu öffnen. Dadurch kann die Scham sofort etwas von ihrer Macht verlieren. Wenn man seine Gefühle und die ihnen zugrundeliegenden Erlebnisse ausspricht, fühlt man sich vielleicht verletzlich – aber wenn die andere Person Empathie zeigt, kann einen das beruhigen. Und vielleicht kann man sogar einen Standpunkt einnehmen, der einen erkennen lässt, dass es gar keinen Grund für die Scham gibt!

Wir neigen dazu,
Scham zu verheimlichen.
Das ist jedoch selbst-
zerstörerisch, da Scham
durch Geheimhaltung
nur noch größer wird,
was ihr mehr Macht
über uns gibt.

Auch wenn man etwas getan hat, weswegen man sich schuldig fühlt, muss man sich immer klarmachen, dass man deshalb kein schlechter Mensch ist. Ein peinlicher Vorfall sollte nicht verinnerlicht und verallgemeinert werden, als sei man eine insgesamt fehlerhafte Person. Gefühle sind vorübergehend, und es gibt immer etwas, das man tun kann, um sie zu bewältigen oder die Situation in Ordnung zu bringen, die sie verursacht hat.

Selbst wenn man mit dem Verstand akzeptiert, dass man sich für etwas ganz ohne Grund schämt, kann es noch immer schwer sein, dieses negative Gefühl loszuwerden. Dahinter steckt meist, dass man sich selbst nicht verzeihen kann. In diesem Fall kann es helfen, seine Fähigkeit zum Selbstmitgefühl zu trainieren.

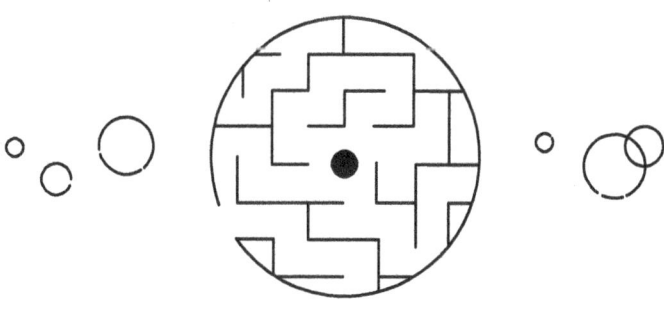

UMGANG MIT RÜCKSCHLÄGEN

—

Wir wissen alle, dass das Leben einem
manchmal Schicksalsschläge verpasst,
wenn man es am wenigsten erwartet.
Daher sollte man lernen, wie man mit
solchen »Überraschungen« umgeht,
damit sie einen nicht aus der Bahn werfen.

Das Leben ist wie eine spektakuläre emotionale Achterbahnfahrt oder eher die grafische Darstellung eines Lamas, das einen Hügel hinunterrollt und dann wieder hinaufklettert. Wir können das verrückte Chaos nicht vorhersehen. Trotz unserer besten Bemühungen und Absichten ist es normal, dass es Höhen und Tiefen gibt. Mentale Gesundheit ist keine gerade Linie, wir können alles geben, um das Niveau anzuheben, aber sie wird immer mit den Geschehnissen in der Welt schwanken.

Es muss kein plötzliches schockierendes Ereignis sein, wie zum Beispiel ... ein Blitzschlag! (Wie bitte?) Das Leben ist von Natur aus voller Momente der Veränderung, mit denen wir zurechtkommen müssen. Trennungen, Umzüge, Jobwechsel – Dinge, die ziemlich üblich sind, können uns aus der Bahn werfen, und wir sollten alle wissen, wie wir uns selbst in der Spur halten können.

Resilienz

Deine Resilienz zu trainieren kann dir helfen, dich trotz aller Widrigkeiten nicht unterkriegen zu lassen. Sie ist mehr als die Fähigkeit, wieder auf die Beine zu kommen, sie bedeutet auch vorwärtszugehen, während wir an unseren Erfahrungen wachsen. Resilient zu sein kann zum Beispiel bedeuten:

– Herausforderungen als Chancen zu begreifen

- Sich auf die Dinge zu konzentrieren, die man kontrollieren kann
- Seine Reaktion auf herausfordernde Situationen anzupassen
- Ein Gefühl der Zielsetzung und der Tatkraft aufrechtzuerhalten
- Um Hilfe zu bitten, wenn man sie braucht

Deine Resilienz zu trainieren kann dir helfen, dich trotz aller Widrigkeiten nicht unterkriegen zu lassen.

Bei Resilienz geht es darum, *realistisch optimistisch* zu sein. Dabei handelt es sich nicht um Wunschdenken, sondern um ein ehrliches Bewusstsein dessen, was man tatsächlich erreichen kann. Dann kann man sich auch die realistische Hoffnung erlauben, dass man erfolgreich sein wird. Sei nicht zynisch in Bezug auf deine eigenen Fähigkeiten, säe keinen Zweifel, der dich selbst sabotieren kann. Wenn du deine eigenen Entscheidungen anzweifelst, kann das zu einer sich selbst erfüllenden Prophezeiung werden. Sei realistisch, aber sei fair zu dir selbst und geh deine Pläne mit dem Willen zum Gewinnen an!

Resilienz ist nichts Feststehendes, sie schwankt im Laufe des Lebens, und wir können sie entwickeln. Zum Teil hängt sie mit unserer Einstellung zusammen, aber auch damit, wie wir in stressigen Situationen reagieren. Und ganz wichtig ist, dass es nicht darum geht, den Schmerz zu unterdrücken und dir selbst zu sagen, wie tapfer du bist (versteck deinen Schmerz nicht, Harold), sondern darum, ehrlich zu akzeptieren, was man bewältigen kann, und praxisorientiert zu handeln. Überarbeite dich nicht und fordere dich nicht bis zur Erschöpfung; die Erwartung, alles zu jeder Zeit bewältigen zu können, ist nicht realistisch!

Denk an die Haltung, die du in einer Situation einnimmst. Stell dir zwei Menschen vor, die nach einem besonders peinlichen ersten Date zurückgewiesen werden:

- Beide haben im ersten Moment ähnliche Gedanken: »Puh, das ist enttäuschend« und »Ob ich je wieder lieben werde?«

- Aber beide geben der Situation einen ganz anderen Sinn:
  - Akachi akzeptiert, dass nicht jeder sie liebt, das Date war für sie sowieso nicht das Richtige, und sie entscheidet, die Kontrolle zu übernehmen, indem sie das Date beendet und nach einem anderen Fisch im Meer sucht.
  - Fernando kann die Zurückweisung nicht akzeptieren, für ihn steht fest, dass er immer abgelehnt werden wird, dass er nie jemanden treffen, immer einsam bleiben und daher als Gespenst im örtlichen Leuchtturm am Ort spuken wird.
  - Beide sind in derselben Situation, gehen aber mit verschiedenen Einstellungen in sie hinein, die dann ihre Reaktion beeinflussen. Um deine eigene Resilienz gegenüber Niederlagen aufzubauen, ist es wichtig, eine »adaptive Bewältigungsstrategie« zu entwickeln (siehe Seite gegenüber).

SERVICESTATION FÜR SELBSTFÜRSORGE

- In stressigen und herausfordernden Zeiten ist Selbstfürsorge unerlässlich, um deine Resilienz aufrechtzuerhalten. Vergiss also die Basics Essen, Schlafen und Hygiene nicht und bleib immer gut hydriert. Das klingt vielleicht sonderbar, aber wenn du das vernachlässigst, kann das deine harte Arbeit und deine positive Haltung beeinträchtigen.

- Behalte deine positive Routine bei und erledige allen notwendigen Kram – Routine und Struktur bilden ein starkes Fundament, um mit schwierigen Situationen fertigzuwerden.

- Nimm dir Zeit für dich selbst – achte auf deinen Atem, geh achtsam mit dem Moment um und unternimm Sachen, die dir Spaß machen, um dich zu erholen.

- Schütze deine Grenzen und übernimm nicht mehr, als du bewältigen kannst. Geh nicht auf Anforderungen ein, die für dich zu viel Arbeit und emotionale Verantwortung bedeuten, und gib keinen Forderungen nach, von denen du weißt, dass dir dafür die Energie fehlt.

DIE SIGNALE RICHTIG DEUTEN

Die psychologische Theorie besagt, dass wir stressige Situationen im Allgemeinen auf drei weitgefasste Arten sehen: als Herausforderung, als Bedrohung oder als Verlust.

1. Sie als Herausforderung sehen → Hoffnung und Kampfgeist haben und Energie in das Finden einer Lösung stecken.
2. Sie als Bedrohung sehen → das Schlimmste annehmen, sich ängstlich und niedergeschlagen fühlen.
3. Sie als Verlust sehen → so handeln, als sei bereits ein Schaden eingetreten und man könne nichts tun als sich hilflos zu fühlen.

Versuche, Aspekte zu finden, die du als Herausforderung annehmen kannst. Das hilft, eine positive Herangehensweise zu wählen und deine Energie in die Lösung des Problems zu stecken, was als adaptive Bewältigungsstrategie bezeichnet wird. Das wird nicht immer möglich sein, und du kannst auch nicht immer kämpfen, aber es wird immer eine Möglichkeit geben, aus der Situation zu lernen.

Sich bedroht zu fühlen ist absolut normal, aber achte darauf, ob du von Katastrophendenken beherrscht wirst. Brich das Problem herunter und konzentriere dich auf das, was du kontrollieren kannst, auch wenn es nur ein kleiner Teil deines einfarbigen Puzzles mit 10.000 Teilen ist.

Wenn du dich hilflos fühlst, weil du etwas verloren hast, lass dieses Gefühl zu. Zur Resilienz gehört auch, sich ehrlich mit seinen Gefühlen zu verbinden und sie nicht zu negieren. Es ist ein gesunder Schritt, um das zu verarbeiten, was dir passiert. Das Gleichgewicht ist der Schlüssel.

1. Kanalisiere deine Energie in das, was du verändern kannst.
2. Schau dir die Aspekte an, die dir Angst machen.
3. Nimm dir Zeit, dich mit deinen Gefühlen zu beschäftigen.

Mit diesen drei Ansätzen flexibel umzugehen wird dir helfen, mit dem Spaß der vielen überraschenden Herausforderungen des Lebens klarzukommen.

Mindset

Die Einstellung ist alles. Das Mindset, mit dem wir an Herausforderungen und das Leben im Allgemeinen herangehen, ist entscheidend dafür, wie wir die Dinge sehen und mit ihnen zurechtkommen. Das Ziel ist, *psychologisch flexibel* zu sein.

Haben wir eine **festgelegte Denkweise**, dann handeln wir, als sei unsere Klugheit, Stärke oder Kreativität festgelegt und nichts, was wir beeinflussen können. Wir glauben, dass unsere persönlichen Qualitäten von Geburt an in

Stein gemeißelt sind und jedes Scheitern durch einen Mangel an Fähigkeit begründet ist. Mit dieser Einstellung kann es uns wie eine Bedrohung vorkommen, wenn wir sehen, dass andere Erfolg haben. Unsere eigenen Bemühungen erscheinen uns sinnlos, und wir geben eher auf.

Versuchen wir stattdessen, mit einer **wachstumsorientierten Denkweise** durchs Leben zu gehen, glauben wir, dass sich unsere Fähigkeiten mit der Zeit durch Anstrengung, Übung und Unterstützung entwickeln können. Wenn wir stressige Situationen als Herausforderungen sehen, die es zu bewältigen gilt, und Misserfolge als Gelegenheit zum Wachstum, werden wir bessere Leistungen erbringen. Wir fühlen uns von den Erfolgen anderer nicht bedroht, sondern können von ihnen lernen und uns von ihnen inspirieren lassen und Kritik als konstruktiv betrachten.

Anstatt zu denken: »Ich kann es nicht«, sollten wir denken: »Ich kann es *noch* nicht.« Mit der richtigen Denkweise können wir unsere Emotionen besser steuern, bessere Beziehungen führen und die Herausforderungen in unserem Leben besser meistern.

TOXISCHE / POSITIVITÄT

Hüte dich vor jedem, der dir sagt, du brauchst einfach nur eine »positive Einstellung« – zu viel Positivität kann giftig wirken. Das Negative in der Welt völlig zu ignorieren und schwierige Themen zu vermeiden ist nur eine andere Form der Unterdrückung, durch die sich negative Gefühle festsetzen. Es ist eine Sache, mit dir selbst fair umzugehen und angesichts der Herausforderungen des Lebens offen gegenüber Wachstum und Erfolg zu sein, und eine andere, einfach den Kopf in den Sand zu stecken und zu glauben, du brauchst nur die Daumen zu drücken und dir etwas zu wünschen. Das richtige Gleichgewicht besteht darin, die Realität einer Situation gelassen anzuerkennen, auch wenn sie negativ ist, aber eine belastbare, *realistisch optimistische* Einstellung zu haben. So nimmst du die Realität wahr, es bleibt aber Raum für Motivation und das Bestreben, etwas zu erreichen.

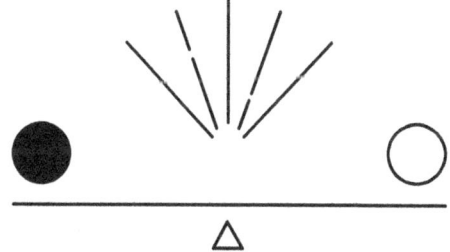

Hier geht es um mehr als nur um einen sonnigen Optimismus angesichts einer unheimlichen Bestie, die dich und deine kontinentale Landmasse mit ihrem gewaltigen, aus den Angeln gehobenen Kiefer zu verschlingen droht, hier geht es um einen echten, evidenzbasierten Theorieansatz, der aus der Positiven Psychologie stammt.

So viel positive Sprache macht mir normalerweise Angst, aber ich vertraue der Wissenschaft.

Bei Rückschlägen im Leben hängt unsere Reaktion auf sie davon ab, wie wir sie definieren und interpretieren. Denk dabei an diese drei Aspekte: Personalisierung, Dauerhaftigkeit und Durchgängigkeit.

Personalisierung – liegt das, was passiert, an dir, oder *gibt es andere Faktoren?*
→ Wenn du erkennst, dass etwas nicht deine Schuld ist, kannst du aufhören, dich selbst anzuklagen und zu kritisieren.

- Der Baumarkt, in dem ich seit meinem sechzehnten Lebensjahr arbeite, macht dicht. Ist es, weil ich einmal aus Versehen beim Reinigen der Kasse den Alarmknopf gedrückt habe?

  Nein, nein, das ist es nicht.

Dauerhaftigkeit – denkst du, dass eine schlechte Situation für immer anhalten wird, oder kannst du sie als *vorübergehenden Rückschlag* betrachten?

→ Erkenne, dass die Dinge nicht dauerhaft sind, damit du dich anpassen und planen kannst, wie du sie in Zukunft bewältigst.

- Ich werde niemals meine romantischen Gefühle ausleben können, weil ich im Geheimen schwul bin und jeder mich verurteilen wird.

  Falsch – eines Tages werde ich entschieden nach meinen Gefühlen handeln.

Durchgängigkeit – betrifft diese schlechte Situation dein ganzes Leben oder *nur einen Bereich?*

→ Denke nur an diesen Teilbereich, um dich weniger zu sorgen, konzentrier dich auf das, was du erreichen möchtest.

- Ich habe am Strand zu viel Sambuca getrunken, ich kann nie wieder Schnaps oder Sand anrühren.

  Gib nicht dem Sand die Schuld, sondern dir selbst, genieße die Dinge in Maßen und meide Anisschnaps.

Anstatt Herausforderungen als persönlich, dauerhaft und alles durchdringend zu betrachten, versuche, sie als unpersönlich, vorübergehend und begrenzt anzusehen. Das ist keine vage Philosophie, sondern eine Strategie, die nachweislich hilft, einen realistisch optimistischen Standpunkt einzunehmen und deine persönliche Resilienz zu stärken.

Selbstmitgefühl

Zyniker wie mich kann allein der Begriff »Selbstmitgefühl« vor Verlegenheit zurückweichen lassen, aber warte – er bedeutet nicht, dass du dich verzärteln oder dir alles nachsehen sollst, sondern ehrlich mit dir zu sein und dich fair zu behandeln. Wenn du das Gefühl hast, zu viel Scham mit dir herumzutragen, dich selbst zu heftig zu kritisieren oder Selbsthass zu empfinden, kann die Fähigkeit zu echtem Selbstmitgefühl dein Denken und Fühlen verändern. Doch auch wenn du dich selbst nicht für zynisch oder sorgenbeladen hältst – wir können alle davon profitieren, egal wie wir uns fühlen.

Das Bedrohungssystem unseres Gehirns sendet uns all diese Emotionen und Reaktionen, um für unsere Sicherheit zu sorgen. Wenn wir jedoch zu viel Zeit damit verbringen, uns Sorgen zu machen, zu viel nachzudenken oder unsere Handlungen zu kritisieren, greifen wir uns ständig selbst an, zermürben unsere Widerstandskraft und schaden uns. Selbstmitgefühl erinnert uns daran, dass unsere psychischen Reaktionen nicht unsere Schuld sind, sondern das Beste, was wir mit unserem überbeschützenden und extrem aktiven Gehirn tun können.

GANZ EINFACH / GESAGT

Das Modell der CFT (*Compassion Focused Therapy*, auf Mitgefühl ausgerichtete Therapie) geht von drei Systemen aus, die unsere Gemütsverfassung regulieren:

Antrieb – dieser Zustand motiviert uns. Bei ihm geht es darum, etwas zu erreichen, zu konsumieren und nach mehr Ressourcen zu streben. Früher waren diese »Ressourcen« Essen, Zuflucht und Territorium; heute geht es dabei oft um Geld, sozialen Status und Erfolgserlebnisse. Mehr zu tun und mehr zu haben. Wenn wir Antrieb haben, wird eine Menge des Belohnungshormons Dopamin freigesetzt, und wir fühlen uns angeregt. Dieses System ist hilfreich, wenn es mit den beiden anderen im Gleichgewicht ist. Dann hilft es uns, unsere Ziele zu verfolgen. Ist es zu extrem, fokussieren wir uns zu stark auf Leistung und Erfolg und fühlen uns am Ende gestresst, ausgebrannt und deprimiert. Ja, ich fühlte mich persönlich sehr angesprochen, als ich dies schrieb.

Bedrohung – inzwischen verstehen wir hoffentlich, dass unser Verstand ständig gut darauf achtet, ob wir bedroht werden, und uns die nötigen emotionalen und körperlichen Reaktionen sendet, um damit umzugehen. Das können äußere Bedrohungen wie Deadlines oder unsichere Umgebungen sein, aber auch innere Bedrohungen wie zu viel Selbstkritik. Dadurch werden Stresshormone wie Adrenalin und Cortisol ausgeschüttet. Sind diese im Gleichgewicht, können wir

Herausforderungen in unserem Leben meistern, fühlen wir uns aber dauernd im Alarmzustand, kann dieses System zu stark werden und uns massiv schaden.

Beruhigung – dieses System steht in Verbindung mit unseren friedvollen Zeiten, in denen wir uns sicher, ruhig und zufrieden fühlen. Wenn es in Aktion tritt, werden Wohlfühlchemikalien wie Endorphine und Oxytocin freigesetzt. Es bewirkt Freundlichkeit, Zuneigung und Ermutigung – was wir brauchen, um uns sicher zu fühlen. Und wichtig ist, dass dieses System die toxischen Folgen unseres Antriebs- und Bedrohungssystems mildern kann. Das Beruhigungssystem kann nicht überaktiv werden, höchstens wenn wir so ruhig sind, dass wir gar nichts mehr tun, und dies wiederum zu Stress führt. Hört sich wie ein Problem an, das man gerne hätte.

Wenn du das liest, fühlst du dich vielleicht schon einem der drei Systeme eher zugehörig und hast eine Idee, ob du eher zu aufgeregt bist oder dich viel zu sehr bedroht fühlst oder nicht gut darin bist, dich selbst zu beruhigen, wenn es nötig wäre. Ich habe festgestellt, dass ich viel zu schnell auf der Autobahn unterwegs bin und mich oft angegriffen fühle. Vielleicht – wenn ich eines Tages meine jugendliche »Aufgabe« erfüllt und alles erledigt und all die gewünschte Aufmerksamkeit und genug Sex bekommen habe – werde ich mich verdammt noch mal endlich beruhigen. Da bin ich noch nicht, aber ich denke gern, dass ich dort eines Tages ankommen werde. Oder vielleicht muss ich auch nur an diesem dritten System arbeiten.

Unsere Erfahrungen im Leben sind der Grund, warum eines dieser Systeme bei Bedarf stärker in uns wirkt. Gab es in deinem Leben zum Beispiel eine Zeit, in der du mit vielen Bedrohungen umgehen musstest, bist du vielleicht noch immer in diesem Modus, auch wenn du jetzt vollkommen sicher bist. Trotzdem sorgst du dich oft und gerätst leicht in Panik. Was wir dann brauchen, ist eine Aktivierung unseres Beruhigungssystems. Und dabei hilft uns Selbstmitgefühl.

Der Zaubertrank des Selbstmitgefühls besteht aus drei Hauptzutaten:

1. Selbstfreundlichkeit – dabei geht es darum, vernünftig mit sich selbst umzugehen, wenn man stolpert oder versagt. Erkenne deinen Schmerz an, anstatt ihn zu verstecken, akzeptiere Unvollkommenheit, wenn du weißt, du hast dein Bestes versucht. Anstatt dich selbst zu verurteilen, weil du nicht genug Widerstandskraft hast, sei geduldig und freundlich mit dir. Dich selbst hart zu behandeln führt nur dazu, dass du dich schlechter fühlst und auch schlechtere Leistungen vollbringst. Das ist keine übertriebene Weichheit (für alle harten Knochen unter euch), es heißt nur, dass man ehrlich und fair mit sich ist.

2. Gemeinsame Menschlichkeit – als Menschen haben wir alle das gleiche entwickelte Gehirn und die gleichen allgemeinen Erfahrungen. Wir werden geboren, wir sterben, wir haben mit ähnlichen Dingen zu kämpfen, und niemand ist die ganze Zeit perfekt, also sollten wir das auch nicht von uns selbst erwarten. Es gibt für jeden Menschen Hochs und

Tiefs, damit bist du nicht allein, und du kannst dich an andere wenden, um Unterstützung zu bekommen.

3. Achtsamkeit – denk immer daran, dass du nicht deine Gedanken bist. Deine Gedanken sind Signale deines Gehirns, die aus einem bestimmten Grund gesendet werden. Wir sollten unsere negativen Gedanken und Gefühle beobachten können, ohne ihnen nachzugeben und von ihnen beherrscht zu werden. Unterdrück sie nicht, akzeptiere und hinterfrage sie, um die Probleme in deinem Leben zu erkennen und zu lösen. Wenn die Gedanken nicht hilfreich sind, lass sie los.

Übung macht (angenehm) unvollkommen

Und wie schaffen wir nun das Gleichgewicht zwischen diesen Systemen, die unsere Emotionen regulieren, und denken daran, Selbstmitgefühl zu praktizieren?

Wir können das nicht automatisch, eher lernen wir, während wir aufwachsen, selbstkritisch zu sein und uns für unsere Fehler zu bestrafen. Überlege, wie du dich in letzter Zeit für etwas, das du nicht perfekt gemacht hast, behandelt hast – bist du geduldig und fair mit dir? Bist du unrealistisch? Redest du dir selbst schlechte Gefühle ein, die dich hindern, deine Probleme zu lösen?

Wir müssen üben, Mitgefühl mit uns selbst zu haben. Bei schmerzhaften Gefühlen wie Enttäuschung, Wut oder Traurigkeit sollten wir einen Schritt zurücktreten, um die Situation ehrlich zu betrachten, und uns verzeihen, anstatt zuzulassen, dass diese Gefühle uns angreifen und niederhalten. Es geht nicht darum, uns von allen Sünden reinzuwaschen, sondern einfach darum, uns nicht von diesen negativen Gefühlen vollkommen beherrschen zu lassen – auch dann nicht, wenn wir uns richtig fertigmachen wollen, weil wir denken, wir verdienen es. Wenn wir uns zu hohe Standards setzen, uns für kleine Anteile an größeren Problemen schuldig fühlen oder uns mit anderen vergleichen, wird es schwerer sein, diese Fähigkeit zu entwickeln.

Selbstmitgefühl hat anfangs mein Misstrauen erregt, weil ich fürchtete, dass es mir irgendwie meinen Ehrgeiz rauben würde, wenn ich nett zu mir selbst wäre (Horror!). Denn wenn ich nicht ständig mit mir schimpfe und mich nicht als ungenügend fühle, woher nehme ich dann jemals die Motivation, morgens aus dem Bett zu kommen? Dieser Gedanke ist nicht hilfreich, und er ist einfach falsch. Selbstmitgefühl zu haben kann im Gegenteil den Ehrgeiz anfeuern und eher dazu führen, dass man erfolgreich ist. Denn mit einer gesünderen Einstellung ist man belastbarer und kann Widerstände besser überwinden. Indem wir uns unsere Fehler verzeihen und aus ihnen lernen, kann uns Selbstmitgefühl helfen, auf eine Art zu wachsen, die Tadel und Vorwurf nicht bewirken können.

SPICKZETTEL SELBSTMITGEFÜHL

- Ignoriere oder unterdrücke deine Gefühle nicht.
- Wenn du zu dir selbst sprichst, versuche, mit den gleichen Worten und im gleichen Ton zu reden wie zu jemandem, den du magst.
- Denk daran, dass wir alle die gleichen schwierigen Situationen erleben und Probleme durchmachen. Niemand ist perfekt.
- Ändere dein Denken so, dass du geduldig und fair mit dir selbst bist, erkenne an, was du gut gemacht hast.
- Und das Wichtigste zum Schluss: Akzeptiere dich so, wie du bist.

ÜBUNG: EMPATHIE MIT DIR SELBST

Gut, um:
- **fairer zu dir selbst zu sein**
- **Selbstmitgefühl zu fördern**
- **Selbstkritik ruhigzustellen**

Wenn du dich selbst dabei ertappst, wie du zu selbstkritisch bist, stell dir vor, wie du zu jemandem reden würdest, den du wirklich magst.

- Welchen Rat würdest du jemand anders in deiner Situation geben?
- In welchem Ton würdest du sprechen?

Dann überlege, wie du dich selbst behandelst, wenn du dich mit etwas abmühst:

- Würdest du etwas anderes tun oder sagen?
- Und würdest du mit dir im gleichen Tonfall reden?

Nur zu leicht schimpfen wir mit uns selbst und geben uns dem Impuls hin, uns schlecht zu fühlen, weil wir es »verdienen«. Tatsache ist, dass wir uns dadurch nur noch schlechter fühlen und schlechter handeln! Bestimmt hast du schon einmal den Rat gehört »Behandle andere so, wie du von ihnen behandelt werden möchtest«:

Viele von uns müssen sich so behandeln, wie sie andere behandeln würden.

DIE EIGENE
WAHRHEIT LEBEN

—

Wenn wir nach vorn schauen, ist es wichtig
für unsere mentale Gesundheit und unser
Glück, uns klarzumachen, was wir uns vom
Leben im Allgemeinen wünschen und
was uns zufrieden und glücklich macht.

Viele machen sich Gedanken über die großen Mysterien des Universums und über den Sinn des Lebens ganz generell – aber wir haben alle nur ein Leben, und wir sollten versuchen, es zu genießen. Glücklichsein ist das Ziel.

Langfristige Zufriedenheit hängt oft von »Authentizität« ab – wir müssen entsprechend unseren Werten leben und akzeptieren, wer wir sind.

Werte

Deine Werte sind das, was du im Leben wichtig findest, was dir persönlich Sinn und Motivation gibt. Sie sind etwas anderes als Ziele, weil es dabei nicht um das Streben nach etwas Bestimmtem in der Zukunft geht, sondern darum, wie man Tag für Tag mit der Welt interagiert und wie man andere behandelt und von ihnen behandelt wird.

In Übereinstimmung mit seinen Werten zu leben heißt nicht, nur das zu tun, was man meint, tun zu sollen, oder was andere von einem erwarten; es geht darum, das zu tun, was man wirklich *will*, und das auf eine Art, die für einen selbst einen Sinn ergibt. Dafür muss man sich selbst wirklich kennen.

Wir haben alle verschiedene Werte, die von unserer Kultur, unserer Erziehung und unseren Erfahrungen in der Welt geprägt sind. Diese definieren, was wir für richtig und falsch halten, für bewundernswert und für erstrebenswert. Sie sind unser persönlicher Kompass, der uns die Richtung weist, in die wir gehen. Sie sind nicht die wenig hilfreichen »Regeln« in unserem Kopf, die uns zurückhalten oder niederdrücken, sie sind die Dinge, von denen wir tief im Innern wissen, dass wir an sie glauben und sie tun möchten. Wenn du dir nicht sicher bist, welches deine Werte sind, kannst du dir Fragen wie diese stellen:

- Was tue ich gerne?
- Was möchte ich zur Welt beitragen?
- Was macht mich stolz?

Werte hängen zusammen mit Kategorien wie diesen:

- Familie	- Freundschaft
- Karriere	- Liebe
- Gemeinschaft	- Persönliches Wachstum
- Gesundheit	- Spaß
- Spiritualität	

Davon werden einige für dich wichtiger sein als andere. Überlege für jeden dieser Bereiche, was er für dich im Leben bedeuten soll und was daran für dich besonders bedeutsam ist.

- **Arbeit** – möchtest du eine starke Führungspersönlichkeit sein? Etwas zu deiner Gemeinschaft beitragen? Großzügig für deine Arbeit bezahlt oder gemocht werden?
- **Persönliches Wachstum** – möchtest du immer das Abenteuer suchen, neue Fähigkeiten trainieren und ausprobieren oder immer weiterlernen und inspiriert werden?

– **Freundschaften** – möchtest du loyal und verlässlich sein, oder geht es mehr um Spaß und Spontaneität?

Die einzig gültigen Antworten sind die, die sich für dich richtig anfühlen. Es geht nicht darum, einem gesellschaftlichen Anspruch zu genügen oder dich den Menschen um dich herum anzupassen. Wenn du dich danach verhalten würdest, wäre das nicht authentisch und würde dich letztlich nicht glücklich machen. Im Leben geht es nicht darum, uns für das, was wir wollen, zu verurteilen. Es geht darum herauszufinden, was wir wirklich tun und sein wollen, und genau das anzustreben, damit wir uns erfüllt fühlen.

Als ich mich an der Universität bewarb, um Jura zu studieren, wusste ich, dass es nicht das war, was ich wirklich wollte. Es war das, was meine Familie wahrscheinlich wollte, es war das, was meine Lehrer vielleicht wollten, und dann war es am Ende das, von dem ich dachte, dass ich es wollte. Ich durchlief die Aufnahmeprüfungen und hatte während dieser Zeit mehrere Zusammenbrüche, ich meldete mich an und nahm diesen dicken, fetten Kredit auf. Während ich dann dort war, in meiner mittelalterlichen Kerkerzelle mit der Lavalampe, machte ich aus einem kreativen Ausdrucksbedürfnis heraus nebenbei einige Comedy-Videos. Das machte mir Spaß. Keinen Spaß machten mir die komplizierten Feinheiten rechtswidriger Handlungen in der Rechtsprechung, was völlig klar wurde, als ich eine Kursarbeit so gerade eben um 8.59 Uhr morgens beendete – am Tag der Abgabe.

Wahrscheinlich sollte ich dankbar sein, dass mir relativ schnell (nach zwölf Monaten) klar wurde, dass ich niemals glücklich werden würde, wenn ich noch weitere 50 Jahre mit Jura beschäftigt wäre. Also stieg ich aus – zum großen Entsetzen meiner Familie, meiner Freunde, meiner Kommilitonen und einiger Fans im Internet, bei denen ich mindestens mit Bestärkung gerechnet hatte. Ich nahm eine Auszeit von einem Jahr (was erlaubt war), um es mit etwas Kreativem zu versuchen. Und durch die magische Dreiheit aus Talent, Bemühen und Glück bekam ich einen Fuß in die Tür der BBC, meine Videos gewannen mehr Publikum, und der Rest ist meine Geschichte. Ich lasse euch meine Arbeit anschauen und selbst entscheiden, welche Rollen Talent/Bemühen/Glück spielten. Ich finde, ich hatte ziemliches Glück.

Aber so einfach ist das Leben nicht. Wir können nicht alle morgen ohne einen Plan unsere Arbeit kündigen. Oft steht uns die Realität im Weg, wenn wir radikal authentisch leben wollen. So viele Dinge können uns einengen und zurückhalten. Kulturelle Fragen, geografische Schwierigkeiten, familiäre Verpflichtungen – in einer Welt, die auf so viele Arten so viel von uns fordert, können wir manchmal nur so authentisch sein, wie es uns eben erlaubt ist. Der momentane Zustand unserer kapitalistischen Gesellschaft ist einer guten mentalen Gesundheit nicht förderlich. Konkurrenz, Korruption und groteske Ungleichheit führen unweigerlich zu Ängsten, Stress und Depression. Stell dir Fragen über die Welt, über dein derzeitiges Leben – vielleicht möchtest du versuchen, etwas zu verändern.

Wenn du etwas tun möchtest, das du liebst, und sich dir ein Hindernis in den Weg stellt, überlege, welcher Wert dir bei dieser Tätigkeit wichtig ist und ob du diesen Wert auch anderswo finden kannst. Wenn du gerne Sport machst, aber wegen eines Unfalls daran gehindert wirst, überlege, was genau du am Sport gemocht hast. War es die Bewegung in der Natur? Das Zusammensein mit Freunden? Der Endorphinrausch, dessen Existenz ich, aus mangelnder persönlicher Erfahrung, noch immer anzweifle? Was könntest du sonst tun, um diese Aspekte in dein Leben zu bringen? Du kannst noch immer in die Natur gehen, deinen Freunden auf andere Art nah sein oder andere Arten von Aktivitäten durchführen, die dir diese Wohlfühlchemikalien bescheren. Wenn eine Straße zur Sackgasse wird, denk nie, dass es für dich jetzt keine Freude im Leben mehr gibt. Denk darüber nach und finde deinen eigenen Weg zu dem, was dich glücklich macht. Wichtig ist, dass wir erkennen, welches unsere Werte sind, nach besten Kräften ihre Verwirklichung anstreben und sie immer als Leitstern in unserem Kopf behalten.

Für mich ist es einfach, mein Leben im Blick zu haben, denn ich tue ja nichts anderes, als über mich selbst zu reden. Eigentlich hasse ich es, aber die Leute hören nicht auf, daran ihre Freude zu haben, also bin ich ein Jahrzehnt später noch immer hier. Lasst mich frei.

Stell dir vor, jemand schreibt die Geschichte deines Lebens. Wie würdest du gern beschrieben werden – die Art, wie du gehandelt hast, das Leben, das du gelebt hast, deine Stärken und Schwächen? Es kann sich seltsam anfühlen, von außen auf sich selbst zu blicken, aber es kann dir eine Vision davon geben, wer du jetzt gerade bist, verglichen mit der Person, von der du vielleicht weißt, dass du sie gerne wärst.

Ziele

Wenn du deine Werte stärker leben willst, kannst du dir Ziele setzen. Umsetzbare Dinge, die du tun kannst, um in die richtige Richtung zu gehen. Ich werfe nur ungern plötzlich ein akademisches Akronym mitten in dein erholsames Leseerlebnis, das ich verzweifelt versuche interessant und zugänglich zu gestalten, aber in psychologischen Kreisen wird oft darüber geredet, dass Ziele »SMART« sein sollen. Jeder dieser Buchstaben steht für eine Eigenschaft der Ziele.

Spezifisch

Messbar

Attraktiv

Realistisch

Terminierbar

Entsprechen unsere Ziele diesen Eigenschaften, werden wir sie eher erreichen, und es ist einfacher festzustellen, *wann* wir sie erreicht haben.

Ich kann Akronyme nicht ausstehen, und noch weniger kann ich sie ausstehen, wenn sie gut sind und ich zugeben muss, dass ich sie mir merken und anwenden sollte.

Wenn du das Ziel hast, »die Wale zu retten«, ist das ziemlich vage, und wo sollst du damit anfangen? Wenn du dich von SMART leiten lässt, kannst du dein großes Ziel in kleinere, erreichbare aufteilen. Wie wär's erst mal mit einem Abschluss in Meeresbiologie? Das ist spezifisch, es ist messbar, es ist attraktiv für dein großes Ziel der Walrettung, es ist realistisch und terminierbar. Dein Ziel ist also nicht mehr vage, sondern sehr konkret. Wende jeden Aspekt von SMART auf dein Ziel an, überlege, ob dein Plan praktikabel ist, du ihn dir zutraust und ob er deinen Werten entspricht.

Wenn du das Gefühl hast, gemessen an deinen Werten nicht authentisch genug zu leben, versuche, einige Ziele aufzuschreiben, die dem entsprechen, wie du dein Leben leben möchtest – so vage sie auch sein mögen. Dann teile sie in Ziele ein, die umsetzbar und realistisch sind.

ZIEL	SMART-ZIEL
Geselliger sein	Diesen Monat drei Freunde zum Kaffee treffen
Zu Hause mehr helfen	Zweimal in der Woche für meine Familie kochen
Meine Karriere voranbringen	Meinen CV updaten und an mindestens fünf Leute schicken
Die Weltherrschaft übernehmen	Bis heute Mittag 17 Komponenten für meinen Chip bauen, mit dem sich Gehirne fernsteuern lassen

Auch wenn du dir jeden Tag nur kleine Ziele setzt, wenn sie auf ein größeres Ziel und einen von dir im Leben angestrebten Wert hinarbeiten, wird dich das glücklicher machen.

Identität

Einige von uns empfinden ihre ganze Identität als unauthentisch, vor allem in Bezug auf Sexualität und Genderidentität. Ich habe aus Angst und Scham eine lange Zeit einen wesentlichen Teil meiner Identität verleugnet. Wenn man uns aber dazu bringt, dass wir einen Teil von uns, den wir nicht kontrollieren können, als falsch empfinden, erzeugt das einen grundlegenden Konflikt mit unserer Authentizität. Wir können dann das Gefühl entwickeln, dass wir eigentlich *nicht existieren dürfen.*

Viele Menschen versuchen, Teile ihrer selbst zu unterdrücken, um keine Schwierigkeiten zu bekommen oder nicht in Gefahr zu geraten. Aber wie bei allem anderen im Leben zermürbt das Vermeiden uns und ist auf Dauer kaum durchzuhalten. Bei mir war es diese Leiche im Keller, aber es können auch andere Gefühle sein, die man nicht zugeben und nicht leben darf. Der verzweifelte Wunsch, akzeptiert zu werden, kann uns dazu bringen, das zu glauben, was uns andere einreden. Aber wir müssen uns gegen jede Gehirnwäsche wehren, die erreichen will, dass wir gegen unsere Werte oder gegen unsere Identität leben.

Wenn man um ein wahrhaftiges Leben kämpfen muss, weil man in der Welt diskriminiert wird, kann das wie ein Berg sein, der sich zwischen einem selbst und der eigenen mentalen Gesundheit auftürmt. Man kann das Glück nicht erreichen, das man verdient. Leider ist der Kampf gegen diesen Berg manchmal aus den verschiedensten Gründen nicht sicher oder möglich. Daher sollten wir für jede Freiheit, die wir haben, dankbar sein und unsere Möglichkeiten ausschöpfen, um für uns das bestmögliche Leben zu schaffen.

DANKBARKEIT PRAKTIZIEREN

—

Nach all den Problemen und
Herausforderungen auf unserer Reise
kann es schwerfallen, sich daran
zu erinnern, dankbar zu sein.

Bei Dankbarkeit geht es darum, zurückzutreten und das, was um einen ist, bejahend anzuschauen, anstatt sich zu wünschen, etwas anderes zu tun oder zu haben. Eine solche Haltung können wir erlernen, und Studien zeigen, dass sie reale, greifbare Vorteile für uns hat: Wir empfinden mehr positive Emotionen, die sich auch körperlich auswirken, von der Stärkung des Immunsystems, einem niedrigeren Blutdruck bis zu besserem Schlaf. Und auch in Bezug auf unsere soziale Einbindung hat Dankbarkeit positive Auswirkungen: Wir fühlen uns weniger einsam und sind mitfühlender gegenüber uns selbst und anderen.

Eine dankbare Haltung bedeutet mehr, als nur für die Menschen und Dinge in unserem Leben dankbar zu sein, es kann ein Teil unserer Sicht auf das Leben sein. Wenn wir unsere Wahrnehmung ändern und die Dinge, die wir haben, wirklich sehen und schätzen, egal wie klein sie sind, trainieren wir unser Gehirn darauf, uns diese positiven Signale eher bewusst zu machen und sie in den Vordergrund zu rücken. Das ist kein Gefühlskitsch, sondern ernsthafte Wissenschaft.

Viele Studien mit MRT-Scans von Gehirnen haben gezeigt, dass unsere Hirndichte und die Nervenbahnen sich durch eine derartige Einstellung verändern können. So ändern sich unsere Beziehungen zu Bereichen wie Appetit, Stress und Schlaf. Wenn dein Gehirn diese positiven Verhaltensweisen lernt, werden sie automatisch immer stärker, denn je häufiger Neuronen miteinander interagieren, desto lieber tun sie es. Für Nerds: »*What fires together, wires together*«, Hebb'sche Lernregel. (Sorry.) Wenn wir einen negativen Blick auf das Leben haben, übt unser Gehirn diese Art des Denkens ein und erwartet dauernd Probleme, die es zu lösen gilt. Praktizieren wir aber Dankbarkeit, lernen wir, nach dem Ausschau zu halten, was gut läuft, und ermutigen so unser Gehirn, uns Signale zu senden, die uns gute Gefühle geben. So werden wir zu produktiveren und glücklicheren Menschen.

Wenn wir uns sicherer und nicht unter ständiger Bedrohung fühlen, sind wir auch körperlich gesünder. Wir werden besser darin, Dopamin und Serotonin (die Glückshormone) zu produzieren, und schaffen damit eine Feedback-Schleife positiver Verstärkung, die dies noch einfacher und lohnender macht.

Das bedeutet nicht, dass man Negatives oder Schmerz leugnet oder behauptet: »Alles ist gut«, wenn das Zimmer in Flammen steht. Aber man kann lernen, etwas zu finden, irgendetwas, für das man noch in den schlimmsten Situationen dankbar sein kann. Zugegeben, manchmal ist das Leben schrecklich, und die Umstände helfen einem kein bisschen weiter, aber allein das Suchen nach etwas, wofür man dankbar sein kann, aktiviert die Regionen im Gehirn, die den Fokus ändern. Das ist Wissenschaft, also egal wie sehr du die Idee bekämpfst, darüber jammerst und dich ärgerst, inmitten dieses giftigen, mit schrecklich scharfen Stacheln versehenen Dickichts namens Leben nach einer Rose zu suchen – besser, du glaubst es.

Als ich jünger war und meine schlimmsten Momente hatte, besaßen wir einen Hund. Einen ungewollten Mischling, das Produkt eines Schäferhundes und eines Collies aus der Gegend. Ich liebte diesen Hund. Er war ein objektiv fürchterliches Haustier, er wollte nicht apportieren, zeigte keine Zuneigung und konnte keinen einzigen Trick – aber ich liebte ihn. Er war einfach völlig nutzlos. Dennoch war ich dankbar für ihn. Ich weiß, dass er auf gewisse Art der Grund war, warum ich weitermachte.

FREU DICH ÜBER / DIE KLEINEN DINGE

Ein guter Start, um Dankbarkeit zu üben, ist die Freude an alltäglichen Dingen, die wir als selbstverständlich hinnehmen, ohne die unser Leben aber ziemlich katastrophal aussähe. Die Magie der Sanitäreinrichtungen, die uns warmes Wasser liefern, die harte Arbeit der Bienen, die Blumen bestäuben, die verlässliche Internetverbindung, die meine ganze Existenz ausmacht. Es geht nicht darum, dass du den Blumen, an denen du vorbeiläufst, etwas zuflüsterst, du sollst nur kurz innehalten und wahrnehmen, wie viele Dinge um dich herum es in jedem Moment gibt, die es dir bequem machen und positiv zu deinem Leben beitragen. Anstatt dich mit anderen zu vergleichen oder an das zu denken, was du nicht hast, konzentrier dich einen Moment lang auf das, was gut ist, und auf die Tatsache, dass es da ist.

Dankbarkeit ist nur ein weiteres, letztes Beispiel, wie wir selbst Kontrolle über unsere mentale Gesundheit übernehmen können.

AUS GUTEM IM LEBEN ╱ NOCH MEHR MACHEN

Eine andere Möglichkeit, dein Gehirn im Dankbarkeitsmodus zu üben, ist, dich an ein positives Ereignis in deinem Leben zu erinnern und an all die Dinge zu denken, die es möglich gemacht haben. Das ist ein großer Spaß für Katastrophisierer, denn wenn man sich all die Möglichkeiten vorstellt, die dieses positive Ereignis hätten verhindern können, erkennt man, was man hat. Wenn du nicht so durstig gewesen wärst, hättest du vielleicht nie die Liebe deines Lebens getroffen, als du versucht hast, aus dieser Pfütze zu trinken. Wenn du den Artikel über dein Traumreiseziel nicht gelesen hättest, hättest du dir nie diese Papierschnittwunde zugezogen, wegen der du ins Krankenhaus gegangen bist und dort zu einer Laufbahn in der Medizin inspiriert wurdest. Vielleicht sind diese Hypothesen ein bisschen traurig, aber denk daran, diese Dinge sind da, du kannst dankbar dafür sein. Und sich Zeit für Dankbarkeit zu nehmen trainiert dein Gehirn darin, dir diese Gutfühl-Signale und Glückshormone zu senden.

ÜBUNG:
EIN DANKBARKEITSKONTO ANLEGEN

Gut, um:
- **eine positive Sicht aufs Leben zu gewinnen**
- **das Gehirn auf Positives zu trainieren**
- **das gesamte Wohlbefinden zu fördern**

Um die Fähigkeit zur Dankbarkeit zu fördern, gibt es eine einfache Übung. Ruf dir am Ende des Tages ein paar Dinge in Erinnerung, für die du dankbar bist. Lass den Tag an dir vorüberziehen und konzentriere dich bewusst auf die Dinge, die gut waren. Egal wie banal sie sind oder wie schrecklich der Rest des Tages war, wenn du dir einen Moment Zeit nimmst, um dankbar für diese kleinen Dinge zu sein, wirken sie als positiver Reminder.

Wenn etwas Gutes passiert ist, denk daran, welches Gefühl es dir vermittelt hat und *warum* es passiert ist. Was war deine Rolle dabei, und was könntest du tun, damit du dich wieder gut fühlst? Das kann nicht nur gegen Ängste helfen, die nachts deine Gedanken stören, es trainiert auch dein Gehirn darin, Positives zu sehen und seinen Filter auf das zu richten, was dir ein besseres Gefühl gibt. So kannst du aufwachen und den Tag gut nutzen.

Dankbarkeit ist ein letztes Beispiel dafür, wie wir unsere psychische Gesundheit selbst beeinflussen können. Unsere Gedanken sind nur ein Gehirn, das uns mit seinen Signalen zu helfen versucht – aber wir können es trainieren. Indem wir alle nicht hilfreichen Verhaltensweisen ablegen, die wir erlernt haben, und eine Geisteshaltung annehmen, die offen für Wachstum ist – realistisch, aber bewusst nach Positivem Ausschau haltend –, wird unsere Psyche uns mit der Energie und den Gefühlen belohnen, die wir brauchen. Nicht nur um zu überleben, sondern um erfüllt und erfolgreich zu leben.

Epilog

Das Leben ist lang. Wir müssen uns keinen Druck machen, alles von heute auf morgen umzukrempeln. Aber wir sollten den Prozess so bald wie möglich beginnen, denn wir schulden es uns selbst, glücklich zu sein. Es ist natürlich, dass wir auf unserem Abenteuer von der Geburt bis zum Jenseits alles erleben, was wir uns nur jemals vorstellen konnten, und vieles, was wir nicht geplant haben. Denk immer daran, dass deine mentale Gesundheit im Auf und Ab des Lebens Höhen und Tiefen haben wird und dass es okay ist, wenn es dir einmal nicht gut geht.

Hoffentlich hast du jetzt das Gefühl, mentale Gesundheit und die Werkzeuge, um sie zu steuern, zu verstehen – ob du eine sofortige Veränderung brauchst, dein Umfeld verbessern möchtest oder dich nach innen wenden willst, um etwas dauerhaft zu beeinflussen. Es gibt immer etwas, das du tun kannst. Mit zunehmender Erfahrung wirst du lernen, mit deinem Körper und Geist zu arbeiten, und herausfinden, welche Techniken und Prinzipien für dich am geeignetsten sind. Warte nicht, bis du am Ende deiner Kraft bist, bevor du dich um dich selbst kümmerst. Sei dir bewusst, was du tust und wie du dich fühlst, und halte den Kopf über Wasser, so gut du kannst und wann immer du kannst.

Benutz die Übungen in diesem Buch, stell es dir wie einen Werkzeugkasten vor: Übe deine Fähigkeiten und zieh dich wieder hoch, wenn du fällst. Lies etwas, versuch es, leg das Buch wieder weg und nimm es wieder auf, um es noch einmal zu probieren, wenn du dich dafür bereit fühlst. Es ist nicht so, dass du jetzt und für immer und ewig keine Probleme mehr haben wirst – du lernst, wie du dich zurück in die Spur bringst und was du tun kannst, um den Schwung beizubehalten.

Vergiss niemals den Wert von Unterstützung. Du bist nicht allein auf der Welt, und wir alle können jemanden um Hilfe bitten, wenn wir sie brauchen. Das Gleiche gilt auch umgekehrt: Sei du diese Hilfe und die Hoffnung für jemand anders. Auf dieser Reise zu mentaler Gesundheit geht es nicht um Altruismus! Wir gewinnen nichts, wenn wir uns selbst Zwänge auferlegen – wenn du etwas Gutes tust, indem du jemandem hilfst, fühl dich selbst auch gut deswegen. Lassen wir diesen Ball rollen und spielen wir ihn weiter. Teile das, was du gelernt hast, mit den Menschen in deinem Leben, teile deine Geschichte und deine Reise und lass sie erkennen, dass all unsere menschlichen Erfahrungen (schmerzhaft) ähnlich sind. Du hast meine Erlaubnis, dieses Buch weiterzugeben, wenn du irgendwann deiner Meinung nach alles, was geht, gelernt hast und es jemand anders helfen kann.

Sei ein Botschafter für Veränderung – nicht wie ein nutzloser Politiker, sondern jemand, der die Stigmen rund um mentale Gesundheit niederzureißen hilft. Setz dich laut dafür ein, setz dich für die Menschen ein und verbreite die wissenschaftliche Heilsbotschaft, dass mentale Gesundheit kein Mysterium sein muss – jeder Mensch kann sie verstehen und zum Besseren beeinflussen. Je mehr Menschen offen damit umgehen, wie sie sich fühlen, desto schneller können wir die Barrieren abbauen und desto einfacher wird es für andere, sich zu öffnen und um Hilfe zu bitten, wenn sie sie brauchen, anstatt sich schweigend allein abzumühen.

Ich habe eine Menge erlebt, von der Auseinandersetzung mit meiner Sterblichkeit bis zu dem Gefühl, dass ich verstehe, was es wirklich heißt, am Leben zu sein. Es gab Lachen, Träne n, viele Versuche und noch mehr Irrtümer – aber ich habe überlebt. Ich bin hier, ich habe gelernt, was ich kann, und ich hoffe, das hat dir auf eine Art geholfen, von der ich wünschte, ich hätte sie bekommen, als ich sie brauchte.

Du bist niemals allein. Du kannst verstehen, was deine Psyche beeinflusst und was du tun kannst, damit du dich besser fühlst. Wenn ich das kann, kannst du es auch. Du wirst diesen Tag überstehen – und morgen auch.

Danksagungen

Ein großer Dank an das talentierte und hart arbeitende Team, das dieses Ding fertiggestellt hat! An Dan Kirschen, an alle bei HQ und Dey Street Books, an die Lektorinnen Kate Fox und Rebecca Fortuin mit ihren Adleraugen, den Kommakorrektur-Leiter-Korrektor Jamie Groves, Louise Evans und Charlotte Phillips für ihr unglaubliches und augeninspirierendes Grafikdesign und natürlich Dr. Heather Bolton – deren enzyklopädisches Wissen und Leidenschaft für die Verbesserung der mentalen Gesundheit der Menschen dieses Buch nicht nur wissenschaftlich korrekt, sondern auch absolut wirkungsvoll gemacht haben.

Dr. Heather Bolton dankt: zahlreichen brillanten Freunden, darunter Jo Craig, Erin Stewart, Niamh Shanahan und Jo Barlas. Meinem Partner Jon für seine ununterbrochene Liebe, Unterstützung und Ermutigung. Mum, Dad und Colin dafür, dass sie immer da sind, und Fiona, deren erneutes Engagement, das sie für ihre eigene mentale Gesundheit aufbringt, mich zu einer stolzen großen Schwester macht. Ich bin all den Menschen unglaublich dankbar, die bis jetzt meine Leidenschaft für mentale Gesundheit befeuert und unterstützt haben: klinischen Supervisoren, Kolleginnen, Lehrern und Mentorinnen und natürlich den vielen Patientinnen und Patienten, von denen ich so viel gelernt habe. Mentale Gesundheit ist ein großes Thema, und wir werden nie aufhören, Neues darüber zu lernen.

Register